Markus Hedrich
Bernhard Nocht

Hamburger Beiträge
zur Geschichte der kolonialen Globalisierung

Herausgegeben von Jürgen Zimmerer

Band 3

Markus Hedrich

Bernhard Nocht

Der Organisator der deutschen Kolonialmedizin

Eine Biografie

Mit einem Vorwort von
Jürgen Zimmerer

WALLSTEIN VERLAG

Diese Veröffentlichung wurde gefördert
durch die Freie und Hansestadt Hamburg / Behörde für Wissenschaft, Forschung, Gleichstellung und Bezirke
und die Universität Hamburg durch die Forschungsstelle »Hamburgs (post-)koloniales Erbe / Hamburg und die (frühe) Globalisierung«

Bibliografische Information der Deutschen Nationalbibliothek
Die Deutsche Nationalbibliothek verzeichnet diese Publikation in der Deutschen Nationalbibliografie; detaillierte bibliografische Daten sind im Internet über http://dnb.d-nb.de abrufbar.

Geiststr. 11, 37073 Göttingen
www. wallstein-verlag.de
info@wallstein-verlag.de
Lektorat: Stephan Lahrem/TEXT-ARBEIT
Vom Verlag gesetzt aus der Adobe Garamond und TheSans
Umschlaggestaltung: Susanne Gerhards, Düsseldorf
Umschlagabbildungen: Bernhard Nocht, 1915, BNI-Archiv 2-162; Swakopmund: Einweihung des Marinedenkmals 26.6.1908, Koloniales Bildarchiv, Bildnummer: A_00J_1577.
Druck und Verarbeitung: bookSolutions Vertriebs GmbH, Göttingen
ISBN 978-3-8353-5720-4

Inhalt

Kein Vorbild!

Bernhard Nocht als kolonialer Karrierist und kaiserlicher Gesundheitsorganisator

Jürgen Zimmerer

Das Bernhard-Nocht-Institut für Tropenmedizin gehört zu den herausragenden wissenschaftlichen Einrichtungen Hamburgs. Es ist Teil der renommierten Leibniz-Gemeinschaft und weit über die Stadtgrenzen hinaus – bundesweit und international – bekannt. Von Beginn seiner 125-jährigen Geschichte an verbindet es wissenschaftliche Grundlagenforschung mit angewandter medizinischer Versorgung. Es ist dabei in seiner Entstehung und Geschichte aufs Engste mit dem Hamburger Hafen verknüpft und dadurch auch mit der Globalisierung, der kolonialen wie der postkolonialen.

Wie so viele andere wissenschaftliche Einrichtungen in der Hansestadt ist seine Entstehung nicht ohne die Geschichte des Kolonialismus zu verstehen. Dies verbindet das Institut für Schiffs- und Tropenkrankheiten, wie es nach seiner Gründung im Jahre 1900 zunächst hieß, etwa mit der Universität Hamburg, die 1919 unter anderem aus dem 1908 eröffneten Hamburgischen Kolonialinstitut hervorging. Es waren die Erfordernisse des Hafens und der Schifffahrt, die zu deren Institutionalisierung in der Hansestadt beitrugen.

Schließlich war die Wende vom 19. zum 20. Jahrhundert auch eine Zeit der Beschleunigung, des rasanten technischen Fortschrittes, bahnbrechender Erkenntnisse in Naturwissenschaft und Medizin. Kommunikation und Verkehr erfuhren eine bis dahin ungeahnte Verdichtung. Wasserstraßen, vor allem die Ozeane, waren die Hauptadern, Häfen die Knotenpunkte dieses Weltverkehrs und blieben es bis zur Verbreitung des Flugzeugs ab Mitte des 20. Jahrhunderts. Gleichzeitig war die Welt im Wesentlichen eine koloniale: Man handelte mit anderen Kolonialmächten, Kolonien oder vor Kurzem unabhängig gewordenen Staaten, etwa in Süd- wie Nordamerika. Man kaufte und verkaufte Kolonialwaren, man transportierte Güter und Menschen. Es war auch die Zeit der großen Auswandererwellen aus dem »alten« Europa in die »neue Welt«, und Hamburg war eines der zentralen Sprungbretter, wovon etwa die Ballinstadt bis heute zeugt.

Es war das Zeitalter des Hochimperialismus, in dem europäische Mächte und ihr siedlerkolonialer Ableger, die erstarkenden Vereinigten Staaten von Amerika, um Einfluss und Territorien rangen zur Sicherung von Absatzmärkten und Rohstoffen, aber auch von Militärbasen und Siedlungsgebieten. Je dichter die Kommunikation und der Austausch wurden, desto stärker wurden die Versuche zur formalen Aufteilung der Welt forciert. Letztere waren auch Ausdruck einer biopolitischen Vorstellung von Nation, in der die Stärke eines »Volkes« an der Anzahl seiner »gesunden« Angehörigen gemessen wurde. In Deutschland entwickelte sich daraus die Forderung nach eigenen Siedlungsgebieten »in Übersee«, um Auswanderer nicht an die USA, südamerikanische Staaten oder auch das britische Empire zu »verlieren«.

Mit der 1871 nach dem Sieg über Frankreich erfolgten Gründung des Deutschen Kaiserreichs unter preußischer Führung wurde Deutschland eine international handlungsfähige Großmacht. Die anfänglich vorhandene außenpolitische Rücksichtnahme gab es sukzessive auf und wurde 1884 zur Kolonialmacht mit Besitzungen in Afrika (Togo, Kamerun, Namibia, Tansania, Ruanda und Burundi), im Pazifik (u.a. Samoa und Neu-Guinea) und ab 1897 auch in China (Qingdao als Pachtgebiet). Mit der Thronbesteigung Kaiser Wilhelms II. 1888 und der Abdankung Bismarcks begann Deutschland zunehmend aggressiv, einen »Platz an der Sonne« (v. Bülow) für sich zu reklamieren, »Weltpolitik« zu betreiben. Wirtschaftliche, technische und wissenschaftliche Entwicklung, aber auch Imperialismus und Militarismus prägten und unterfütterten diesen Anspruch auf eine Weltmachtrolle. Die Armee und vor allem die Marine waren deren Instrumente, Kolonien das Symbol.

Im Ersten Weltkrieg kollidierten diese Ansprüche mit denen der anderen europäischen Mächte, der USA und Japans, und nach vier Jahren eines verheerenden Krieges wurde nicht nur die Republik ausgerufen, das Deutsche Reich musste auch auf Gebiete in Europa und auf seine Kolonien verzichten, enorme Reparationsforderungen akzeptieren und sein Militär beschränken. Der Weimarer Republik gelang es bekanntlich nicht, diese Hypothek abzuschütteln, und sie zerbrach letztendlich am Mangel an Demokrat*innen, am antidemokratischen Widerstand der alten monarchistischen Eliten, den kommunistischen Revolutionär*innen und den nationalsozialistischen Rassist*innen. Das »Dritte Reich« radikalisierte viele der Wesenszüge des Kaiserreichs noch einmal, vom Antisemitismus und Rassismus über den Militarismus bis zum Imperialismus. Der Holocaust und der Vernichtungskrieg im Osten bleiben als bis heute nachwirkende Schandmale.

Bernhard Nochts Biografie ist in vielen Punkten symptomatisch für diese Geschichte, sein Leben umspannt sie vom Kaiserreich über die Weimarer Republik bis zum Ende des »Dritten Reiches«. Geboren 1857 im preußischen Landeshut, 14 Jahre vor der Reichsgründung, beging er im Juni 1945 in Wiesbaden Suizid, wenige Wochen nach Ende des Zweiten Weltkrieges.

Ein deutsches Leben und als solches durchaus typisch für die Eliten zwischen Kaiserreich, Republik und Führerstaat. Bemerkenswert ist jedoch seine Rolle als Namensgeber des bereits genannten Instituts für Schiffs- und Tropenkrankheiten; eine Benennung, die sich unmittelbar dem nationalsozialistischen Regime verdankt. Letzteres sah Bernhard Nocht offenbar in seiner Lebensleistung nicht nur als kompatibel mit den eigenen Zielen, sondern als vorbildhaft an. Eigentlich sollte das Grund genug sein, eine Streichung seines Namens zu veranlassen. Da dies offenbar nicht ausreicht, ist ein genauerer Blick auf die Biografie Nochts erforderlich. Dies ist nun auch allen Interessierten möglich, da mit der hier präsentierten Studie von Markus Hedrich zum ersten Mal eine wissenschaftlich fundierte Biografie vorliegt. Und deren Lektüre lohnt!

Wie Hedrich zeigt, ist Nochts Leben nicht nur wegen der kalendarischen Übereinstimmung symptomatisch. Seine Biografie ist auch exemplarisch für die Verbindung von Militär, Kolonialismus, Rassismus, Monarchismus, Wissenschaft und moderner, effektiver Verwaltung, die für die weitere deutsche Geschichte so verhängnisvoll werden sollte.

Nochts Karriere begann als Arzt im Militär, genauer in der Marine, und er blieb dieser zeitlebens treu. Als junger Schiffsarzt fuhr er auf dem Kanonenboot Iltis im Pazifik und war an der kolonialen Inbesitznahme der »deutschen Südsee« unmittelbar beteiligt und damit wohl auch an Massakern, die dabei verübt wurden. Später war er sowohl als Hamburger Hafenarzt als auch als Gründungsdirektor des Instituts für Schiffs- und Tropenkrankheiten tagtäglich mit den Folgen der kolonialen Globalisierung konfrontiert. Durch die Schiffe kamen nicht nur Waren und Menschen, sondern auch Parasiten und Krankheiten. Medizinische Vorsorge war notwendig, sowohl in der Behandlung von Erkrankten als auch bei der Desinfektion von Schiffen.

Nocht nutzte gezielt die Interessen und Erfordernisse eines Kolonialreiches wie auch die koloniale Begeisterung im Reich, um das Institut für Schiffs- und Tropenkrankheiten nach Hamburg zu bringen und sich zu dessen Direktor zu machen. Beides setzte er gegen den Willen seines einstigen Mentors Robert Koch durch, des führenden deutschen Kolonialmediziners. Durch den Hinweis auf die enge Verbindung von Tropenmedizin und kolonialem Welthandel konnte er, in enger Kungelei mit dem Reeder Adolph Woermann, den Standort Hamburg gegen den von Robert Koch favorisierten Standort Berlin durchsetzen. Adolph Woermann hatte schon eine zentrale Rolle dabei gespielt, Bismarck im Sommer 1883 für die Gründung eines formalen deutschen Kolonialreichs zu gewinnen.

Nocht war von der Notwendigkeit eines kolonialen Engagements überzeugt und wirkte selbst an dessen Ausgestaltung mit, durch seine medizinischen Tätigkeiten, aber auch durch Propaganda und Expertise. Zu den problematischsten Aspekten seines Handelns gehören seine rassistischen Empfehlungen für eine Segregation der afrikanischen und der europäischen Bevölkerung etwa in Daressalam aus »hygienischen« Gründen. Schon unter seinen ersten Ratschlägen zur Bekämpfung der verheerenden Hamburger Choleraepidemie 1892 fanden sich rassistische Vorstellungen, hielt er doch Seeleute bestimmter Herkunft für »besonders zu Erkrankungen an Cholera geneigt«, weshalb sie keinen Landurlaub erhalten sollten. Auch seine Betrachtung der gesundheitlichen und hygienischen Situation der Auswander*innen war nicht frei von rassistischen bzw. antisemitischen Vorstellungen, insbesondere armer Ostjuden und Ostjüdinnen. Hedrich spricht hier zu Recht von »rassistischer Praxis mit infektionsmedizinischer Legitimation«. Gerade angesichts der unheilvollen Entwicklung, die der medizinische Diskurs in seiner Verschmelzung mit dem antisemitischen nehmen sollte, erweist sich Nocht hier als Kind seiner Zeit, und das ist keine Entlastung. 1914 richtete er im Neubau des Tropeninstituts rassistisch segregierte Krankensäle ein.

Gezielt baute Nocht sein Institut zu »einer der wesentlichen kolonialmedizinischen Relaisstellen des Kaiserreichs« (Hedrich) aus und beförderte zugleich seine eigene Karriere in der internationalen medizinischen Szene, aber auch in Hamburg, wo er 1906 zum Medizinalrat, also zum Leiter des gesamten Gesundheitswesens, ernannt wurde. Immer wieder verzahnte er dabei die Tropenmedizin und das Institut für Schiffs- und Tropenkrankheiten mit der Deutschen Kolonialgesellschaft.

Kolonialismus war Nochts Grundüberzeugung, und dieser blieb er auch nach dem Verlust des deutschen Kolonialreichs im Frieden von Versailles treu. Sein Eintreten für den Kolonialrevisionismus in der Weimarer Republik und im »Dritten Reich« belegt dies. Hedrich sieht in der »Entwertung seines kolonialmedizinischen Lebenswerkes durch die alliierte Behauptung der deutschen Kolonialunfähigkeit … die intellektuelle Anschlussstelle Nochts an den Weimarer Kolonialrevisionismus«.

Der koloniale Karrierist hatte sein Zugpferd verloren. Diesen Kolonialrevisionismus gab er deshalb bis an sein Lebensende nicht auf. Nocht wurde so zu einer der wichtigsten Stimmen der deutschen »Kolonial*fähigkeit*« (Hedrich), die sich gegen den Vorwurf im Frieden von Versailles richtete, die Deutschen seien zur Ausübung des Kolonialismus unfähig.

Seine Kritik am Versailler Frieden formulierte er auch als Rektor der Universität Hamburg, zu dem er 1926 ernannt wurde, ebenso wie seine monarchistischen und kolonialrevisionistischen Positionen. Schon emeritiert beteiligte er sich am 1940 mit großem Pomp begangenen 40. Jahrestag des Instituts und nutzte dies, um die Rückgewinnung der Kolonien in Afrika zu fordern. Nocht selbst war wohl kein glühender Nationalsozialist, doch Widerstand leistete er keineswegs, auch in dieser Hinsicht ist er durchaus symptomatisch für die alten Eliten des Kaiserreichs.

Das nationalsozialistische Regime vereinnahmte Nocht und Nocht ließ sich willig vereinnahmen. Zu seinem 85. Geburtstag 1942 verfügte der Hamburger Gauleiter Karl Kaufmann die Umbenennung des Instituts in »Bernhard-Nocht-Institut für Schiffs- und Tropenkrankheiten« und dieser Zusatz ist bis heute geblieben. Damit ehrte man damals, und ehrt man heute, den Tropen- und Kolonialmediziner, den Netzwerker und Organisator der Kolonialmedizin. Zeitgemäß scheint dies heute nicht mehr, weniger wegen individueller Schuld, sondern weil damit die Mitwirkung an einem systematischen rassistischen Unrechtssystem, welches Kolonialismus nun einmal war, und das Profitieren davon, gefeiert wird.

Bernhard Nocht mordete nicht selbst, wie manche seiner Kollegen etwa in den Krankenmorden, er experimentierte nicht selbst in den Konzentrationslagern wie ein Josef Mengele, er führte keine tödlichen Experimente in den Kolonien durch wie ein Robert Koch. Und – das kann man nicht genug betonen – er war offenbar kein fanatischer Antisemit, seiner Frau, nach nationalsozialistischen Kriterien ein »jüdischer Mischling 2. Grades«, blieb er treu. Dennoch: Das Mindestmaß an menschlichem Anstand gezeigt zu haben, sollte noch nicht ausreichen, um als Vorbild heutiger Generationen von Mediziner*innen und Wissenschaftler*innen zu dienen. Die Namensgebung beizubehalten, bedeutet, ihn weiterhin als Vorbild zu präsentieren. Nicht zum Verbrecher geworden zu sein, nach den Jugendjahren in der Marine am Schreibtisch geblieben zu sein, hebt nicht die Rolle auf, die Nocht im Militarismus, Imperialismus, Monarchismus, Kolonialrevisionismus und auch im medizinischen Rassismus spielte. Er leistete dem Nationalsozialismus nicht nur keinen Widerstand, sondern ließ sich sogar für dessen Ideen vereinnahmen, die zumindest zum Teil offenbar auch seine eigenen waren.

Schon die Tatsache, dass die Benennung des Instituts für Tropenmedizin nach ihm 1942 erfolgte, ist als Beleg dafür zu verstehen, dass die Machthaber in ihm keinen Dissidenten, keinen Gegner sahen. Die Zeit und die Umstände dieser Benennung sollten ein starkes Argument dafür sein, den Namen nun abzulegen. Es sei denn, man will auch die erinnerungspolitischen Entscheidungen des nationalsozialistischen Regimes rehabilitieren. Ist eine Debatte über eine Namensänderung entbrannt, kommt die Entscheidung für die Beibehaltung einer Neubenennung gleich: Wer die Einwände der Kritiker*innen, wie sie auch hier vorgebracht werden, vom Tisch wischt, der betont den Vorbildcharakter des Namensgebers. Kann aber ein kolonialer Karrierist und Monarchist, der zeitlebens Revisionist blieb, im 21. Jahrhundert wirklich Vorbild sein? Das ist eine Frage, die man sich in Hamburg stellen muss, aber auch bei der Leibniz-Gesellschaft. Wer heute das Institut nicht mehr nach Bernhard Nocht benennen würde, kann auch nicht guten Gewissens gegen eine Umbenennung sein.

Markus Hedrichs überzeugende Studie liefert das Material, um sich von Bernhard Nocht selbst ein Bild zu machen. Sie erfüllt damit vorbildlich die Rolle, die die Wissenschaft, insbesondere die Geschichtswissenschaft, für die gesellschaftlichen Diskurse unserer Zeit spielen kann. In einer Zeit, in der viele glauben, sich ihre Fakten selbst erschaffen zu können, ist Expertenwissen erst recht notwendig. Die Möglichkeit, solches in diesem Falle bereitzustellen, verdankt sich neben der jahrelangen, hartnäckigen Recherche von Markus Hedrich auch der Stadt Hamburg und ihrer Universität, die mit der Forschungsstelle »Hamburgs (post-)koloniales Erbe« den Rahmen dafür schufen, derartige Forschungen anstoßen, begleiten und auch deren Präsentation fördern zu können.

Hamburg, den 15.11.2024

Einleitung

Rotglühend erhebt sich die Sonne über den Westpazifik und spiegelt sich glitzernd auf der kobaltblauen See. Das deutsche Kanonenboot SMS Iltis, wie seine Schwesterschiffe nach einem Raubtier benannt, steuert auf das Südsee-Atoll der Karolinen zu. Die Iltis – weißer Rumpf, Takelage, Hilfsmotor – pflügt mit schnurgeradem Kielwasser durch die leicht aufgeraute See. Ihr Ziel: Yap, die Hauptinsel der Karolinen. Dort soll die Besatzung der Iltis die deutsche Flagge hissen, um den Archipel so als deutsches »Schutzgebiet« zu reklamieren, als deutsche Kolonie.[1] Kurz zuvor hat Spanien zwei Kriegsschiffe zu der Inselgruppe entsandt, die drei Tage vor der Iltis dort eingetroffen sind, um die Karolinen durch eine Flaggenhissung für ihr Land, für Spanien, zu beanspruchen.

In der Nacht des 25. August 1885 erreicht die Iltis Yap, navigiert lautlos durch die dunklen Gewässer des Archipels und ankert im natürlichen Hafen der Insel, direkt achteraus der spanischen Kriegsschiffe. Kurz darauf besucht ein spanischer Seeoffizier die Iltis, erwähnt vor ihrem Kommandanten, dass die Spanier mit der Erfüllung ihres Auftrags noch gewartet hätten, bis eine katholische Reliquie eingetroffen sei. Die spanische Flaggenhissung wurde also noch nicht vollzogen. Kurz entschlossen schifft sich der Kommandant der Iltis aus, lässt auf Yap umgehend die deutsche Flagge aufziehen und reklamiert die Karolinen so für das Deutsche Kaiserreich. Anschließend erläutert er den verdutzten spanischen Offizieren, ihre Kriegsschiffe hielten sich nunmehr in einem deutschen Hafen auf.[2]

1 Die Termini »Schutzgebiet« und »Schutztruppe« werden als kolonialaffine Euphemismen bei der ersten Nennung in Anführungszeichen gesetzt.

2 Mielke, Otto: Kanonenboot »Iltis« I (Schiffe, Menschen, Schicksale, Nr. 74), Berlin 1993, S. 14-17. Kurz darauf mussten die Deutschen die Inselgruppe an Spanien abgeben, bis die Karolinen nach diversen

An Bord der Iltis war laut Aktenlage auch Bernhard Nocht. Der 28-jährige Marinearzt hatte im Sommer 1884 exakt zu jenem Zeitpunkt sein erstes Kommando als Schiffsarzt angetreten, als das Deutsche Reich offiziell zur Kolonialmacht wurde. Nocht war also Offizier auf einem deutschen Kanonenboot, das, in der Südsee im kolonialen Einsatz, eine Flaggenhissung vornahm, die mit dazu beitrug, dass die Karolinen Deutschland zufielen. Nocht war mithin in die Gründung des deutschen Kolonialreichs direkt involviert. Dies ist bislang wenig bekannt. Dennoch ist die koloniale Erfahrung für Nochts weiteres Leben von erheblichem Interesse. Denn sie wirkte sich nachhaltig darauf aus, wie Nocht später als Institutsdirektor und Wissenschaftler handelte. Bernhard Nocht, der spätestens zur Zeit der Weimarer Republik als Dekan und Rektor der Hamburgischen Universität in den Kreis der nationalen und internationalen wissenschaftlichen Eliten aufstieg, wurde durch diese koloniale Erfahrung berührt, geprägt, verändert.

In der aktuellen gesellschaftspolitischen Diskussion nehmen der deutsche Kolonialismus und die Aufarbeitung des (post-)kolonialen Erbes in Hamburg und Deutschland einen nicht unbedeutenden Stellenwert ein. Während der Kolonialismus als »strukturell rassistisches Unrechtssystem«[3] in seiner historischen Verwurzelung und Verankerung wissenschaftlich wie auch zivilgesellschaftlich aufgearbeitet wird, was rassistischen Tendenzen in unserer Gesellschaft entgegenwirken könnte, ist zeitgleich ein Wiedererstarken des offen zur Schau getragenen Rassismus und Rechtsextremismus in vielen Ländern Europas wie auch in den USA zu beobachten. Trotz der besonderen Implikationen der deutschen Geschichte hat diese bedenkliche Entwicklung auch Österreich und die Bundesrepublik erreicht. Auch hier

diplomatischen Verwicklungen 1899 schlussendlich in den Besitz des Deutschen Reiches gelangten.

3 Zimmerer, Jürgen: Interview zum Thema Rückgabe von Raubkunst, rbb.24, 22.1.2023, unter: https://www.rbb24.de/kultur/beitrag/2023/01/zimmerer-berlin-nofretete-rueckfuehrung-exponate-kolonialismus.html (6.10.2024).

ist seit einigen Jahren eine spürbare Diskursverschiebung nach rechts zu konstatieren. In Deutschland, in der ehemaligen Kolonialmetropole Hamburg etwa, wird aktuell zwar auf mehreren Ebenen über ein Erinnerungskonzept zum kolonialen Erbe sowie über die Schaffung eines kolonialen Erinnerungsortes diskutiert.[4] Gleichzeitig aber werden (post-)koloniale wissenschaftliche Grundlagenforschungen mit emanzipatorischen Ansätzen unter Applaus der äußersten Rechten von den politischen Entscheidern gestrichen und so unmöglich gemacht. Dabei sind viele Aspekte und Perspektiven der kolonialen Vergangenheit des Deutschen Kaiserreiches bislang weder bekannt noch aufgearbeitet.[5]

Dies gilt auch und insbesondere für die diskursiven Schnittpunkte von Medizin und Kolonialismus. Zur medizinwissenschaftlichen Durchdringung der Kolonien entstand – mit historischen Wurzeln bis in die Frühe Neuzeit – ab 1890 die Tropenmedizin, gleichsam eine »Arbeitsmedizin des Kolonialismus«, die den Kolonialismus zugleich wissenschaftlich professionalisierte.[6] Diese Disziplin war nicht nur ein neutrales

4 Vgl. etwa den Debattenbeitrag: Todzi, Kim: Versiegelte Vergangenheit: Das koloniale Erbe des Baakenhafens in Hamburg, 29.9.2024, unter: https://geschichtedergegenwart.ch/versiegelte-vergangenheit-das-koloniale-erbe-des-baakenhafens-in-hamburg/ (4.10.2024).

5 Vgl. Zimmerer, Jürgen (Hg.): Erinnerungskämpfe. Neues deutsches Geschichtsbewusstsein, Ditzingen 2023.

6 Harrison, Mark: Medicine in an age of Commerce and Empire. Britain and its Tropical Colonies 1660-1830, Oxford 2010. Vgl. auch Eckart, Wolfgang U.: Medizin und Kolonialimperialismus. Deutschland 1884-1945, Paderborn 1997; Eckart, Wolfgang U.: Imperialistische, rassenbiologische und revisionistische Aspekte in der deutschen Tropenmedizin zwischen 1884 und 1940, Typoskript 1986 [in der Hamburger Bibliothek für Universitätsgeschichte (HBfUG)]; Neill, Deborah J.: Networks in Tropical Medicine. Internationalism, Colonialism, and the Rise of a Medical Specialty, 1890-1930, Stanford 2012; Arnold, David (Hg.): Imperial Medicine and Indigenous Societies. Papers, Oxford 1989; Bauche, Manuela: Medizin und Herrschaft. Malariabekämpfung in Kamerun, Ostafrika und Ostfriesland (1890-1919) (Globalgeschichte, Bd. 26), Frankfurt a. M./New York 2017; Besser, Stephan: Pathographie der Tropen. Literatur, Medizin und Kolonialismus um 1900, Würzburg 2013; Headrick,

Forschungsfeld, sondern zugleich Teil eines mit der Gesellschaft in Wechselwirkung stehenden Wissenschaftsdiskurses, der die koloniale Herrschaft legitimierte und sich auf Sichtweisen und rassistische Theorien stützte, die die kolonisierten ethnischen Gruppen vielfach als biologisch inferior klassifizierten.

Auch aus diesen Gründen ist die Lebensgeschichte Bernhard Nochts, des vor 1945 vielleicht wichtigsten deutschen Tropenmediziners, geschichtswissenschaftlich und gesellschaftspolitisch relevant. So steht der am 4. November 1857 in Schlesien geborene Arzt, Militär, Wissenschaftler und Universitätsprofessor exemplarisch für die deutsche Kolonial- und Tropenmedizin und damit für ein ganzes Ensemble von bedeutsamen Diskursen – vom preußischen Militarismus (oder vorsichtiger: von preußischen Militärtraditionen) über die wissenschaftliche Durchdringung und Aneignung kolonialer Räume bis hin zu kolonialrassistischen Haltungen und Setzungen, die die lokalen Bevölkerungen der Kolonien konsequent rassistisch diskriminierten – eine Tendenz, die zur Zeit des Nationalsozialismus, dessen aktiver Zeitzeuge Nocht von Anfang bis Ende war, auf eine unheilige Weise wieder auflebte.

Das Leben Bernhard Nochts, des Begründers des berühmten Hamburger Tropeninstituts, der durch seine Ämter und Beiträge zur medizinischen Wissenschaft in traditionellem Sinne »biografiewürdig« ist,[7] ist zugleich spannend, packend, faszinierend. Doch aus der Rückschau betrachtet ist es auch ambivalent.

Daniel: Power over Peoples. Technology, Environments, and Western Imperialism, 1400 to the Present, Princeton 2010; Hoppe, Kirk A.: Lords of the fly. Sleeping sickness control in British East Africa, 1900-1960, Westport 2003. Zum Aspekt Bürgertum und Kolonialrassismus vgl. Grosse, Pascal: Kolonialismus, Eugenik und bürgerliche Gesellschaft in Deutschland, Frankfurt a. M./New York 2000.

7 Ulrike Enke schreibt in ihrer Biografie Emil von Behrings: »›Biographiewürdigkeit‹ ist […] eine sich im steten Wandel befindliche Zuschreibung, die nicht nur von dem biographierten Subjekt, sondern auch von dem der Entscheidung zugrunde liegenden Kanon bestimmt wird« (Enke, Ulrike: Emil von Behring 1854-1917. Immunologe – Unternehmer – Nobelpreisträger, Göttingen 2023, S. 17).

Denn einerseits war Nocht Initiator des heutigen Bernhard-Nocht-Instituts für Tropenmedizin (BNITM). Ein weltweit angesehenes Institut, das auf die »Kontrolle armutsbedingter und vernachlässigter Infektionskrankheiten« sowie die Bekämpfung neu auftretender Epidemien »mit einem regionalen Schwerpunkt in Afrika« zielt und das, damals wie heute, als infektionsmedizinische Großforschungseinrichtung einen exzellenten Ruf genießt.[8] Bernhard Nocht, hochdekoriert und geehrt, führte ein erfolgreiches Wissenschaftler- und Ärzteleben, das ihn über das Direktorat des Hamburger Instituts für Schiffs- und Tropenkrankheiten bis zum Rektor der Hamburgischen Universität führte und das erhebliche Leistungen auf den Feldern von Wissenschaft und Gesundheitsmanagement aufweist.[9]

Andererseits ist Nochts Leben – trotz der vielfach vorherrschenden Tendenz, Mediziner in der Biografik als »Helden in weißen Kitteln« zu zeichnen[10] – auch ambivalent zu werten.

8 Leibniz Gemeinschaft. Der Senat: Stellungnahme zum Bernhard-Nocht-Institut für Tropenmedizin, Hamburg (BNITM), 9. Juli 2024. »Das Bernhard-Nocht-Institut für Tropenmedizin (BNITM) widmet sich äußerst erfolgreich der Forschung, Versorgung und Lehre im Bereich der Infektions- und Tropenmedizin. Ziel ist die Kontrolle armutsbedingter und vernachlässigter Infektionskrankheiten sowie neu auftretender und Epidemien-verursachender Infektionen mit einem regionalen Schwerpunkt in Afrika. […] Die Forschung des BNITM führt zu innovativen, teilweise herausragenden Ergebnissen, die regelmäßig hochrangig in international wahrgenommenen Zeitschriften veröffentlicht werden« (ebd., S. B-3).

9 Stephan Krull formuliert: »Der Hafenarzt und spätere Medizinalrat Hamburgs, Professor Dr. Bernhard Nocht, prägte in dieser Zeit die Modernisierung des Hamburger Gesundheitswesens zunächst aus Sicht der Seuchenabwehr, später zunehmend mit dem Schwerpunkt der Verwaltungsreform. Aus dem ärztlichen Reformer wurde schließlich ein den Finanzen verantwortlicher Verwalter. Die Gesundheitsbehörde der Freien und Hansestadt Hamburg des 20. Jahrhunderts ist im Wesentlichen durch seine Vorstellungen nachhaltig geprägt worden« (Krull, Stephan: Die Geschichte der Gesundheitsbehörde der Freien und Hansestadt Hamburg im 20. Jahrhundert, Dissertation, Ludwig-Maximilians-Universität zu München, München 2013, S. 14).

10 Gradmann, Christoph: Nur Helden in weißen Kitteln? Anmerkungen zur medizinhistorischen Biografik in Deutschland, in: Bödeker,

Denn Nocht war, so Stefan Wulf, ein »überzeugter Vertreter des Kolonialgedankens«,[11] der auch einen, allerdings zurückhaltenden und fein ziselierten, Kolonialrassismus pflegte. Dieser zeigte sich beispielsweise in Nochts gemeinsam mit Martin Mayer verfasster Malaria-Monografie von 1918, in der er, etwa durch den gepriesenen Aphorismus »Kolonisieren, Zivilisieren, heißt Sanieren«, die lokale Bevölkerung der Kolonien implizit als unzivilisiert bezeichnete. Weitere Beispiele wie der latente Kolonialrassismus in Nochts letztem großen Vortrag zum Thema »Eingeborenenhygiene« vom 4. Oktober 1940 oder sein Kolonialrevisionismus kommen hinzu. Kurz: Nocht war in das Unrechtssystem des Kolonialismus involviert, auch indem er etwa, wie zu zeigen sein wird, gemeinsam mit dem britischen Tropenmediziner und späteren Nobelpreisträger Ronald Ross um 1900 für ein *racial zoning*, die rassische Trennung kolonialer Landschaften und Städte, plädierte. Hierfür folgte er dem Argument, dass die lokalen Bevölkerungen tropische Krankheiten aktiv übertrügen. Eine angesichts der weiteren Entwicklung der deutschen Geschichte mit der spezifischen Ausprägung der NS-Medizin bedenkliche Haltung, die aus heutiger Sicht irritiert.

Dennoch erfuhr Nocht zu Lebzeiten zahlreiche Ehrungen. Besonders relevant sind hier die im Jahr 1928 erfolgte Umbenennung der Bernhard-Straße im Hamburger Stadtteil St. Pauli in »Bernhard-Nocht-Straße« sowie die im Oktober 1942 verfügte Umbenennung des Tropeninstituts in »Bernhard-Nocht-Institut für Schiffs- und Tropenkrankheiten« (heute: Bernhard-Nocht-Institut für Tropenmedizin). Durch diese Umbenennungen ist der Kolonial- und Tropenarzt Bernhard Nocht bis heute im städtischen Bewusstsein der Hansestadt verankert und präsent.

Hans Erich (Hg.): Biographie schreiben (Göttinger Gespräche zur Geschichtswissenschaft, Bd. 18), Göttingen 2003, S. 243-284.

11 Wulf, Stefan: Nocht, Bernhard, in: Neue Deutsche Biographie 19 (1999), S. 305-307 [Online-Version], unter: https://www.deutsche-biographie.de/pnd117586226.html#ndbcontent (4.3.2024).

Nochts in vielerlei Hinsicht relevante Lebensgeschichte könnte – als Hypothese formuliert – auch exemplarisch dafür stehen, wie sich »die Totalität dessen, was Kolonialismus ausmacht«[12], in einem gelebten Leben niederschlägt. Kurz: Nochts Leben und Wirken könnte aufzeigen, wie frühe koloniale Erfahrungen (bei Nocht der Dienst auf der SMS Iltis) die historischen Akteure gleichsam mit einem kolonialen Habitus »imprägnierten«[13], woraufhin sie den Kolonialismus auf ihrem weiteren Lebensweg durch koloniale Handlungen wiederum aktiv vorantrieben und verstärkten. Zugleich steht Bernhard Nochts Vita exemplarisch für die innere Verfasstheit einer kolonialen Generation.

Die an dieser Stelle exemplarisch an Bernhard Nocht unternommene Aufarbeitung des Kolonialismus in den Biografien will nicht in Konkurrenz treten zu der vielfach begonnenen Aufarbeitung (post-)kolonialer Erinnerungsorte.[14] Sie will diese ergänzen und bereichern. Die Frage, wie sich der Kolonialismus in die Leben der Zeitgenossinnen und Zeitgenossen eingeschrieben hat, die diesen dann, als koloniale Akteure, weiter lebten und verstärkten, ist ein Aspekt, dessen Untersuchung die Vermessung der kolonialen Erinnerungsorte komplementieren könnte. Eine solche biografische Aufarbeitung des kolonialen Erbes ist nicht einfach, denn sie reicht zwangsläufig in die Familien hinein, was Tabus berühren könnte. Gleichwohl ist sie gerade angesichts der noch immer grassierenden kolonialen Amnesie nötig, will man den Kolonialismus in seiner tiefen historischen Vernetzung adäquat aufarbeiten und verstehen.

12 Zimmerer, Jürgen: Hamburg (post-)Kolonial. Interview, in: hlz – Zeitschrift der GEW Hamburg 1-2/2024, S. 71.

13 Haffner, Sebastian: Anmerkungen zu Hitler, München 1981, S. 94.

14 Vgl. etwa Zimmerer, Jürgen/Todzi, Kim Sebastian (Hg.): Hamburg: Tor zur kolonialen Welt. Erinnerungsorte der (post-)kolonialen Globalisierung, Göttingen 2021. Im Hinblick auf eine postkoloniale Biografik vgl. darin die Artikel zu Generalfeldmarschall Alfred Graf von Waldersee, zu Karl Sieveking, Hans Dominik oder Heinrich Carl von Schimmelmann.

Die vorliegende Studie ist eine »Auskopplung« aus einem größeren Projekt zu einer Wissens- und Wissenschaftsgeschichte des Bernhard-Nocht-Instituts für Tropenmedizin. Zu diesem liefert sie erste Ergebnisse, ohne jedoch die eigentliche Wissenschaftsgeschichte, die in der zweiten Phase des umfassenderen Projekts angegangen wird, an dieser Stelle zu vertiefen. Lohnenden und relevanten Fragen wie etwa der nach den epistemischen Zusammenhängen zwischen Medizin und Kolonialismus oder nach den sich im Tropeninstitut entfaltenden bakteriologischen, chemischen oder entomologischen Labornetzwerken – inklusive der Frage nach der »materielle[n] Arbeit im Labor«[15] – kann hier nicht nachgegangen werden. Vorgelegt wird dafür erstmals eine aus den Akten rekonstruierte akteurszentrierte Lebensgeschichte Bernhard Nochts als (post-)koloniale Biografie.

Nicht nur der spätere NS-Staat, auch das deutsche Kaiserreich »betrachtete die Wissenschaft als ein Hilfsmittel ›zur Förderung des Nationalstolzes‹«.[16] Entsprechend soll in der vorliegenden Biografie neben postkolonialen Perspektiven ein besonderes Augenmerk auf die Dynamik aus Nochts Eigen- und Fremdkonstruktion gelegt werden. Denn spätestens ab 1918 wurde Nocht als Arzt und Wissenschaftlerpersönlichkeit durch die Presse weit über die Grenzen Hamburgs hinaus bekannt und populär. Dieser Prozess setzte erst relativ spät, in Nochts 60. Lebensjahr, langsam ein. Dabei wirkte Nocht geschickt am Entstehen seines eigenen Mythos mit, indem das Tropeninstitut unter anderem Artikelvorlagen lancierte, die Nocht als Wegbereiter des Hamburger Gesundheitssystems stilisierten. So wurde Nocht zum Kristallisationspunkt der nationalen Vergemeinschaftung, was spätere Ehrungen durch Reichspräsident Paul von Hindenburg noch einmal forcierten. Nocht war, so der Historiker Stefan Wulf, zwar »kein genialer Wissenschaftler«, aber ein »hervorragender Organisator« und »nicht zuletzt

15 Kreuder-Sonnen, Katharina: Wie man Mikroben auf Reisen schickt. Zirkulierendes bakteriologisches Wissen und die polnische Medizin 1885-1939, Tübingen 2018, S. 34.
16 Enke: Emil von Behring, S. 419.

eine Integrationsfigur«,[17] wovon die Nationalsozialisten ab 1933 dann auf ihre Weise Gebrauch machten.

Wie also verlief das beeindruckende und zugleich ambivalente Leben des Arztes, Wissenschaftlers und Alterspräsidenten der Universität Hamburg – Prof. Dr. Bernhard Nocht? Was bewog den am 4. November 1857 in Schlesien geborenen Nocht, Militärarzt zu werden und an der Militärärztlichen Akademie in der pulsierenden Hauptstadt Berlin Humanmedizin zu studieren? Welche Erfahrungen machte Nocht im kolonialen Einsatz, wie avancierte er zum Schüler des schon damals weltberühmten Universitätsprofessors, Hygienikers und Bakteriologen Robert Koch und von hier aus zum ersten Hafenarzt in der Elbmetropole Hamburg – ein Amt, von dem aus er das spätere Hamburger Tropeninstitut konzipierte und begründete?

Wie etablierte Nocht als neuer Institutsdirektor seine hochkarätigen Wissenschaftsnetzwerke und wie erlebte er den Ersten Weltkrieg, der die von ihm geliebte und verehrte kaiserliche Monarchie hinwegfegte? Wie reagierte Nocht auf die Kriegsniederlage 1918/19 und den Zusammenbruch »seines« kaiserzeitlichen Systems inklusive des Verlusts der Kolonien? Und *last, not least*: Wie agierte der nationalliberale, also durchaus »rechte«, aber nicht völkische und auch nicht antisemitische Nocht ab 1933 im Nationalsozialismus, der in Bezug auf die Kolonialpolitik in zwei Strömungen zerfiel: eine um den Reichskolonialbund gruppierte kolonialrevisionistische, auf Afrika ausgerichtete Fraktion sowie eine mächtigere, sich historisch durchsetzende, an Hitlers »Ostorientierung« gebundene Gegenfraktion, die auf den fatalen Angriffskrieg gegen die Sowjetunion zielte?

Nochts Leben, das am 6. Juni 1945 durch seinen Freitod in Wiesbaden endete und das bislang geschichtswissenschaftlich

17 Wulf, Stefan: Das Hamburger Tropeninstitut 1919 bis 1945. Auswärtige Kulturpolitik und Kolonialrevisionismus nach Versailles (Hamburger Beiträge zur Wissenschaftsgeschichte, Bd. 9), Berlin/Hamburg 1994, S. 64.

weitestgehend im Dunkeln liegt,[18] soll hier als (post-)koloniale Biografie erstmals aus den Quellen heraus erzählt und im Sinne einer medizinhistorisch-geschichtswissenschaftlichen Biografik rekonstruiert werden. Dabei sollen methodisch vor allem Impulse der *Imperial Biography* aufgenommen und um eine diachrone Untersuchung der sich in Nochts Vita niederschlagenden kolonialen Verflechtungen erweitert werden:

> The framework [of imperial biography] focuses on specific social strata – roughly speaking »the elites« – and encourages an examination of the specific practices, characteristics and mindsets that the members of this group have in common, both individually and collectively. The belief is that the imperial setting shaped the lives of its upper class in unique ways, enabling it to function and thrive under its specific conditions.[19]

Dabei kann und soll hier keine Prosopografie der stabsärztlichen und kolonialmedizinischen Eliten des Kaiserreiches geleistet werden, die durch das multirelationale Netz der verglichenen Akteure auch wegführen würde von der Person Nocht

18 Zu Nocht liegt bislang eine veraltete, nicht mit intersubjektiv nachprüfbaren Belegen versehene Biografie eines Zeitzeugen Bernhard Nochts vor – das Buch »Bernhard Nocht – Ein Lebensbild« (Hamburg o.J. [1957]) des Nocht-Schülers und ehemaligen Tropeninstituts-Abteilungsleiters Erich Martini. Dieses ist jedoch eher vorwissenschaftlicher Zeitzeugenbericht denn Biografie und genügt mithin wissenschaftlichen Standards nicht. Als langjähriger Nocht-Mitarbeiter hatte Martini jedoch Zugang zu persönlichen Dokumenten und zur Familie Nochts und ist damit – im Kern – glaubwürdig. Dennoch wird die lebensgeschichtliche Skizze Martinis, der sich mit dem Tropeninstitut um 1940 überwarf, von subtilen Spitzen gegen seinen ehemaligen Vorgesetzten Bernhard Nocht getragen. Der größte Einwand aber ist, dass der Nationalsozialist Martini Bernhard Nocht posthum für die äußerste Rechte durch feine Umdeutungen und Verweise zu vereinnahmen suchte, worauf weiter unten noch genauer eingegangen wird.

19 Rolf, Malte/Tondera, Benedikt: Imperial Biographies Revisited, in: Jahrbücher für Geschichte Osteuropas 68 (2020), 2, S. 270-281. DOI: 10.25162/jgo-2020-0010.

als Akteur und hin zu einer Netzwerkanalyse der Tropenmedizin unter der Frage der imperialen Mentalität. An dieser Stelle soll vielmehr versucht werden, Nochts koloniale Einlassungen und Verstrickungen aufzuarbeiten, was es am Ende möglich machen wird, neben der Rekonstruktion der Lebensgeschichte Nochts auch einige Schlussfolgerungen zum Thema der *Imperial Biography* zu ziehen.

Die Biografie ist, vor allem in der Geschichtswissenschaft, kein ganz einfach zu begründendes Genre. Aufgrund ihrer Geschichte, die nur allzu oft elogenhafte Heldenerzählungen von berühmten Männern und ihren Leistungen lieferte, galt sie besonders den Sozialhistorikern der 1970er-Jahre als konservativ und gilt vielen auch heute noch als »eine Art historiographisches Fossil«[20]. Zudem hat Pierre Bourdieu eindringlich vor der »biografischen Illusion« gewarnt.[21] Sprache und Narrative würden laut Bourdieu zwangsläufig immer Logiken der Textualität und damit ein durch die Struktur des Textes zusammengehaltenes sinnstiftendes Ganzes entfalten. Dies gelte auch für geschriebene Biografien. Diese würden ein gelebtes Leben mit seinen Brüchen und Kontingenzen, so Bourdieu, in die kohärenten Strukturen der sprachlichen Erzählung pressen. Allein durch ihre Textualität würden Biografien Kontingenzen überdecken und gelebtes Leben als »Geschichte organisier[en]«[22] und so mit einem Sinn versehen, der nur durch das Narrativ entstehe.

Eine weitere Gefahr erwächst der Biografie durch eine voyeuristische Tendenz des Nachspürens, auf die Hannah Arendt in ihrer Rahel-Varnhagen-Biografie verwiesen hat: eine Art »moderne Indiskretion, die versucht, dem anderen auf die Schliche zu kommen, und mehr zu wissen wünscht oder zu durchschauen meint, als er selbst von sich gewußt hat oder

20 Gradmann: Nur Helden in weißen Kitteln?, S. 261.

21 Bourdieu, Pierre: Die biographische Illusion, in: Bios. Zeitschrift für Biographieforschung, Oral History und Lebensverlaufsanalysen 32 (2019), 1/2, S. 41-47.

22 Ebd., S. 42.

preiszugeben gewillt war«.[23] Ein etwaiges Psychologisieren in diesem Sinne soll in dieser Studie vermieden werden.[24]

Was wird dann aber aus der großen biografischen Frage nach der Persönlichkeit? Wer war Bernhard Nocht? Wer war er wirklich, als Mensch, als fühlendes Wesen, als Person? Ilko-Sascha Kowalczuk hat in der Einleitung seiner Walter-Ulbricht-Biografie einige Gedanken formuliert, die auch für die vorliegende Arbeit gelten:

> Meine Richtschnur sind die mir bekannten Quellen. […] Bei mir ist kaum etwas von Gefühlen des Helden zu lesen. Woher sollte ich diese kennen? Ich weiß nicht, was sich in seinem Kopf zutrug. Ich weiß nicht, was er dachte, fühlte, woran er wirklich glaubte, was er wirklich wollte.[25]

Nimmt man dies ernst, so drängen sich zwei Erkenntnisse auf, von denen zumindest eine desillusionierend ist. Desillusionierend, weil die Frage, wer Bernhard Nocht war, nicht beantwortet werden kann. Die Quellen geben keine Rekonstruktion der Person, keine Emotion, keine Eigenschaften her – was an den Quellen liegt, nicht an Bernhard Nocht. Es gibt nur wiederkehrende Momente, ein Auftauchen Nochts in der Überlieferung an verschiedenen Stellen in Artikeln, Publikationen, Verwaltungsdokumenten. Diese lassen keine Rückschlüsse auf Gefühle

23 Arendt, Hannah: Rahel Varnhagen. Lebensgeschichte einer deutschen Jüdin aus der Romantik, Frankfurt a. M. u. a. 1974, S. 12.

24 Die Wissenschaftshistorikerin Margit Szöllösi-Janze, Verfasserin einer Biografie des Chemikers und Nobelpreisträgers Fritz Haber, formuliert: »Biographien von Naturwissenschaftlern haben eine lange Tradition. Sie waren das bevorzugte Genre einer Wissenschaftsgeschichte, die ihre Aufgabe in der Huldigung eines Genies und seiner überragenden kognitiven Leistungen erblickte. Dies hat sich geändert, seitdem Wissenschaft als sozialer Prozess verstanden wird, der die kognitiven Leistungen an ihre sozialen, kulturellen, politischen Entstehungs- und Vermittlungszusammenhänge bindet […].« (Szöllösi-Janze, Margit: Fritz Haber 1868-1934. Eine Biografie, München 1998, S. 14).

25 Kowalczuk, Ilko-Sascha: Walter Ulbricht. Der deutsche Kommunist (1893-1945), München 2023, S. 15.

zu, wie dies etwa Jugendbriefe täten, die in den Archiven nicht vorliegen. Doch die Emotionen und die dahinterstehende Frage »Wer war Bernhard Nocht?« – und das ist die zweite Erkenntnis – sind vielleicht gar nicht das Wichtigste. Entscheidender ist viel eher die Frage »Was tat Bernhard Nocht?«. Und dies, nicht was er dachte und fühlte, aber was er tat, lässt sich anhand der Quellen, die ab 1893 in bedeutender Dichte vorliegen, geschichtswissenschaftlich recht exakt rekonstruieren.

Frühe Prägungen (1857-1893)

Kindheit und Jugend

Bernhard Nocht wurde am 4. November 1857 als Eduard Albrecht Bernhard Nocht in der schlesischen Kreisstadt Landeshut geboren.[1] Sein Vater Eduard Nocht war Lehrer am örtlichen Realgymnasium; Nochts Mutter Clara Hoeppe war zwölf Jahre jünger als ihr Ehemann und stammte als Tochter des Königlichen Oberförsters Albrecht Hoeppe aus gehobenen gesellschaftlichen Kreisen.[2]

Bei den Nochts hieß es, »die Familie« sei ursprünglich »aus Holland eingewandert«, doch Jahrzehnte später, 1939, als Bernhard Nocht selbst Ahnenforschung betrieb, formulierte der 82-Jährige in einem Brief, dies komme ihm »ganz unwahrscheinlich« vor.[3] Nochts Großvater väterlicherseits, der Braumeister Johann Gottlob Nocht, stammte jedenfalls aus Schlesien, hatte »die Freiheitskriege als Ulan mitgemacht« und

1 Archiv des Bernhard-Nocht-Instituts für Tropenmedizin (BNI-Archiv) 1-104, Personalakte Bernhard Nocht.

2 Archiv der Bibliothek für Bildungsgeschichtliche Forschung des Leibniz-Instituts für Bildungsforschung und Bildungsinformation (DIPF/BBF-Archiv), GUT LEHRER 147873, Personalbogen Eduard Nocht. Nochts Eltern hatten am 24. Juli 1855 in Landeshut geheiratet; Staatsarchiv Hamburg (StaHH) 622-1_354_257, Trauschein, Beglaubigte Kopie, 15. April 1939.

3 StaHH 622-1_354_257, Brief Bernhard Nochts an die Schlesische Arbeitsgemeinschaft für Sittenkunde in Breslau, 8. März 1939. Vgl. auch Martini: Nocht, S. 16. Nochts Ur-Ur-Großvater väterlicherseits, zu dem sich die Genealogie am weitesten zurückverfolgen lässt, war wohl der »Pächter« Johann Heinrich Nocht, »angeblich um 1720 in Carolath (Kreis Freystadt in Niederschlesien) geboren« (StaHH 622-1_354_257, Hermann Hoeppe an Bernhard Nocht, Herford, den 20. November 1942).

»wurde als Veteran militärisch begraben«.[4] Nochts Mutter Clara Pauline Auguste Hoeppe kam ursprünglich aus der zwischen Breslau und Posen gelegenen heutigen Kreisstadt Rawicz.[5]

Am 9. Juni 1848 hatte Eduard Nocht in Löwen (heute: Lewin Brzeski) die Lehramtsprüfung zum Hilfslehrer ohne Universitätsstudium »gut bestanden«.[6] Damit war er aber nur Volksschullehrer, der dann an einem preußischen Realgymnasium unterrichtete. Nochts Mutter Clara war nach Angaben des Nocht-Biografen Erich Martini eine feinfühlige und geistig angeregte Frau, sodass der junge Nocht in den ersten Lebensjahren allem Anschein nach behütet aufwuchs.[7] Als Jugendlicher unternahm er mit der Familie am Wochenende ausgiebige Spaziergänge und Wanderungen in die Umgebung (Waldenburger Bergland, Rabengebirge), bei denen die Nochts Verwandte besuchten.[8]

Das traditionell reiche Schlesien, seit 1742 preußische Provinz, befand sich um 1850 am Ausgang einer langen, durch den Niedergang der dortigen Leinenindustrie verursachten Krise.[9] Dann setzte auch hier – ausgelöst durch den Boom der Montanindustrie inklusive Eisenbahnbau[10] – eine rasante Industrialisierung ein, die die angespannte wirtschaftliche Lage beendete.[11] Das galt auch für Landeshut. 90 Kilometer südwestlich der

4 StaHH 622-1_354_257, Brief Bernhard Nochts an die Schlesische Arbeitsgemeinschaft für Sittenkunde in Breslau, 8. März 1939.
5 Wulf: Nocht.
6 DIPF/BBF-Archiv, GUT LEHRER 147873, Personalbogen Eduard Nocht.
7 Martini: Nocht, S. 16.
8 Ebd., S. 17.
9 Herzig, Arno: Schlesien. Das Land und seine Geschichte in Bildern, Texten und Dokumenten, Hamburg 2010, S. 103 u. 105.
10 Industriemagnat Guido Henckel von Donnersmarck war nach »Friedrich Alfred Krupp der reichste Mann Preußens« und die von Donnersmarck kontrollierte schlesische Zinkproduktion »machte« zeitweilig »40 Prozent der Weltherstellung« aus (ebd., S. 150 u. 154).
11 Wehler, Hans-Ulrich: Deutsche Gesellschaftsgeschichte, Bd. 3: Von der »Deutschen Doppelrevolution« bis zum Beginn des Ersten Weltkrieges, München 1991, S. 67.

schlesischen Hauptstadt Breslau gelegen, war Nochts späterer Geburtsort im Dreißigjährigen Krieg durch 27 Plünderungen und drei »Pestjahre« schwer verwüstet worden. Nun kam es dort zu zahlreichen Unternehmensgründungen; die Bevölkerungszahl der Kreisstadt stieg bis zur Reichsgründung 1871 auf 5.671 und im Landkreis lebten 45.781 Menschen. Im Jahr 1869 wurde Landeshut an das Eisenbahnnetz angeschlossen.[12]

1862 starben Nochts Mutter Clara und seine jüngere Schwester an Scharlach. Auch der fünfjährige Bernhard Nocht erkrankte, lag »viele Wochen darnieder« und »die schwere Krankheit hat ihm jede Erinnerung an Mutter und Schwester geraubt«.[13] Bernhards Vater heiratete bald erneut, was das familiäre Umfeld wieder stabilisierte. Eduard Nocht, der seine zwei Söhne, Bernhard und Hermann, in die Ehe einbrachte, hatte mit seiner neuen Ehefrau, deren Name in Nochts Personalakten nicht überliefert ist, drei weitere Kinder. Nach Erich Martini war die Familie intakt:

> Der Erziehung war jede Härte fern, und körperliche Züchtigung haben die Kinder fast nie erduldet. […] Der Vater zog die Kinder soviel wie möglich an sich und besprach mit ihnen alles, was ihn bewegte, soweit es ihrem Alter gemäß war.[14]

Zu Nochts Vorschulbesuch finden sich in den Quellen keine Angaben; das preußische Schulsystem war zu dieser Zeit im europäischen Maßstab vergleichsweise modern, kämpfte aber mit dem aus dem damaligen Bevölkerungswachstum resultierenden Anstieg der Schülerzahlen.[15] Laut Martini prägend war für den jungen Bernhard Nocht dann der Preußisch-Österrei-

12 Heimatbuch des Kreises Landeshut i. Schl., hg. von E. Kunick, Landeshut 1929, Bd. 2, S. 632-633 u. 644.

13 Martini: Nocht, S. 16. Weitere Daten zu Nochts jüngerer Schwester sind nicht bekannt.

14 Ebd., S. 17.

15 Zu den wachsenden Schülerzahlen und der Entwicklung der Schulen in Preußen vgl. Geißler, Gert: Schulgeschichte in Deutschland. Von den Anfängen bis in die Gegenwart, Frankfurt a. M. 2011, S. 166.

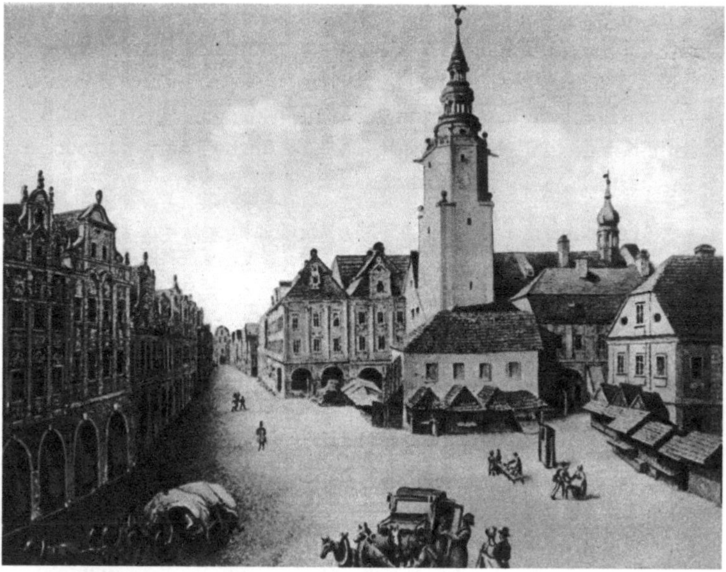

Der Markt von Landeshut im Jahre 1820.

chische Krieg von 1866. Hier nahm Landeshut, nahe der Grenze zwischen Preußen und dem Habsburgerreich und damit in Frontnähe gelegen, eine strategische Bedeutung ein. Bei Kriegsausbruch herrschte dort eine »allseitige Aufregung«:

> Das kriegerische Leben begann hier am 20. Mai 1866 mit dem Einrücken der Avantgarde des 5. Armeekorps in die Stadt und Umgebung […]. Am 5. Juli fand die Besichtigung des Korps […] statt. Täglich erfolgte der Durchmarsch großer Truppenkörper verschiedener Armeekorps.[16]

Im Juni 1866 erfolgte vom nahen Liebenau aus der preußische Angriff auf Österreich, dem ein »Feldgottesdienst« und ein »Bettag« in den überfüllten Kirchen Landeshuts vorausgegangen waren. Der Kanonendonner der zunächst für Preußen

16 Heimatbuch des Kreises Landeshut, Bd. 1, S. 211.

ungünstig verlaufenden Schlacht von Trautenau war bis nach Landeshut zu hören; die Lazarette und Bürgerhäuser der Stadt füllten sich schnell mit verwundeten Soldaten, und es ist sehr wahrscheinlich, dass der junge Nocht in diesen Tagen erstmals mit Kriegs- und Militärmedizin in Berührung kam und vielleicht auch Militärärzte bei der Arbeit sah:

> Alle Schulen und Säle, das Mariannenstift, das alte Hospital, auch das erst neu erbaute Amtsgerichtsgebäude waren bald mit verwundeten Soldaten belegt worden. Zuerst fehlte es dringend an militärärztlicher Hilfe und an Lazarettbeamten, an Verbandzeug, an Heilmitteln und selbst an Lebensmitteln.[17]

Laut dem Landeshuter »Heimatbuch« waren auch Kaufleute, Beamte und Lehrer an der Pflege der Kriegskranken beteiligt, was es durchaus möglich und plausibel erscheinen lässt, dass sich Nochts Vater unter ihnen befand. Die Familie Nocht war auch unmittelbar vom Kriegsgeschehen betroffen: Bei ihr wurden Soldaten der durchziehenden Truppen einquartiert. All dies habe den neunjährigen Bernhard, so Martini, nachhaltig beeindruckt. Der Krieg »erregte die Phantasie des Jungen so lebhaft, daß auch ein Streben zum Militär von ihm Besitz ergriff«.[18]

1867 kam Nocht an das Realgymnasium zu Landeshut. Hier unterrichtete auch sein Vater. Die preußischen Realgymnasien boten zwar Latein an, fokussierten aber – im Unterschied zu den humanistischen Gymnasien mit ihren Schwerpunkten auf klassischer Bildung in Griechisch und Latein – auf Mathematik, Technik und lebende Fremdsprachen. Das sollte Nocht später am Hamburger Tropeninstitut sehr zugutekommen, da er, anders als sein wohl ausschließlich humanistisch gebildeter Vize Friedrich Fülleborn, gut Englisch konnte, was ihm ab 1899 die freundschaftliche Korrespondenz mit dem bekannten britischen Tropenmediziner und späteren Nobelpreisträger

17 Ebd.
18 Martini: Nocht, S. 17.

Ronald Ross ermöglichte.[19] Achteinhalb Jahre verbrachte Nocht in dieser Schule; in jener Zeit gelang es der Familie, ein Haus zu erwerben, dessen späteren Verkauf Nocht in einem Brief aus dem Jahr 1939 erwähnt.[20]

Den Deutsch-Französischen Krieg von 1870/71 und die Reichseinigung von 1871 erlebte Nocht, damals 13 Jahre alt, laut Martini, »mit frischer Begeisterung«.[21] Die abermals um sich greifende nationalistische Euphorie, kombiniert mit der hohen preußischen Affinität zu allem Militärischen, mag Nochts 1866 erstmals geweckte Idee einer Offizierskarriere 1871 bestärkt haben. Nach Martini habe die Zeit der Reichsgründung in dem jugendlichen Nocht den »Kindertraum« wachgehalten und ihm »das Soldatentum noch verlockender erscheinen« lassen.[22] Bei Ausbruch des Krieges wurden aus Landeshut »etwa 300 Soldaten zum Heer einberufen«:

> Die Liebestätigkeit für unsere im Felde stehenden Krieger, besonders in jenem kalten Winter, war in allen Kreisen opferwillig groß. […] In der Ehrung der heimkehrenden Krieger und durch Errichtung von Denkmälern zur Erinnerung an diese Zeit […] fand sie ihren dankbaren Ausdruck. Die Siegessäule auf der Höhe des Kirchberges, umgeben von aus eroberten französischen Kanonen gefertigter Umzäunung, diese bekrönt mit eroberten Granaten, ist das Zeichen unseres Dankes.[23]

19 Festschrift zum 200jährigen Jubiläum des Realgymnasiums zu Landeshut, hg. vom Realgymnasium zu Landeshut, Landeshut 1910. Friedrich Fülleborn verfasste seine Korrespondenz mit dem britischen Tropenmediziner Patrick Manson noch in den 1920er-Jahren durchgängig in deutscher Sprache (s. u.).

20 StaHH 622-1-354_257, Brief Bernhard Nochts an die Schlesische Arbeitsgemeinschaft für Sittenkunde in Breslau, 8. März 1939.

21 Martini: Nocht, S. 17.

22 Ebd.

23 Heimatbuch des Kreises Landeshut, Bd. 1, S. 214.

1871 entfaltete sich in Landeshut eine nationalistische »invented tradition«, die eine romantische Kriegsgemeinschaft, ja fast einen *corpus belli*, beschwor.[24]

Nochts Hinwendung zum Militärischen mag sich noch gefestigt haben, als Feldmarschall Moltke 1875, im Abiturjahr Nochts, Landeshut mit seinem Stab »im Rahmen einer strategischen Grenzlandbesichtigung« besuchte.[25] Jedenfalls wurden kurz vor seinem Abitur verwandtschaftliche Kontakte zu einem Leutnant aus der preußischen Armee aktiviert, der nach Landeshut kam, um den jungen Nocht hinsichtlich seiner beruflichen Zukunft zu beraten.[26] Nocht, so Martini, habe schon früh studieren wollen,[27] und nach dem Familienrat mit dem verwandten Armeeoffizier scheint im Hause Nocht der Plan ins Auge gefasst worden zu sein, dass für ihn der beste Weg zum preußischen Offizier über ein Medizinstudium führen würde, da Militärärzte nach der Reform des preußischen Heeressanitätswesens im Jahr 1869 fehlten und gesucht wurden.[28] Außerdem war – bei fünf Kindern im nochtschen Haushalt sicher auch ein gewichtiger

24 Martini formuliert: »Diese Zeit hat [für Nocht] den Grund zum Stolz auf sein Vaterland und zum Glauben an Deutschland gelegt, die ihn sein ganzes Leben begleitet haben« (Martini: Nocht, S. 17). Zum Konzept der »invented tradition« vgl. Hobsbawm, Eric/Ranger, Terence (Hg.): The Invention of Tradition, Cambridge 1983.

25 Heimatbuch des Kreises Landeshut, Bd. 1, S. 214.

26 Martini: Nocht, S. 17.

27 Ebd.

28 Der Heeressanitätsdienst wurde durch die große Reform vom 29. April 1869 in vielerlei Hinsicht neu gestaltet, auch um den »vergrößerten Maßstäbe[n] der Kriegsführung« gerecht zu werden. Schon 1868 waren – wichtig für Bernhard Nochts spätere Laufbahn, da er von der Armee zur Marine wechselte – sämtliche »im Offiziers- und Unteroffiziersrang stehenden Militärärzte« der »Armee sowie der Flotte« im »Sanitätskorps zusammengefasst«, an dessen Spitze »der Generalstabsarzt der Armee stand« (Ring, Friedrich: Zur Geschichte der Militärmedizin in Deutschland, Berlin 1962, S. 142 u. 145). Auch bekam jedes Armeekorps neun selbstständige Feldlazarette, was die Zahl der in der preußischen Armee benötigten Sanitätsoffiziere (Ärzte, Zahnärzte, Apotheker, Veterinäre) sprunghaft erhöhte; vgl. ebd., S. 141.

Faktor – das humanmedizinische Studium in Berlin bei entsprechender Verpflichtung zum späteren Militärdienst unentgeltlich und sogar mit einem kleinen Zuschuss versehen. Das versprach ein günstiges Studium und gute Zukunftsaussichten in einer sicheren bürgerlichen Stellung.

Am 3. September 1875 absolvierte Bernhard Nocht das Abitur am Realgymnasium zu Landeshut mit dem Prädikat »gut bestanden«.[29] Für die von Nocht nun offensichtlich zielstrebig verfolgte Aufnahme an die preußische Militärärztliche Akademie, genauer: an das Königliche medizinisch-chirurgische Friedrich-Wilhelms-Institut in Berlin, war aber das vollwertige Abitur eines humanistischen Gymnasiums gefordert.[30] Daher besuchte Nocht noch ein Jahr lang das Gymnasium im nahe gelegenen Waldenburg (heute: Wałbrzych). Dort wohnte er im Elternhaus seiner Stiefmutter, zu der er, wie eine Korrespondenz bei deren Tod zeigte, eine enge Beziehung aufgebaut hatte und die er später auch als »Mutter« bezeichnete.[31] Am 19. September 1876 machte Nocht in Waldenburg ein zweites Mal Abitur. Das Zeugnis vermerkt:

> Er ist im Stande, auch ohne Vorbereitung den Livius und leichtere Stellen aus Cicero mit anerkennenswerter Geläufigkeit zu übersetzen. […] Griechisch: […] Im Homer ist er gut belesen. […] Die unterzeichnete Prüfungskommission hat ihm danach, da er jetzt das hiesige Gymnasium verläßt, um Medizin zu studieren, das Zeugnis der Reife erteilt und entläßt ihn mit den besten Segenswünschen für sein ferneres Wohl.[32]

29 Martini: Nocht, S. 15.

30 Das am Realgymnasium bestandene Abitur berechtigte nur zum Besuch von »Lehranstalten für die gewerbliche und technische Bildung« (Geißler: Schulgeschichte, S. 172).

31 Martini: Nocht, S. 18. In den Archivalien findet sich das folgende Telegramm: »Mutter gestorben. Reise Landeshut Schlesien. […] Bitte nach Urlaub und mein Büro zu benachrichtigen = Nocht« (StaHH 352-10-350 (Band I), Personalakte Nocht, Abschrift Medizinalamt Hamburg, Telegramm).

32 Zitiert nach Martini: Nocht, S. 15 u. 16.

Über die Emotionen, Träume und Gefühlswelt des jungen Bernhard Nocht, über seine Lektüren, über Theaterbesuche und Ähnliches ist kaum etwas bekannt. Wie er die Epen Homers – die »Ilias« mit ihren archaischen Archetypen und heroischen Gesängen zum Trojanischen Krieg oder die »Odyssee« als abenteuerliche Heldenreise durch ferne und unkartierte Meere – empfand und ob diese ihn vielleicht, unterstützt durch militäraffine Interpretationsangebote des preußischen Schulsystems, später zu seinem Marinedienst auf einem Kanonenboot in der fernen Südsee inspiriert haben – das lässt sich nicht mehr empirisch feststellen. Koloniale Verstrickungen oder Tendenzen sind für den jungen Nocht jedenfalls vorerst nicht nachzuweisen. Mit dem Plan, Militärarzt zu werden, ging es für ihn nun in eine andere und neue Welt: ins pulsierende Berlin zum Studium der Medizin am renommierten Königlichen medizinisch-chirurgischen Friedrich-Wilhelms-Institut, als preußische militärärztliche Bildungsanstalt gleichsam das »Westpoint« für angehende Ärzte im preußischen Militär.

Militärarzt werden: Das Medizinstudium in Berlin

Zum 21. Oktober 1876 wurde Bernhard Nocht am Friedrich-Wilhelms-Institut im Fach Medizin immatrikuliert.[33] Damit war er Medizinstudent in der aufstrebenden Hauptstadt des fünf Jahre zuvor gegründeten Deutschen Kaiserreiches. Berlin begann sich zu dieser Zeit zu einer der führenden Metropolen Europas zu entwickeln, litt ab September 1873 aber unter einer globalen Wirtschaftskrise, die, in Deutschland »Gründerkrach« genannt, im Reich zu einer nie dagewesenen Kapitalvernichtung führte: Von 139 Kreditbanken fallierten »in wenigen Monaten« 73 und von 168 seit 1869 etablierten Aktiengesellschaften

33 BNI-Archiv 1-67, CV.

wurden 71 liquidiert.[34] Das äußerst zähe konjunkturelle Tief überschattete nahezu Nochts gesamte Studienzeit, wobei er selbst aber durch einen staatlichen Zuschuss abgesichert war.

Die deutschen Universitäten, und speziell die medizinischen Fakultäten, fungierten zu dieser Zeit als globales Vorbild.[35] Hierbei stellte das Friedrich-Wilhelms-Institut, an dem Nocht studierte, die intellektuelle Schnittstelle der preußischen Militärmedizin dar. Das Institut bildete wesentliche Teile des preußischen Sanitätsdienstes aus; eine Eliteschmiede, die verschiedene spätere Weggefährten Nochts, aber auch etwa Hermann von Helmholtz, zunächst Militärarzt, dann Physiker und Rektor der Berliner Universität, erfolgreich absolvierten. Dabei wies das Studium der Humanmedizin in Berlin eine »gedoppelte Struktur« auf, zum einen das Friedrich-Wilhelms-Institut mit seinem Lehrkrankenhaus, der Charité, zum anderen die Medizinische Fakultät der Berliner Universität plus Klinik (in der Ziegelstraße), an der auch Nocht Kurse belegte.[36]

Das militärärztliche Friedrich-Wilhelms-Institut, Spitzname »Pépinière« (franz. für Baumschule), befand sich in der Friedrichstraße 139-141; der Bau des Bahnhofs Friedrichstraße 1880 hatte das Grundstück des Instituts stark verkleinert. Das Hauptgebäude aus dem Jahr 1824 diente primär zu Wohnzwecken, hier lebten in Dienstwohnungen unter anderem der Subdirektor, sechs kommandierte Stabsärzte, der Pförtner, neun »Unter-

34 Wehler: Deutsche Gesellschaftsgeschichte, Bd. 3, S. 97 u. 101.

35 Ebd., S. 1224 u. 1213.

36 Hess, Volker: Die Alte Charité, die moderne Irrenabteilung und die Klinik (1790-1820), in: Bleker, Johanna/Hess, Volker (Hg.): Die Charité. Geschichte(n) eines Krankenhauses, Berlin 2010, S. 68. 1880/81 lernten 160 Eleven (Lehrlinge) im Institut, während die 50 Akademiker mit vollwertigem humanistischem Abitur, zu denen Nocht nach seinem zweiten Abitur zählte, im Institut und zugleich an der »medizinisch-chirurgischen Akademie für das Militär«, das heißt an der Universität Berlin, studierten; vgl. Schickert, Otto: Die militärärztlichen Bildungsanstalten von ihrer Gründung bis zur Gegenwart. Festschrift zur Feier des hundertjährigen Bestehens des Medizinisch-Chirurgischen Friedrich-Wilhelms-Instituts, Berlin 1895, S. 202.

beamte« sowie »207 Studierende«.[37] Ein Neubau von 1874/75 diente als Lehrgebäude; dort befanden sich die Aula, ein Repetitionszimmer, weitere Wohnungen, ein Arztzimmer und ab 1889 auch neue »Versammlungsräume für die Studierenden und Stabsärzte«.[38] Bis 1914 verfügte die Pépinière über eine »große kriegspathologische Sammlung«,[39] die Bibliothek umfasste »alle Zweige der Medizin und der Naturwissenschaften« und beherbergte auch historische Zeitschriften von vor 1500 sowie unter anderem die Dissertation des Militärarztes Friedrich Schiller.[40]

An die Studierenden der Pépinière, die »Pépins«, wurden die »höchsten Anforderungen« gestellt;[41] zugleich war das Studium am Friedrich-Wilhelms-Institut vergleichsweise verschult.[42] Es begann dort mit einem Kurs in (Skelett-)Anatomie im ersten Semester sowie einem sechsmonatigen Wehrdienst, den Nocht von April bis Oktober 1877 bei der Zweiten Kompanie des Kaiser-Alexander-Garde-Grenadier-Regiments Nummer 1, den sogenannten Alexandrinern, ableistete.[43] Bei ihnen sammelte Bernhard Nocht erste militärische Erfahrungen auf dem Ka-

37 Ebd., S. 178-179.

38 Ebd., S. 189.

39 Ring: Geschichte der Militärmedizin, S. 196.

40 Schickert: Die militärärztlichen Bildungsanstalten, S. 193. Zu Schiller vgl. ebd., S. 194.

41 Ebd., S. 203.

42 So gab es etwa eine »Semesterschlusskonferenz der Stabsärzte unter Vorsitz des Subdirektors, häufig auch des Direktors«, auf der »die Leistungen und Fähigkeiten der einzelnen Studierenden besprochen« wurden (ebd., S. 227). »Außerdem war der Unterrichtsplan der angehenden Militärärzte streng geregelt und kontrolliert«. »Aufgrund dieser soliden Ausbildung waren die Militärärzte beim Publikum deutlich beliebter als die jungen Universitätsabsolventen und wurden auch bei der Besetzung von öffentlichen Ämtern bevorzugt« (Baader, Gerhard/Beddies, Thomas/Hulverscheidt, Marion: Chirurgie und naturwissenschaftliche Medizin (1850-1890), in: Bleker, Johanna/Hess, Volker (Hg.): Die Charité. Geschichte(n) eines Krankenhauses, Berlin 2010, S. 101).

43 Archiv der Humboldt-Universität zu Berlin (HU-Archiv), Med. Fak.01, Promotionen Dr. med., Nr. 650, Vita Nocht, Eduard Albrecht Bernhard.

sernenhof; Ulrike Enke, aus den einschlägigen Vorschriften zitierend, formuliert: »Durch den halbjährigen Militärdienst sollten die zukünftigen Militärärzte ›frühzeitig aus eigener Anschauung‹ Einblicke in die Praxis und die ›militärischen Formen, Bräuche und Einrichtungen‹ erhalten und an ›militärische Haltung und straffe Disziplin‹ gewöhnt werden.«[44]

Nach Ableisten der Dienstpflicht wurde das Medizinstudium an der Militärärztlichen Akademie voll aufgenommen; Nochts Lehrplan dürfte ähnlich ausgesehen haben wie der für das Jahr 1875:

1. Semester	Vorlesung über Osteologie (Skelettsystem) plus »Waffendienst«
2. Semester	Anatomie, Experimentalchemie, Psychologie, Anatomie des Gehirns und Rückenmarks, Anatomie der Sinnesorgane
3. Semester	u. a. vergleichende Anatomie, Botanik, Zeugung, Entwicklungsgeschichte, organische Chemie
4. Semester	Pharmakologie, Histologie, »Sezier-Uebungen«, Mikroskopie, Frakturen und Luxationen, allgemeine Therapie
5. Semester	Chirurgische Klinik, spezielle pathologische Anatomie, »Auskultation und Perkussion«, Verbandlehre
6. Semester	Klinik für Syphilis und Hautkrankheiten, Kinderklinik, pathologische Anatomie
7. Semester	Klinik für Nerven und Geisteskrankheiten, Chirurgie, gynäkologische Klinik, gerichtliche Medizin, gerichtliche Obduktionen, Kriegsheilkunde
8. Semester	Kriegschirurgie, medizinische Klinik, Augenklinik, Geschichte der Medizin[45]

44 Enke: Emil von Behring, S. 66.
45 Schickert: Die militärärztlichen Bildungsanstalten, S. 206-210.

Die Pépinière ermöglichte bei freier Logis und einem monatlichen Stipendium von 30 Mark die »kostenfreie Ausbildung in allen Zweigen der medizinischen Wissenschaft«, für die bei Akademikern, wie Nocht, dann »die gleichen Jahre der Studienjahre als Dienstverpflichtung« abzuleisten waren. Für die acht Semester verpflichtete sich Nocht also auf vier Jahre zum Heeressanitätsdienst.[46]

Die Studenten wohnten im Hauptgebäude dicht an der Spree; Nocht teilte sein Zimmer mit einem anderen Studenten.[47] Der Alltag der »Pépins« war geprägt von Vorlesungen, Klinik und Repetitorien:

> Die Stabsärzte besuchen mit den Studierenden die ihnen vorgeschriebenen Vorlesungen, Kliniken und Kurse, tragen deshalb im inneren Dienst auch Civilkleidung und ertheilen in den wichtigsten Lehrgegenständen den Wiederholungsunterricht. [...] Jedem der neun im Hause wohnenden Stabsärzte ist je eine Sektion der Studierenden besonders unterstellt. Aufgabe des Sektionschefs ist es, den Angehörigen seiner Sektion mit Rath und That in jeder Richtung, auch hinsichtlich der Fachausbildung, zur Seite zu stehen und den Dienstverkehr mit der Anstalt zu vermitteln.[48]

Am Friedrich-Wilhelms-Institut studierten um diese Zeit einige später berühmt gewordene Mediziner; einer von Nochts Kommilitonen war Emil von Behring. Obwohl sich von nochtscher Seite in der vorliegenden Überlieferung nicht ein einziger Hinweis auf Behring findet, den ersten Nobelpreisträger für Medizin, mit dem Nocht auch später zusammen am Institut Robert Kochs arbeitete und forschte, zählte Behring nach eigenen Angaben Nocht um 1895 zu seinen »sehr intim[en] Freunde[n]«.[49] Schon vorher hatte an der Pépinière von 1869 bis 1873 Paul Kohlstock studiert, später erster Medizinalreferent der »Schutztruppe«,

46 Ebd., S. 204; vgl. auch Enke: Emil von Behring, S. 60.
47 Martini: Nocht, S. 18.
48 Schickert: Die militärärztlichen Bildungsanstalten, S. 187.
49 Zitiert nach Enke: Emil von Behring, S. 47.

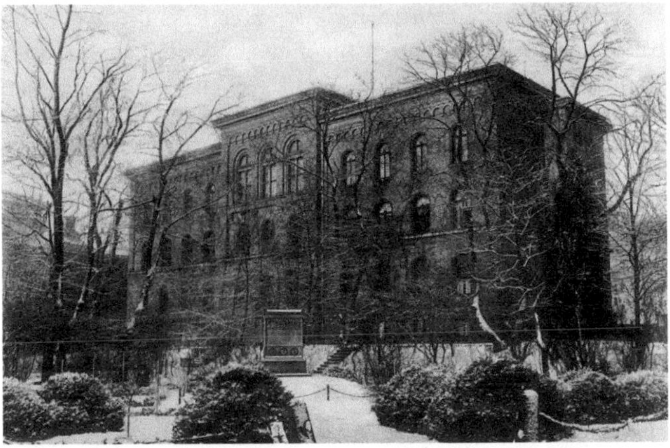

Lehrgebäude der Alten Kaiser-Wilhelms-Akademie, ehemals Königliches medizinisch-chirurgisches Friedrich-Wilhelms-Institut, 1910.

sowie Georg Gaffky, Robert Kochs wichtigster Schüler und Assistent. Gaffky war 1893 maßgeblich an Nochts Berufung auf das neu geschaffene Amt des Hafenarztes in Hamburg beteiligt. Ebenfalls am Friedrich-Wilhelms-Institut studierten Friedrich Loeffler, gemeinsam mit Gaffky Robert Kochs engster Mitarbeiter (Abschluss 1874, also ein Jahr vor Nochts Immatrikulation), sowie Robert Pfeiffer, der sich bei Koch habilitierte und von 1887 bis 1890 mit Nocht zusammen bei Koch Assistent war.

Nocht genoss seine wissenschaftliche medizinische Ausbildung also an dem deutschlandweit renommiertesten Institut für angehende Militärärzte, das das Gros der dann führenden deutschsprachigen Tropenmediziner ausbildete wie Robert Kudicke, Ernst Rodenwaldt, Gerhard Rose, Reinhold Ruge, Viktor Schilling, Max Taute, Paul Uhlenhuth und Paul Ziemann. Auch Emil Steudel, der spätere Chef des Medizinalwesens der Schutztruppe, mit dem Nocht 1911 Deutsch-Ostafrika bereiste, absolvierte dort sein Studium, das er 1882, im Abschlussjahr Nochts, begann.[50]

50 Vgl. Eckart: Medizin und Kolonialimperialismus, passim.

Über Nochts Studentenleben ist wenig bekannt. Wein, Tabak und Glücksspiel hätten für ihn, so Martini, »keine Rolle gespielt«, und einer der beiden schlagenden Verbindungen an der Pépinière sei Nocht nicht beigetreten, obwohl diese von der Akademie strategisch gefördert wurden.[51]

Am 24. Juli 1878 bestand Bernhard Nocht das Physikum, die medizinische Zwischenprüfung, mit der Note »gut«.[52] Danach verschob sich der Fokus seines Studiums in Richtung Klinik und damit in Richtung des Ausbildungskrankenhauses der Akademie, der Berliner Charité. Die Charité war »auf den sumpfigen Wiesen nördlich der Spree« aus einem ab 1709 errichteten Siechenhaus entstanden, dem 1726 ein militärisches »Lazareth« zur militärärztlichen Ausbildung hinzugefügt wurde, das laut königlicher Notiz »Charité« genannt werden sollte.[53] 1795 wurde dann das Friedrich-Wilhelms-Institut gegründet, wobei die angehenden Militärärzte ihre Theorie im »Collegium medico-chirurgicum« und die Praxis in der Armenklinik Charité lernten, die nun »endgültig zum militärärztlichen Lehrkrankenhaus« avancierte.[54]

Ende des 19. Jahrhunderts stieg das Niveau der medizinischen Wissenschaften sprunghaft an. Morphium, Chinin, Salizylsäure und »subkutane Einspritzungen« verbesserten die Therapie; in der Chirurgie kamen die »Regeln der Antisepsis durch Lister« zur Anwendung sowie die Dampfsterilisation, was Wundinfektionen verhinderte, und »1890 verwandte Halstead erstmals […] sterile Operationshandschuhe«.[55] Die aufkom-

51 Martini: Nocht, S. 18. Zur strategischen Förderung der Burschenschaften vgl. Schmidt, Hermann: Die Kaiser-Wilhelms-Akademie für das militärärztliche Bildungswesen von 1895 bis 1910, Hildesheim u.a. 1995 [Nachdruck von 1910], S. 15-16.

52 Martini: Nocht, S. 19; HU-Archiv, Med.Fak.01, Promotionen Dr. med., Nr. 650, Vita Nocht, Eduard Albrecht Bernhard.

53 Marz, Ilona: Das Charité-Lazarett (1710-1790), in: Bleker, Johanna/Hess, Volker (Hg.): Die Charité – Geschichte(n) eines Krankenhauses, Berlin 2010, S. 20-22.

54 Ebd., S. 25.

55 Ring: Geschichte der Militärmedizin, S. 192.

mende Anästhesie mit »Inhalationsnarkose«, »Lokalanästhesie« und »Lumbalanästhesie« verbesserte die Bedingungen für chirurgische Eingriffe.[56]

Chirurgie lehrten zu Nochts Studienzeiten an der Pépinière die Universitätsprofessoren Bernhard von Langenbeck und Heinrich Adolph von Bardeleben, die beide federführend an den entscheidenden Reformen des preußischen Heeressanitätsdienstes vom 29. April 1869 mitgewirkt hatten.[57] Weitere Pépinière-Professoren waren der Zellularpathologe Rudolf Virchow, der Neuropathologe Ernst von Leyden, der Gehirnanatom Karl Bogislaus Reichert sowie der Epidemiologe August Hirsch. Nochts Verhältnis zu letzterem ist nicht ganz klar. Aller Wahrscheinlichkeit nach hat Nocht bei August Hirsch studiert, da dieser zu Nochts Studienzeit am Friedrich-Wilhelms-Institut obligatorische Kurse hielt. Nocht selbst hat Hirsch aber nicht unter seinen akademischen Lehrern aufgeführt, während Martini behauptet, Nocht habe »[v]or allem« bei »dem großen Epidemiologen und Krankheitsgeographen Hirsch« studiert.[58] Es ist gut möglich, dass diese divergierenden Angaben nicht zufällig waren.

August Hirsch hatte mit seinem mehrfach aktualisierten »Handbuch der Historisch-Geographischen Pathologie« ein Werk vorgelegt, das – in Einklang mit Max von Pettenkofers Miasmenlehre, von der unten noch ausführlich die Rede sein wird – die Verteilung von Infektionskrankheiten, auch historisch über die Generationen gesehen, im geografischen Raum untersuchte. Hirsch fragte also danach, wie die »räumlich gesonderten Racen und Nationalitäten« mit den »Eigenthümlichkeiten des Klimas, des Bodens«, der Tier- und Pflanzenwelt sowie den wechselnden »Culturverhältnisse[n]« des Menschen

56 Ebd.

57 Ebd., S. 140. Zu Langenbeck vgl. Eckart, Wolfgang U./Gradmann, Christoph (Hg.): Ärzte Lexikon. Von der Antike bis zur Gegenwart, 3. Aufl., Heidelberg 2006, S. 204-205; zu Bardeleben vgl. Baader u.a.: Chirurgie und naturwissenschaftliche Medizin, S. 110.

58 Martini: Nocht, S. 19.

in Bezug auf die Verbreitung von Infektionskrankheiten in Verbindung stünden.[59] Über die Miasmenlehre bezog Hirsch die Kategorien Krankheit und Raum aufeinander und ging davon aus, dass Krankheiten wie etwa die Malaria durch aus dem Boden dringende Ausdünstungen, Miasmen, verursacht würden, wobei sich die Bedingungen – und damit die Krankheiten – über die Zeit in seiner Theorie der geografischen Pathologie diachron veränderten.[60]

Später versuchten die Nationalsozialisten, zu denen Nocht-Biograf Erich Martini zählte, die Miasmenlehre, die »Blut« und Krankheit scheinbar an »Boden« band, in ihrer völkischen »Geomedizin« zu rehabilitieren. Martinis Zuschreibung, Nocht habe »[v]or allem« bei Hirsch gehört, ist also eher als eine Vereinnahmung Nochts für die spätere, zivilisatorisch entgrenzte nationalsozialistische Geomedizin zu werten.[61] Demgegenüber ist es gut möglich, dass der junge Bernhard Nocht Hirsch 1882

59 Hirsch, August: Handbuch der Historisch-Geographischen Pathologie, Stuttgart 1881, S. 1.

60 Medizinhistorisch interessant ist der Ansatz Hirschs auch wegen der historischen Dimension in Hirschs Denken, da er gleichsam eine historische Topografie der Infektionskrankheiten zurück durch die Jahrhunderte mit der »Darstellung von dem Verhalten und der Gestaltung der Krankheiten innerhalb der einzelnen, von dem Menschengeschlechte durchlebten Zeiträume« versuchte (ebd., 2). Hirsch gründete 1873 mit Robert Kochs Gegenspieler Max von Pettenkofer gemeinsam die deutsche Cholera-Kommission (dazu später).

61 Paul Weindling formuliert zum Aspekt der Geomedizin: »Nazi medical propaganda characterized the enemy in the east as ›fundamentally Asiatic‹, and typhus as historically a Central Asian disease spread by nomadic types like Jews and gypsies. Typhus prevention was a key component of the Nazi geomedical masterplan, as control of insect parasites and disease vectors became intertwined with military operations and genocide. […] Geo-medical enthusiasts supported military conquest and racial resettlement: Poland was to disappear, Russia was to be relegated to its Asiatic heartland, and eastern peoples were to be brutally subjugated and exterminated as ›parasites‹. An enlarged Germany was to dominate Europe while directing dependent vassal states. Preventing epidemics from the east came to involve genocide« (Weindling, Paul Julian: Epidemics and Genocide in Eastern Europe, 1890-1945, Oxford 2000, S. 225).

nicht als seinen akademischen Lehrer angab, weil er zur Zeit seines Staats- und Doktorexamens Robert Kochs in Berlin aufkommende Bakteriologie – Krankheiten werden nicht durch Miasmen, sondern durch für jede Krankheit jeweils spezifische kleinste lebendige Erreger ausgelöst – als neues medizinwissenschaftliches Paradigma erkannte, das Hirschs Lehren entgegenstand.

Ganz ähnlich zu beurteilen ist wohl Martinis Verweis auf den damals allgegenwärtigen Darwinismus und die Andeutung, Bernhard Nocht habe in einer Zeit studiert, »als Häckel [sic] bewundert wurde und die modernsten […] Errungenschaften in den ›Monismus‹ mündeten«.[62] Ernst Haeckel, ein berühmter Entwicklungsbiologe und Vertreter des Darwinismus im deutschen Sprachraum, versuchte mit seinem »Monismus« die romantische Medizin zu überwinden, die einen Dualismus von Geist und Natur, Inhalt und Form, Wesen und Erscheinung postulierte. Sie führte (Krankheits-)»Erscheinungen« auf ein tieferes »Wesen« zurück, womit die empirische Klinik gegenüber der sich in der Krankheit eigentlich ausdrückenden und entfaltenden metaphysischen »Idee« an Relevanz verlor.[63] Haeckels Monismus nun zielte darauf ab, diesen Dualismus mit seinen »scheinbaren Gegensätze[n]«, wie »Kraft und Stoff« und »Wesen und Erscheinung«, der der Entwicklung der Medizin

62 Martini: Nocht, S. 19.

63 Vgl. auch Niewöhner, Friedrich: Zum Begriff »Monismus« bei Haeckel und Ostwald. Ein Nachtrag zu Horst Hillermann: Zur Begriffsgeschichte von »Monismus«, in: Archiv für Begriffsgeschichte 20 (1976), S. 214-235. Zur romantischen Medizin vgl. Engelhardt, Dietrich von: Medizin in Romantik und Idealismus. Gesundheit und Krankheit in Leib und Seele, Natur und Kultur, 4 Bde., Stuttgart-Bad Cannstatt 2023. Niles R. Holt formuliert: »From a position of scientific eminence, as professor of zoology at the University of Jena, Haeckel combined his activities to promote Darwinism with popularizations of his own ›Monism‹. He presented Monism as a scientific movement which was based on Darwinism and which aimed to free science from the bonds of ›dualistic‹ Christianity, ›metaphysics‹, and all ›irrationality‹« (Holt, Niles R.: Ernst Haeckel's Monistic Religion, in: Journal of the History of Ideas 32 (1971), 2, S. 265-266).

im deutschen Sprachraum laut Haeckel »so sehr geschadet« habe,[64] zu überwinden, indem er die metaphysische Dimension durch das darwinsche Evolutionsprinzip ersetzte:

> Da nun die vielbestrittene Geltung des mechanischen Causal-Gesetzes in der organischen Natur durch Nichts so sehr gefördert und so bestimmt begründet worden ist, als durch Darwins Theorie, so können wir auch diese Lehre als eine rein monistische bezeichnen. Und in der That beruht dieses ganze wundervolle Lehrgebäude, wie alle einzelnen Theile desselben, vollkommen auf reinen monistischen Anschauungen. Wenn wir dereinst mit Hülfe der Descendenz-Theorie die gesammte Morphologie der Organismen auf die allein sichere Grundlage der mechanischen Naturgesetze begründet, die Erscheinungen der organischen Morphologie mechanisch-causal, aus ihren wirkenden Ursachen werden erklärt haben, so wird das darauf gegründete System der Morphologie der Organismen ein absolut monistisches Lehrgebäude sein.[65]

Relevant ist dies in unserem Zusammenhang, inklusive der Anspielung Martinis, da Haeckel ein markanter Verfechter des sozialdarwinistisch orientierten wissenschaftlichen Rassismus war. Der Mensch als »placentales Säugethier, das erst in später Tertiärzeit aus einem Zweige der Primatenordnung sich entwickelt hat«,[66] unterliege – vor dem Hintergrund eines monistischen Universums als »allumfassendes, einheitliches Ganzes«[67] –, so Haeckel, darwinistischen Gesetzen und Prinzipien, sei wie alle

64 Haeckel, Ernst: Generelle Morphologie der Organismen, Band 1: Allgemeine Anatomie der Organismen. Kritische Grundzüge der mechanischen Wissenschaft von den entwickelten Formen der Organismen, begründet durch die Descendenz-Theorie, Berlin 1866, S. 106.

65 Ebd., S. 107.

66 Haeckel, Ernst: Die Lebenswunder. Gemeinverständliche Studien über Biologische Philosophie, Vierzehntes Tausend, Stuttgart 1905, S. 445.

67 Ebd.

Lebewesen sich selbst Zweck und wie jede andere »besondere Lebensform, ebenso wie jedes Individuum wie jede Spezies« eine einzig auf die eigene Selbsterhaltung zielende »biologische Episode«.[68] In diesem von einem seltsamen, gleichsam transzendenten Hintergrundrauschen durchwobenen haeckelschen Universum ist die »historische Reihenfolge oder Succession«[69] mit einem »fortschreitenden Formenwande[l]« auf einer allerdings komplexen Schwankungen unterworfenen »aufsteigenden Stufenleiter« verbunden, in der auch die »Culturgeschichte des Menschen« sich manifestiere und anhand derer sich ein spezifischer »Lebenswerth« bemessen lasse:

> Schon diese wenigen Andeutungen ergeben, daß die verschiedenen Klassen und Ordnungen der Lebewesen, untereinander verglichen, einen sehr verschiedenen Werth haben. In Bezug auf den inneren Selbstzweck, die Selbsterhaltung, sind an sich freilich alle Organismen gleichberechtigt und gleichwerthig, aber in Bezug auf die übrigen Lebewesen und die Bedeutung für das große Naturganze, von höchst ungleichem Werth.[70]

Hieraus resultiert bei Haeckel eine Skala vom »Lebenswerth der Menschenrassen«, wobei sich der angebliche Lebenswert an den Werten »Cultur« und »Vernunft« bemesse.[71] Letztere sei vor allem Merkmal der »höheren Menschenrassen« und »bei den niederen nur unvollkommen«[72] entwickelt:

> Diese Naturmenschen (z.B. Weddas, Australneger) stehen in psychologischer Hinsicht näher den Säugethieren (Affen, Hunden), als dem hochzivilisierten Europäer; daher ist auch der individuelle Lebenswerth ganz verschieden zu beurteilen.[73]

68 Ebd., S. 446.
69 Ebd., S. 447.
70 Ebd., S. 449. Zum Vorherigen vgl. ebd., S. 446 u. 448.
71 Ebd., S. 449.
72 Ebd.
73 Ebd., S. 450.

Ganz oben in dieser imaginierten kolonialrassistischen Skala der Wertigkeiten stehen die (männlich-weißen) »Culturmenschen«;[74] inferiore Organismen verschwinden in dieser darwinistischen Vision als bloße biologische Episoden und »rasch aufsteigende jüngere Gruppen treten an die Stelle älterer aussterbender Gruppen«.[75] Dies ist die wissenschaftliche Wurzel des Rassismus, die sich im Dispositiv des Kolonialismus entfaltete, in Deutschland mit Akteuren wie Haeckel und in England etwa durch Rassisten wie Francis Galton.

Mit seinen Verweisen auf Haeckel und Hirsch wollte der Nationalsozialist Martini wohl Nocht posthum für die NS-Medizin (Ernst Haeckel – wissenschaftlicher Rassismus; August Hirsch – NS-Geomedizin) vereinnahmen.

Am 16. Juli 1880 trat Bernhard Nocht nach Beendigung der Studienphase zum humanmedizinischen Rigorosum an.[76] Zu den Prüfern gehörten der international bekannte Elektrophysiologe und ehemalige Berliner Universitätsrektor Emil du Bois-Reymond, der Chirurg Heinrich Adolf von Bardeleben, der Pharmakologe Oskar Liebreich sowie Nochts späterer Doktorvater, der Psychiater und Neurologe Carl Westphal. Geprüft wurde Nocht unter anderem zur Infektionskrankheit Cholera. Nocht bestand das Examen bei allen sechs Prüfern mit der Höchstzahl von drei Punkten und erhielt ein »summa cum laude«.

Zum 1. Oktober 1880 erfolgte dann Bernhard Nochts Ernennung zum Unterarzt (Aspirant, Äquivalent zum Oberfeldwebel) bei der preußischen Armee. Nocht wurde dem Pommerschen Jägerbataillon Nummer 2 »Fürst Bismarck« in Stettin zugewiesen, das ihn jedoch sofort routinemäßig »auf ein Jahr zur Dienstleistung in die königliche Charité zu Berlin« abkommandierte, wo er, nun als Armeeunterarzt, die Klinik absolvierte und seine medizinwissenschaftliche Dissertation auf dem Feld der Neu-

74 Ebd., S. 452.
75 Ebd., S. 448
76 HU-Archiv Med.Fak.01, Promotionen Dr. med., Nr. 650, Vita Nocht, Eduard Albrecht Bernhard.

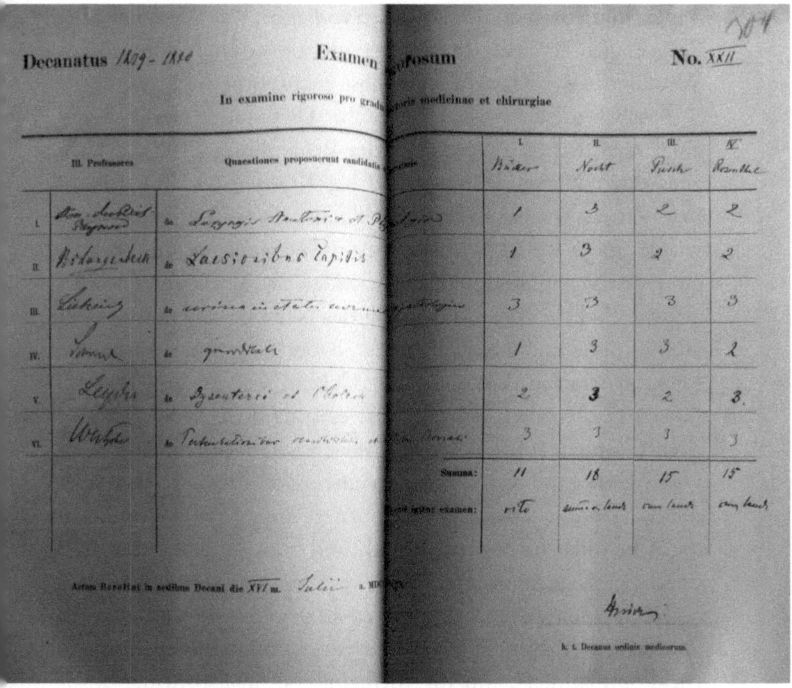
Decanatus 1879-1880 Examen rigorosum No. XXII

In examine rigoroso pro gradu doctoris medicinae et chirurgiae

III. Professores	Quaestiones proposuerunt candidatis	I.	II. Nocht	III.	IV.
I. [illegible]	de [illegible]	1	3	2	2
II. [illegible]	de laesionibus capitis	1	3	2	2
III. [illegible]	de [illegible]	3	3	3	3
IV. [illegible]	de [illegible]	1	3	3	2
V. [illegible]	de [illegible]	2	3	2	3
VI. [illegible]	de [illegible]	3	3	3	3
	Summa:	11	18	15	15
	[illegible] examen:	rite	summa cum laude	cum laude	cum laude

Actum Berolini in aedibus Decani die XVI m. Julii a. MDCCCLXXX

h. t. Decanus ordinis medicorum.

Prüfungsakte: Bernhard Nochts Examen rigorosum vom 16. Juli 1880.

rologie verfasste.[77] Gut ein Jahr später und zwei Wochen nach seinem 24. Geburtstag wurde Bernhard Nocht am 16. November 1881 in Berlin zum Doktor der Medizin promoviert.[78]

Nochts 41-seitige Dissertation »Ueber die Erfolge der Nervendehnung«[79] hatte der Psychiater Carl Westphal betreut. Nerven und Nervositäten standen im Zentrum damaliger medizinisch-psychiatrischer, aber auch gesellschaftspolitischer Diskurse; laut Emil von Behring, von dem persönliche Aufzeichnungen aus

77 StaHH 352-10350 (Band 1), Personalakte Nocht, Bl. 23.
78 BNI-Archiv 1-67, CV.
79 Nocht, Bernhard: Ueber die Erfolge der Nervendehnung, Berlin 1882.

seiner Studienzeit an der Pépinière vorliegen, war Westphal einer der wenigen Pépinière-Professoren, der es verstanden habe, »den Wetteifer in der Krankheitsdiagnose anzuspornen«.[80]

Nochts medizinwissenschaftliche Dissertation basierte auf einer statistischen Auswertung der Behandlungserfolge der sogenannten Nervendehnung, die bei Krankheiten mit Tremor bzw. Zittern wie etwa »Paralysis agitans« (Parkinson) angewandt wurde und aus drei Schritten bestand: erstens aus der »Bloslegung des Nerven in der Nervenscheide«, zweitens dem »Hervorziehen« und dann der »Dehnung des Nerven« und drittens der »Reposition« und anschließenden »Bedeckung durch Verband«. Diese Operation wurde an der Charité vielfach praktiziert.[81] Nocht kam zu dem Schluss, dass es »nicht gelungen« sei, »bei allen Gruppen von Leiden«, bei denen »die Nervendehnung als Heilmittel« appliziert wurde, »zu einem definitiven Urtheil über die Wirksamkeit der Operation zu gelangen«.[82] Insgesamt ist die Arbeit klar formuliert, logisch und konzise strukturiert und durchaus »forschungsorientiert«, was Nocht später zugutekam.

Nach einem Jahr als »Unterarzt« in der Charité wurde Nocht von seinem Regiment an das Friedrich-Wilhelms-Institut zurückkommandiert, um die medizinische Staatsprüfung abzulegen.[83] Am 20. Februar 1882 bestand er diese und erhielt noch am selben Tag seine Approbation als Arzt.[84] Die Karriere des jungen promovierten Arztes und Aspiranten bei der preußischen Armee konnte beginnen.

80 Zitiert nach Enke: Emil von Behring, S. 63.

81 Vogt, Paul: Die Nerven-Dehnung als Operation in der Chirurgischen Praxis, Leipzig 1877, S. 57.

82 Nocht: Ueber die Erfolge der Nervendehnung, S. 40.

83 HU-Archiv, Med.Fak.01, Promotionen Dr. med., Nr. 650, Vita Nocht, Eduard Albrecht Bernhard.

84 StaHH 352-10-350 (Band I), Personalakte Nocht, tabellarischer Lebenslauf, »Albrecht Eduard Bernhard Nocht, geboren 4.11.1857 zu Landeshut in Schlesien«.

Bernhard Nocht startete 1882 seine militärische Laufbahn bei verschiedenen Garnisonen in Greifswald, Thorn und Stargard.[85] Anschließend wurde der junge Unterarzt ins 2. Bataillon des Vierten Pommerschen Infanterieregiments 21 versetzt, wo er mit Patent vom 25. Mai 1882 zum »Assistenz Arzt II. Classe« ernannt wurde.[86] Damit hatte er die Schwelle zum Sanitätsoffizier der Kaiserlich Preußischen Armee überschritten und war als Militärarzt im Range eines Leutnants, dem niedrigsten Offiziersrang, Teil der militärischen Elite.

Einer der ehemaligen Direktoren des Friedrich-Wilhelms-Instituts in Berlin schrieb über den Dienstalltag der damaligen Armeeärzte:

> Die Stellung des Arztes in der Armee ist eine eigenartige und mehr oder minder isolierte. […] So ist es für den Militärarzt nicht leicht, nähere kameradschaftliche Fühlung mit der Truppe zu bekommen, aber auch besonders schwer, bei der verhältnismäßig geringen Zahl der Sanitätsoffiziere in den einzelnen Garnisonen enge Beziehungen untereinander zu knüpfen.[87]

Nocht bekleidete als einer der wenigen oder als einziger Militärarzt in seinem Infanterieregiment genau solch eine »einsame« Sonderstellung; zugleich kam auf ihn als Leutnant des Heeressanitätsdienstes neben der ärztlichen Verantwortung auch erstmals ein eigener »Dienstbereich« mit einer gewissen Logistik und Personalverantwortung zu. Denn als Militärarzt im Offiziersrang war Nocht Vorgesetzter der »Lazarettgehilfen, Militärkrankenwärter, Pharmazeuten und des Beamtenpersonals« des Lazaretts und erhielt auch erstmals »disziplinare Strafgewalt«.[88]

85 BNI-Archiv 1-67, CV.
86 StaHH 622-1_354_257, Offizierspatent, Bl. 77.
87 Schmidt: Die Kaiser-Wilhelms-Akademie, S. 11.
88 Ring: Geschichte der Militärmedizin, S. 145.

Wohl Ende 1882 wurde Bernhard Nocht mit einem Patent ohne Datum zum »Assistenzarzt I. Klasse« (= Oberleutnant) befördert; am 2. Februar 1883 wurde der 26-jährige Sanitätsoffizier dann als »aktiver Marinearzt« zur Marine kommandiert.[89] Die Gründe für den Wechsel von der Armee zur Marine, der damals relativ einfach war, weil der Marinesanitätsdienst noch nicht vom Heer getrennt war, liegen im Dunkeln, da die einschlägigen Marineakten im Zweiten Weltkrieg vernichtet wurden. Es ist gut möglich, dass Nocht der triste Garnisonsalltag nicht zusagte und es ihn, vielleicht inspiriert durch seine Schullektüren (Homer), »in die Welt hinaus« zog. Hierzu würde passen, dass Nocht der Schiffs- (und Tropen-) Medizin von diesem Zeitpunkt an sein Leben lang treu blieb und dass er auch im hohen Alter noch die Welt per Schiff bereiste, ein letztes Mal mit 77 Jahren 1934/35 nach Shanghai.[90]

Nochts Wechsel zur Marine stellt in jedem Fall eine prägnante Wegmarke in seiner Biografie dar. Denn bei der Marine entdeckte Nocht nicht nur die Schifffahrt und »die See« inklusive der spezifischen Schiffsmedizin, sondern auch den expansiven Kolonialismus, den er fortan, wie zu zeigen sein wird, medizinwissenschaftlich, aber auch administrativ weiter beförderte.

Nochts Marinedienst fällt in die erste Phase der Marinegeschichte des Kaiserreichs von 1871 bis 1897, in der das Landheer klar vor der Marine priorisiert war.[91] Die Marine war zunächst primär nur für den Küstenschutz vorgesehen, führte aber auch

89 StaHH 622-1_354_257, Offizierspatent, Bl. 76; BNI-Archiv 1-67, CV.

90 Nocht blieb bis 1919 in der Marine, ab 1893 als Reservist (= Seewehr, 2. Aufgebot).

91 Die zweite Phase ab 1897 war dann durch das megalomane Flottenbauprogramm unter Alfred von Tirpitz gekennzeichnet, das sich mit dem strategischen Ziel eines »Vorstoß[es] zur maritimen Weltmachtstellung« direkt gegen die unangefochtene Seemacht Großbritannien richtete. Das Flottenbauprogramm gilt in der geschichtswissenschaftlichen Forschung als einer der größten außenpolitischen Fehler der deutschen Geschichte; vgl. Wehler: Deutsche Gesellschaftsgeschichte, Bd. 3, S. 1133.

zahlreiche Fahrten und Expeditionen in die sich ab 1884 durch den deutschen Imperialismus schnell erweiternden kolonialen Räume durch.[92] Die zwei großen Marinestationen im kaiserzeitlichen Deutschland waren die Flottenstützpunkte von Kiel und Wilhelmshaven. Abgesehen vom Bordleben »ähnelte« der Alltag der Marineoffiziere dort dem »von Armeeoffizieren in Provinzgarnisonen«, wobei weder Kiel noch Wilhelmshaven, wo Nocht lange stationiert war, Abwechslung oder kulturelle Anregungen boten. Schulden und »übermäßiger Alkoholgenuss« seien für viele Marineoffiziere die Folge gewesen.[93]

Der junge Militärarzt Dr. Nocht scheint sich in der militärischen Hierarchie gut bewährt zu haben. Zunächst diente er vom 15. März bis zum 27. September 1883 als Hilfsarzt auf dem gedeckten Kreuzer Vineta und auf den Panzerfregatten Friedrich Karl und Kaiser, allesamt Ausbildungsschiffe der Kaiserlichen Marine.[94]

Am 29. November 1883, also nach seinem erfolgreichen Training als Marinesanitätsoffizier, wurde Nocht dauerhaft zur Marine versetzt.[95] Diese hatte, wie erwähnt, in der ersten Phase ihrer Geschichte neben der Küstenverteidigung unter dem 1883 zum Marinechef ernannten Armeegeneral Leo von Caprivi noch eine zweite Aufgabe, die der kolonialen Machtdemonstration in Übersee durch ihre diverse »Strafexpeditionen« durchführenden Kanonenboote.[96]

92 Ein wesentliches Konzept der expansiven deutschen Marine war zu dieser Zeit die »Stützpunktvernetzung«, also eine Politik der »planmäßigen Anlage von militärisch geschützten Handelsfaktoreien« als Kondensationskeime der Herrschaft; vgl. Osterhammel, Jürgen/Jansen, Jan C.: Kolonialismus. Geschichte, Formen, Folgen, 9., überarb. u. akt. Aufl., München 2021, S. 16.

93 Herwig, Holger H.: Das Elitekorps des Kaisers. Die Marineoffiziere im Wilhelminischen Deutschland, Hamburg 1977, S. 61.

94 BNI-Archiv 1-67, CV.

95 Ebd.

96 »Die Zahl der Kanonenboote ist in den Marinen der großen Seemächte eine sehr hohe und wird wohl auch in der deutschen Marine mit dem Anwachsen der Kolonien eine erhebliche Vergrößerung erfahren müssen« (Neudeck, Georg/Schröder, Heinrich: Das kleine

Nun kam der in Schlesien aufgewachsene Nocht mit einem für ihn neuen Phänomen in Berührung, das mit dem preußischen Militarismus und Nationalismus in Wechselwirkung stand[97] und das seine Zukunft sehr prägen sollte: dem »strukturell rassistischen Unrechtssystem« des deutschen Kolonialismus.[98]

Die Historiker Jürgen Osterhammel und Jan C. Jansen haben den Kolonialismus aufgrund seiner Komplexität und historischen Vielschichtigkeit als »Phänomen kolossaler Uneindeutigkeit« beschrieben.[99] Gleichwohl gibt es, so der Historiker Jürgen Zimmerer, etwas, was allen »kolonialen Situationen« gemeinsam ist. Dies ist

> die Dichotomie zwischen Kolonisierenden und Kolonisierten, oftmals zwischen Europäern und Nicht-Europäern. Dieser geografische und herrschaftstechnische Gegensatz war von Anfang an ideengeschichtlich und ideologisch begleitet. War es anfänglich der binäre Gegensatz zwischen Christen und Heiden, der Landnahme und Ausbeutung rechtfertigte, so folgten später biologisch-rassistische Argumente.[100]

Auch aufgrund des ihm immanenten Rassismus wirkte sich der Kolonialismus in vielfältiger Weise negativ auf die kolonisierten Gesellschaften aus: wirtschaftliche Ausbeutung, Entmachtung, Auflösung von gewachsenen Strukturen. Hiermit verflochten war die Idee einer vermeintlich überlegenen »weißen« Identität:

Buch von der Marine. Ein Handbuch alles Wissenswerten über die deutsche Flotte nebst vergleichender Darstellung der Seestreitkräfte des Auslands, Kiel/Leipzig 1911, S. 179).

97 Vgl. Wehler: Deutsche Gesellschaftsgeschichte, Bd. 3, S. 489.

98 Zimmerer, Jürgen: In eigener Sache!, Blogeintrag, unter: https://kolonialismus.blogs.uni-hamburg.de/2022/12/09/ (29.9.2024).

99 Osterhammel/Jansen: Kolonialismus, S. 9.

100 Zimmerer, Jürgen: Expansion und Herrschaft. Geschichte des europäischen und deutschen Kolonialismus, in: Aus Politik und Zeitgeschichte 44-45/2012, unter: https://www.bpb.de/shop/zeitschriften/apuz/146973/expansion-und-herrschaft-geschichte-des-europaeischen-und-deutschen-kolonialismus/ (23.8.2023).

»Weiß« zu sein, das beinhaltete, zur Erobererschicht zu gehören, eine Ideologie der Überlegenheit zu teilen und den Grundsatz der Einheit der Eroberer gegenüber den Unterworfenen zu verfolgen. Die Ideologie der unbedingten Überlegenheit der »Weißen« war ein Teil der allgemeinen zeitgenössischen Ideologie von der zivilisatorischen Mission Europas.[101]

Der Schwerpunkt des ab 1884 offiziell aufgebauten deutschen Kolonialreiches lag in Afrika (Deutsch-Südwestafrika, Deutsch-Ostafrika, Kamerun und Togo); das imperiale Kaiserreich eroberte bzw. erwarb aber auch Besitzungen in China (Kiautschou) und in der Südsee (Deutsch-Neuguinea, Deutsch-Samoa).

Am 19. Juli 1884, also genau zur Zeit der Forcierung der Gründung des deutschen Kolonialreiches, trat der junge Marinearzt Bernhard Nocht sein erstes wirkliches Kommando bei der Marine an – als Schiffsarzt auf dem Kanonenboot SMS Iltis.[102] Zwei Wochen zuvor, am 5. Juli 1884, hatte der Arzt und Afrikaforscher Gustav Nachtigal Togo zum deutschen »Schutzgebiet« erklärt, am 14. Juli ließ die Besatzung des Kanonenboots SMS Möwe in Kamerun die deutsche Flagge hissen und reklamierte das Gebiet als deutsche Kolonie und am 7. August 1884 geschah das Gleiche in Lüderitzbucht durch die Männer der Kreuzerfregatten SMS Leipzig und SMS Elisabeth. Nochts Dienst auf dem Kanonenboot SMS Iltis zur Zeit der Kolonialreichsgründung war mithin ein koloniales Kommando.

Die SMS Iltis, ein am 18. September 1878 in Danzig vom Stapel gelaufenes »Dampfkanonenboot von 489 t Wasserverdrängung«, war 1880 fertiggestellt worden und hatte etwa 70 Mann Besatzung, für deren Gesundheit Nocht als Schiffsarzt nun erstmals verantwortlich war.[103] Die Iltis war 47 Meter

101 Trotha, Trutz von: Koloniale Herrschaft. Zur soziologischen Theorie der Staatsentstehung am Beispiel des »Schutzgebietes Togo«, Tübingen 1994, S. 208.

102 BNI-Archiv 1-67, CV. SMS = Seiner Majestät Schiff, nach dem britischen HMS = His/Her Majesty's Ship.

103 Neudeck/Schröder: Das kleine Buch von der Marine, S. 470; Mielke: Kanonenboot »Iltis« I.

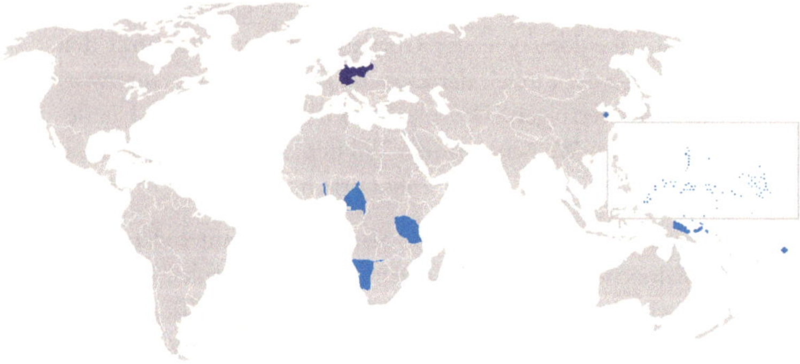

Karte der deutschen Kolonien, Stand 1914.

lang und mit zwei 12,5-cm-Geschützen, zwei 8,7-cm-Kanonen und drei 3,7-cm-Revolverkanonen bewaffnet. Heimathafen war Wilhelmshaven, die Schwesterschiffe waren die SMS Hyäne und die SMS Wolf.[104]

Zwei Wochen nach der Indienststellung verließ die Iltis am 14. Juli 1880 zum ersten Mal ihren Heimathafen, besuchte Plymouth und steuerte dann über Gibraltar und den Suezkanal Honkong an, wo sie am 6. Oktober 1880 eintraf:[105]

> Die Besatzung blieb jeweils zwei Jahre an Bord. Jedes Jahr wurde eine Hälfte abgelöst und mit einem Fahrgastdampfer in die Heimat zurückbefördert. Der Ersatz wurde auf dem gleichen Wege hinausgeschickt. In einem Jahr wechselte der Kommandant, im nächsten Jahr der Erste Offizier.[106]

Nocht selbst kam am 19. Juli 1884 als Schiffsarzt an Bord der Iltis, wahrscheinlich im Zuge des normalen Wechselturnus. Harry König, zur gleichen Zeit Schiffsarzt auf der SMS Elisabeth, die damals in den gleichen Gewässern wie die Iltis

104 Mielke: Kanonenboot »Iltis« I, S. 7.
105 Ebd., S. 8. Aufgrund der langen Nachrichtenübermittlung waren die Kanonenboote »nahezu auf sich selbst gestellt« (ebd., S. 9).
106 Ebd.

operierte,[107] schrieb in seinen Erinnerungen über den Alltag eines Marinearztes im chinesischen Meer:

> Auch an Bord gab es zu tun; der Jahresbericht mußte abgeschlossen werden, und ich hatte die ehrenvolle Aufgabe, die ganze Schiffsbesatzung zu wiegen [...]. Gestern hatten wir wieder einmal ein schweres Unglück mit glücklichem Ausgang zu verzeichnen. Ein Matrose fiel beim Segelmanöver 30 Fuß hoch von der Rahe an Deck, ohne sich irgendwelchen nennenswerten Schaden zuzufügen; er war zuerst bewußtlos, hatte aber keine Glieder gebrochen und nur, namentlich an den Füßen, kleine äußere Verletzungen davongetragen.[108]

Die Verpflegung auf den deutschen Kanonenbooten bestand aus Labskaus oder Curry mit Ochsenfleisch und wurde »von Tag zu Tag« schlechter; eine medizinische Alltagssituation, die auch Nocht potenziell erlebt haben könnte, schilderte König wie folgt:

> Vorgestern vormittag [...] trafen wir einen deutschen Kauffahrer, der das Signal »Arzt an Bord« hißte. Sofort legten wir bei, ein Boot ward ausgesetzt, in das ich, bewaffnet mit allen Instrumenten, Medizinen, Verbandszeug usw., die ich etwa brauchen konnte, stieg. Ich fand an Bord des Schiffes: Joe Rauers, Bremen [...] einen armen Jungen, der schon seit sechs Wochen an Gelenkrheumatismus darniederlag, tüchtig heruntergekommen war, und den ich mit Salizyl [...] zu heilen hoffen konnte.[109]

Für den 3. Mai formulierte König:

> Heute sind wir ein Jahr in See – und damit schließt ein Jahr für mich, wie ich es, ähnlich reich an neuen Erfahrungen, wohl nie wieder erleben werde.[110]

107 König, Harry: Über See! S.M.S. »Elisabeth« – Weltreise – Zanzibar – Tsingtau, Berlin 1926.
108 Ebd., S. 78-79.
109 Ebd., S. 31.
110 Ebd., S. 79.

Auch Nocht wird ähnlich abenteuerlich-exotische Erfahrungen gemacht haben – Jahre später hing noch ein Bild der Iltis bei seiner Tochter im Flur.[111]

Zu den militärischen Aufgaben der deutschen Marineeinheiten gehörten auch koloniale »Strafexpeditionen«, die Reichskanzler Otto von Bismarck teils persönlich anordnete, wie eine hier in indirekter Rede wiedergegebene Order Bismarcks in Bezug auf die indigene Bevölkerung der Hermit-Inseln zeigt:

> Die Bestrafung, welche durch die Expedition der Hyäne resp. Carola den Insulanern zu Theil geworden, sei immerhin nur eine geringfügige, da die Uebelthäter selbst sich der Verfolgung zu entziehen gewußt hätten. Die Beunruhigung der Insulaner müsse eine dauernde sein, solange nicht die glänzendste Sühne für die begangenen Verbrechen erfolgt sei.[112]

Götz Aly hat in seinem Buch »Das Prachtboot« den Verlauf dieser Strafexpedition durch die SMS Hyäne, das Schwesterschiff der Iltis, und die Korvette SMS Carola, kommandiert von Korvettenkapitän Guido Kracher, ausführlich geschildert. Im Dezember 1882 trafen die beiden Schiffe auf Luf ein, der Hauptinsel des Hermit-Archipels, nachdem die Inselbewohner allem Anschein nach eine Handelsstation angezündet und zwei Schiffe überfallen hatten:[113]

> Am 27. Dezember 1882 ließ Kracher die Schiffe bei Tagesanbruch zum Gefecht fertig machen und erste Trupps auf der Insel absetzen. »Zur Deckung der Landung wurden«, wie Kracher berichtete, »in das Dorf fünf 15-Zentimeter-, zwei 8,7-Zentimeter-Granaten und 13 Schuss aus den Revolverkanonen gefeuert.« Von der anderen Seite feuerte Kanonenboot Hyäne. Danach wagten sich die deutschen Mari-

111 Vgl. Martini: Nocht, S. 20.
112 Zitiert nach Aly, Götz: Das Prachtboot. Wie Deutsche die Kunstschätze der Südsee raubten, Frankfurt a. M. 2021, S. 56.
113 Ebd., S. 48-50.

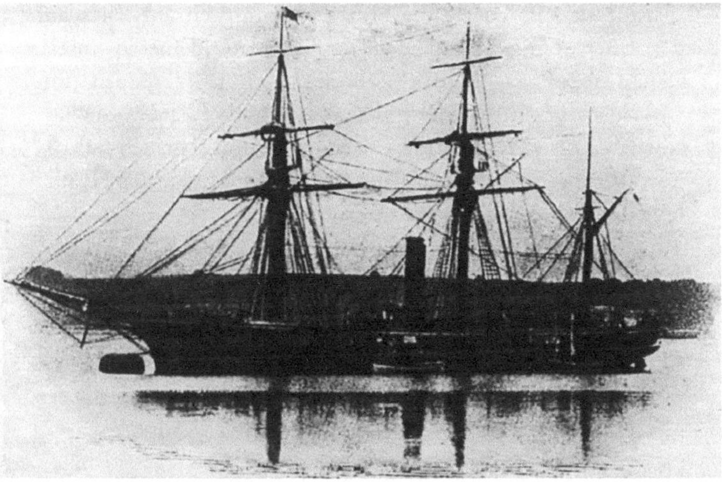

Kanonenboot SMS Iltis, auf Reede liegend.

nesoldaten an Land, ausgestattet mit dem Befehl, »Dörfer, Pflanzungen und Kanoes zu zerstören« und »gegen Bewaffnete von der Waffe Gebrauch zu machen«. Kracher zeigte sich zufrieden und meldete nach Berlin: »Im Ganzen waren an diesem Tage 41 Häuser und acht Kanoes, darunter die Mehrzahl großer Boote von mindestens 50 Fuß Länge, vernichtet worden.«[114]

Zwei Tage später erfolgte ein weiterer Überfall, bei dem elf große Kanus und »sieben Häuser zerstört« wurden.[115] Der Kapitän der Hyäne, die die gegenüberliegende Seite der Insel angegriffen hatte, berichtete am 30. Dezember 1882: »Auf der Nordseite der Insel wurden sechs Häuser und fünf Kanoes vorgefunden; dieselben wurden durch Verbrennen zerstört.«[116]

114 Ebd., S. 50-51.
115 Ebd., S. 51.
116 Zitiert nach ebd.

Kurz darauf feuerte die Hyäne 19 Granaten auf Ziele auf der Insel, während auf den umliegenden kleineren Inseln »Suchtrupps« von Marineinfanteristen an Land gingen, um »ein Ausweichen der Hermitleute zu unterbinden«.[117] Sie zerstörten Häuser, Kanus und Pflanzungen und schossen auf die Bevölkerung, wie ein Leutnant zur See, wohl von der Hyäne, berichtete:

> [Weil] auch jeden Augenblick feindliches Feuer aus gedeckter Stellung erwartet werden konnte, wurde aus unserer Schützenlinie mit Erfolg gefeuert und gleich darauf, da eine Erwiderung des Feuers nicht erfolgte, die weitere planmäßige Verfolgung aufgenommen, ohne dass ich die Zahl der Gefallenen und Verwundeten konstatieren konnte.[118]

Die Schiffsärzte nahmen an den Landungen routinemäßig teil.[119]

Die Massaker ohne deutsche Verluste zielten auf die Vernichtung der wirtschaftlichen Grundlagen der Inselbewohner (Hausrat, Pflanzungen, Schiffe zum Fischfang). Als die Marinesoldaten der SMS Carola die Insel im März 1883 ein weiteres Mal heimsuchten, fanden sie nur noch um die 50 Menschen vor: »Von ursprünglich 300 bis 400 Dorfbewohnern hatten etwa 50 bis 60 Einwohner die Folgen der Strafexpedition überlebt.«[120]

Der Hamburger Museumsdirektor Georg Thilenius berichtete 1899 von den Hermit-Inseln:

> Man presste die eingeborenen Männer zum Dienst auf den Handelsschiffen, und die eingeborenen Frauen waren wie auch der Besitz vogelfrei. Die Entführung der Männer ver-

117 Ebd.

118 Zitiert nach ebd.

119 »Die Besitzergreifung der Kolonien sah zahlreiche Marinesanitätsoffiziere in ihren Stellungen als Schiffsärzte und bei Landungen in Tätigkeit« (Bauer, Werner: Geschichte des Marinesanitätswesens bis 1945, Berlin 1958, S. 84).

120 Aly: Das Prachtboot, S. 58.

ringerte die Zahl der arbeitsfähigen Individuen und damit die Kulturhöhe der Pflanzungen.[121]

Der deutsche Ethnologe Paul Hambruch berichtete später, die deutschen Strafaktionen auf den Hermit-Inseln hätten »das sichere Aussterben« der lokalen »Bevölkerung eingeleitet«.[122]

Auch die SMS Iltis, das Schwesterschiff der Hyäne, führte koloniale Strafexpeditionen durch, so etwa 1883: »28. April. S. M. S. Iltis unterdr. eine fremdenfeindl. Bewegung in Swatau (China), sühnt auf den Pescadores-Ins. die Beraubung der deutschen Brigg ›August‹.«[123] Beide Strafexpeditionen, die »Unterdrückung« chinesischen Widerstands in Swatau (heute: Shantou) sowie die »Sühne« auf den Pescadoren (heute: Penghu-Inseln) vor Taiwan, erfolgten vor Nochts Zeit als Schiffsarzt. Zumindest Letztere lief wohl eher glimpflich ab. Anlass war die Plünderung der gestrandeten Brigg August durch die Inselbewohner:

> Drei Wochen später erschien das Kanonenboot S. M.S. Iltis mit dem Kapitän der August und dem deutschen Konsul aus Amoy (Xiamen) vor den Pescadoren. In Begleitung eines chinesischen Offiziers wurden die um den Tatort liegenden Dörfer untersucht und ein Teil der Ladung gefunden. Damit sah der chinesische Offizier den Strandraub als bestätigt an, man einigte sich auf einen Schadensersatz von 2.400 Dollar, von denen noch 300 nachgelassen wurden. Der Fall war damit »befriedigend erledigt worden«, nachdem die »Bestrafung von 38 bei der Plünderung betheiligten Insulanern [...] den Gesetzen und Gebräuchen China's gemäß erfolgt« sei.[124]

121 Zitiert nach ebd.

122 Zitiert nach ebd., S. 60.

123 Hünemörder, Friedrich: Deutsche Marine- und Kolonialgeschichte im Rahmen einer Geschichte der Seefahrt und des Seekrieges. In Tabellenform kurz zusammengestellt, Kiel 1903, S. 188.

124 Kolnberger, Thomas/Majerus, Benoit/Ortner, M. Christian (Hg.): Krieg in der industrialisierten Welt, Luxemburg o. J., S. 165.

Nocht war seit dem 19. Juli 1884 an Bord der Iltis. Rund ein Jahr später rückten die Karolinen in den Fokus der deutschen kolonialen Expansionspolitik und im Konflikt mit Spanien steuerte die Iltis im August 1885 dann mit voller Fahrt auf die Hauptinsel Yap zu:

> 25. Aug. S. M. S. Iltis (Kptl. Hofmeier) hisst die deutsche Flagge auf der Insel Yap, Hauptins. der Carolinen-Gruppe, u. stellt alle Ins. zw. dem Äquator u. 11 ° s. Br. einer-, 133 u. 146 ° östl. L. andererseits unter deutschen Schutz; desh. entsteht am 4. Sept. ein grosser Volksauflauf in Madrid; das deutsche Wappen wird von der Gesandtschaft heruntergerissen. Für[s]t Bismarck unterbreitet die Rechtsfrage dem Papst, der am 22. Oct. zu Gunsten Spaniens entscheidet.[125]

Nochts Kommando war kolonial, da das Kanonenboot deutsche Kolonialinteressen vertrat und aktiv den späteren kolonialen Erwerb der Karolinen vorbereitete.[126] Damit war Nocht bei der Ausweitung des Kolonialreiches und der Landnahme unter rassistischen Gesichtspunkten dabei und erlebte als Marineakteur selbst eine koloniale Flaggenhissung und die versuchte Erweiterung des Territoriums durch koloniale Aneignung.

Die nun folgenden biografischen Entwicklungen liegen im Dunkeln, denn Nochts Spur verliert sich 1886/87 kurzzeitig. Der Mediziner scheint im Frühjahr 1886 im Einvernehmen mit seinen Vorgesetzten von Bord der SMS Iltis gegangen zu sein, um allein in der Südsee oder in China zu verbleiben und zu forschen, was dem jungen, nun knapp 30-jährigen Arzt Bernhard Nocht eine unschätzbare Erfahrung erlaubte: einen immerhin knapp einjährigen, mit selbstbestimmten wissenschaftlichen Arbeiten zur Cholera erfüllten außereuropäischen Forschungsaufenthalt.[127]

125 Hünemörder: Deutsche Marine und Kolonialgeschichte, S. 192.

126 Die Karolinen wurden nach langen diplomatischen Auseinandersetzungen mit Spanien 1899 vom Deutschen Reich erworben.

127 Martini berichtet, wohl fußend auf dessen persönlicher Mitteilung, dass Nocht die Iltis in der Südsee oder in China verlassen habe,

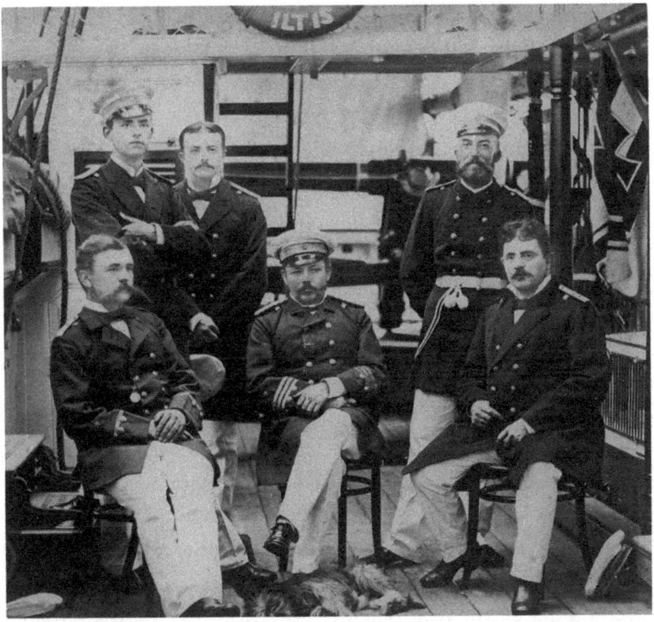

Bernhard Nocht (2.v.l. stehend) mit den Offizieren der Iltis, 1884/85.

Der Iltis jedenfalls wurde im Februar 1886 nach sechs Jahren in Übersee der Rückmarsch nach Wilhelmshaven befohlen und am 17. April brach das Kanonenboot in Richtung Heimat auf.[128] Nocht müsste die Iltis vor diesem Zeitpunkt verlassen haben.[129]

um auf eigene Initiative wissenschaftlich zu forschen; vgl. Martini: Nocht, S. 21; vgl. auch: BNI-Archiv, Jahresberichtsblätter, Vorgeschichte [der Gründung des Bernhard-Nocht-Instituts für Tropenmedizin]. Martini schreibt, Nocht sei aufgrund der Havarie der Iltis »in Ostasien« geblieben, wo er »annähernd zwei Jahre« habe warten müssen, bis »wieder ein deutsches Marinefahrzeug hinauskam« (ebd.); doch dies kann nicht stimmen, denn die Iltis sank erst 1893; da war Nocht längst Hafenarzt in Hamburg.

128 Mielke: Kanonenboot »Iltis« I, S. 18.

129 Eine Antwort des Hamburger Staatsarchivs auf eine vom Tropeninstitut gestellte Anfrage enthält die Worte: »Dr. Nocht – von dem Prof. Martini berichtet, daß er zu Cholera-Studien in Ostasien

Immerhin ergäbe das Sinn, denn in etwa zu dieser Zeit stand nach zwei Jahren Dienstzeit ein turnusmäßiger Wechsel der Besatzung an, was ein einvernehmliches Abheuern ermöglicht haben könnte.[130]

Im Frühjahr 1887 ist Nocht wieder aktenkundig: Vom 3. Mai bis zum 21. Oktober 1887 diente er in deutschen Hoheitsgewässern als Schiffsarzt auf dem Panzerschiff Oldenburg, dem ersten ganz aus Stahl gefertigten Kriegsschiff der Kaiserlichen Marine.[131] Parallel dazu tat sich für ihn nun eine, vielleicht mit seinen Cholerastudien in Übersee zusammenhängende Chance auf, die sein Leben nachhaltig verändern sollte: eine mögliche Kommandierung an die Berliner Universität zum Hygienischen Institut des Bakteriologen Robert Koch. Zugute kam Nocht dabei, dass der als Entdecker des Tuberkulose-Bazillus schon damals weltberühmte Robert Koch Militärärzte als wissenschaftliche Assistenten vor Zivilärzten bevorzugte.[132]

Ob Koch den jungen Bernhard Nocht persönlich anforderte, ob Nocht die Kommandierung nach Berlin aktiv anstrebte oder ob die Marineleitung die Kommandierung Nochts allein verfügte, ist nicht ganz klar, wobei die Marineleitung laut

blieb – tat dies vermutlich aus Eigeninitiative und mit Einwilligung seiner Vorgesetzten. Er müsste dann spätestens am 17.4.1886 von Bord der ILTIS gegangen sein, als das Schiff von Hongkong die Heimreise nach Deutschland antrat. […] Erst […] am 3.9. [stellte die Iltis] in Wilhelmshaven für ein halbes Jahr zu Überholarbeiten außer Dienst. […] Eine Bestätigung der Hypothese über die Beendigung der Tätigkeit auf der ILTIS durch das Bundesarchiv/Militärarchiv in Freiburg konnte nicht erfolgen, da dort keine Personalunterlagen über Offiziere der Kaiserlichen Marine vorhanden sind« (BNI-Archiv 1-67, CV).

130 BNI-Archiv, Jahresberichtsblätter, Vorgeschichte [der Gründung des Bernhard-Nocht-Instituts für Tropenmedizin].

131 BNI-Archiv 1-67, CV. Die SMS Oldenburg hatte 389 Mann Besatzung und damit fünfmal so viel wie die Iltis. Nocht hatte jetzt also deutlich mehr schiffsärztliche Verantwortung als noch auf der Iltis.

132 »Koch hatte die Militärärzte seine liebsten Assistenten genannt, weil sie zu arbeiten und zu gehorchen verständen« (Bauer: Geschichte des Marinesanitätswesens, S. 77).

Akten aber als der entscheidende Akteur auftrat. Am 25. April 1887, kurz bevor Bernhard Nocht seine Stellung auf der SMS Oldenburg antrat, informierte die Admiralität die Berliner Universität, dass der Generalarzt der Admiralität beabsichtige, den »seit dem 1. April v. Js.« zu Koch kommandierten »Stabsarzt Globig mit dem 1. Oktober d. Js. wieder zur Station zurückzukommandieren«, und er stattdessen »den Assistenzarzt I. Klasse *Dr. Nocht*, welcher voraussichtlich demnächst zum Stabsarzt befördert werden wird, für das vorgenannte Kommando in Vorschlag« bringe.[133] Dieses Schreiben hat die Universitätsverwaltung an Koch weitergeleitet. Am 17. Mai 1887 schrieb Marineminister Leo von Caprivi an das Marinekommando Wilhelmshaven dann nach einem Verweis auf Stabsarzt Globig: An die »Stelle des Genannten« werde »der Stabsarzt [sic!] *Dr. Nocht* kommandiert«; das Kommando werde voraussichtlich länger als sechs Monate dauern.[134]

Die Karriere des Assistenzarztes I. Klasse der Marine, Dr. med. Bernhard Nocht, begann sich also nachhaltig zu konsolidieren. Nocht hatte sich zielstrebig zum Schiffsarzt in der Kaiserlichen Marine hochgearbeitet und als Sanitätsoffizier in der Südsee koloniale Erfahrungen in kolonialen Räumen gesammelt. So wurde er Teil einer sich entfaltenden jungen militärischen Elite, die die kolonialen und imperialen Ansprüche des deutschen Kaiserreichs wie selbstverständlich teilte und durch eigenes Tun forcierte. Mit diesem Hintergrund gelang es Nocht, in den Orbit des späteren Nobelpreisträgers Robert Koch aufzusteigen, bei dem er sich wissenschaftlich und medizinisch fortbildete.

133 HU-Archiv, Hyg. Inst.01, Personalakte des Marinestabsarztes und Assistenten Dr. Bernhard Nocht 0060, Dr. Nocht.

134 HU-Archiv, Hyg. Inst.01, Personalakte des Marinestabsarztes und Assistenten Dr. Bernhard Nocht 0060, von Caprivi, Berlin, den 17. Mai 1887 (Abschrift, Admiralität).

Assistent bei Robert Koch in Berlin

Entsprechend den Befehlen Leo von Caprivis wurde Bernhard Nocht vom 22. Oktober 1887 bis zum 30. April 1890 von Wilhelmshaven als »Stabsarzt und Assistent« an das Hygienische Institut der Universität Berlin zu Robert Koch kommandiert, das damals gleichsam das Zentrum der modernen deutschsprachigen Infektionsmedizin darstellte.[135] An Kochs Institut wirkten unter anderen der Begründer der Serumtherapie Emil von Behring sowie als Assistenten Kochs die beiden nachmaligen Universitätsprofessoren Friedrich Loeffler und Georg Gaffky.

Robert Koch, der gemeinsam mit dem französischen Biochemiker Louis Pasteur als Begründer der modernen Bakteriologie gilt, hatte ab 1862 in Göttingen erst Philologie, dann Medizin studiert und wurde 1866 zum Doktor der Medizin promoviert. Anschließend ging Koch zunächst als Assistenzarzt an das Alte Krankenhaus Hamburg in St. Georg, bevor er ab 1869 als Landarzt in Rakwitz (heute: Rakoniewice) bei Posen wirkte, wo er neben seiner ärztlichen Tätigkeit viel Zeit der Forschung widmete. Im Deutsch-Französischen Krieg 1870/71 meldete sich Koch freiwillig zum Heeressanitätsdienst. Wieder zurück in Rakwitz legte er die Amtsarzt- bzw. »Physikatsprüfung« ab und wurde dann Physikus des Kreises Bomst in der Provinz Posen. Von hier aus baute Koch Kontakte ins schlesische Breslau auf, wo er mit Professor Ferdinand Julius Cohn bekannt war, auf den der Begriff Bazillus zurückgeht.[136]

135 BNI-Archiv 1-67, CV. Zu Koch vgl. Bochalli, Richard: Robert Koch. Der Schöpfer der modernen Bakteriologie, Stuttgart 1954; Gradmann, Christoph: Krankheit im Labor. Robert Koch und die medizinische Bakteriologie, Göttingen 2005.

136 Wolfgang U. Eckart schreibt: »Cohn interessierte sich insbesondere für die Einteilung, die Klassifikation der Bakterien. Kriterien wie Nahrungsaufnahme, fermentative Eigenschaften, Fortpflanzung, aber auch die äußere Erscheinungsform lieferten die Grundlage dieser Klassifikation. [...] Zwei Jahre vor der Bestätigung durch Robert Koch vermutete Cohn bereits, dass Bakterien für die pathogenen Wirkungen bei milzbranderkrankten Tieren verantwortlich

1880 wurde Robert Koch dann aufgrund seiner sensationellen Forschungsergebnisse, von denen gleich noch ausführlicher die Rede sein wird, an das Kaiserliche Gesundheitsamt in Berlin berufen. 1885 avancierte er zum ordentlichen Professor und Leiter des Hygienischen Instituts der Universität Berlin; im Jahr 1891 wurde Koch dann zum Direktor des eigens für ihn geschaffenen Preußischen Instituts für Infektionskrankheiten, des heutigen Robert Koch-Instituts, ernannt.

Robert Koch war maßgeblich beteiligt an dem bedeutsamen Paradigmenwechsel von der noch an die antike Medizin angelehnten Miasmenlehre – Krankheiten entstehen durch faulige, aus dem Boden dringenden Dämpfe/Fermente bzw. *Miasmen* – zur modernen Bakteriologie, die davon ausgeht, dass Krankheiten ausgelöst werden durch für jede Krankheit spezifische, übertragbare kleinste lebendige Erreger. Ein früher Vertreter dieses Konzepts der Übertragbarkeit von Infektionskrankheiten (= Kontagionismus, von lat. *contagium,* ansteckende Berührung) war der britische Arzt und Mediziner John Snow, der 1854 eine Choleraepidemie in London untersuchte.[137] Dabei stellte Snow fest, dass viele der Erkrankten in der Nähe einer Trinkwasserpumpe in der Broad Street lebten, und führte die Epidemie auf verseuchtes Wasser aus der Pumpe zurück, da Arbeiter aus derselben Gegend, die das Wasser nicht konsumierten, da sie einen anderen Zugang zu Wasser hatten, nicht an der Cholera erkrankten. Die Pumpe wurde stillgelegt und die bereits abebbende Epidemie verschwand, was eine Übertragung der Cholera durch Keime im Trinkwasser und nicht durch aus dem Boden dringende, die Luft verseuchende Miasmen nahelegte.[138]

seien« (Eckart, Wolfgang U.: Geschichte, Theorie und Ethik der Medizin, 9. Aufl., Berlin 2021, S. 242).

137 Tulchinsky, Theodore H.: Case Studies in Public Health, Cambridge, MA 2018, S. 77-99.

138 »Snow's pioneering epidemiologic investigation proved the mode of transmission of a waterborne disease that ravaged many parts of the world in the 19th century and still occurs in the 21st century« (ebd., S. 83).

Obwohl die Kontagionisten in der zweiten Hälfte des 19. Jahrhunderts mehr und mehr die Oberhand gewannen, verfochten andere, darunter der Münchener Hygieneprofessor Max von Pettenkofer, Kochs großer Gegenspieler in Deutschland, weiterhin die Lehre der krankheitsauslösenden Miasmen. Die zyklischen Typhusausbrüche in München etwa, so Pettenkofer, hingen ursächlich mit dem Stand des Grundwassers zusammen;[139] hierfür könne »keine andere plausible Erklärung« gegeben werden »als die Annahme, dass unter den Münchener Lokalverhältnissen das im Boden enthaltene Wasser, wenn es reichlich genug vorhanden ist, den Ablauf gewisser Processe«, die für die »Typhuserkrankungen massgebend sind«, beeinflusse, wobei bei niedrigem Grundwasser im Boden Miasmen entstünden, die den Typhus auslösten.[140]

Vor dem Hintergrund dieser Debatte zwischen Verfechtern der Miasmenlehre und den Kontagionisten hielt Robert Koch dann am 24. März 1882 in der Physiologischen Gesellschaft zu Berlin einen bahnbrechenden Vortrag über seine neuartige, der Miasmenlehre entgegenstehende Bakteriologie, in dem er der Fachwelt die Entdeckung des Tuberkulose-Erregers *Mycobacterium tuberculosis* verkündete:

> Das Ziel der Untersuchung mußte zunächst auf den Nachweis von irgendwelchen, dem Körper fremdartigen, parasitischen Gebilden gerichtet sein, die möglicherweise als Krankheitsursache gedeutet werden konnten. Dieser Nachweis gelang auch in der Tat durch ein bestimmtes Färbungsverfahren, mit Hilfe dessen in allen tuberkulös veränderten Organen charakteristische, bis dahin nicht bekannte Bakterien zu finden waren. […] Die Untersuchungsobjekte werden in der bekannten, für Untersuchungen auf pathogene Bakterien üblichen Weise vorbereitet […]. […] Unter dem

139 Pettenkofer, Max von: Ueber die Schwankungen der Typhussterblichkeit in München von 1850 bis 1867, in: Zeitschrift für Biologie 4 (1868), S. 2.

140 Ebd., S. 4 u. 23.

> Mikroskop zeigen sich nun alle Bestandteile tierischer Gewebe, namentlich die Zellkerne und deren Zerfallsprodukte braun-, die Tuberkelbakterien dagegen schön blaugefärbt. [...] Der Farbenkontrast zwischen dem braungefärbten Gewebe und den blauen Tuberkelbakterien ist so auffallend, daß letztere, welche oft nur in sehr geringer Zahl vorhanden sind, trotzdem mit der größten Sicherheit aufzufinden und als solche zu erkennen sind.[141]

Koch war es gelungen, durch Färbung mit synthetisch hergestellten Anilinfarben, speziell »Methylenblau«, in Schnitten infizierten Gewebes einen Unterschied sichtbar zu machen zwischen menschlichem oder tierischem Zellgewebe und den strahlend blau erscheinenden »Tuberkelbakterien«, womit sich diese im infizierten Gewebe mikroskopisch nachweisen ließen.[142] Die Frage war nun, ob diese Bakterien Ursache oder nur ein unwesentliches Nebenprodukt der Krankheit seien, wie die Anhänger Max von Pettenkofers behaupteten. Um dies auszuschließen

> mußten die Bazillen vom Körper isoliert, in Reinkulturen solange fortgezüchtet werden, bis sie von jedem etwa noch anhängenden, dem tierischen Organismus entstammenden Krankheitsprodukt befreit sind, und schließlich durch die Übertragung der isolierten Bazillen auf Tiere dasselbe Krankheitsbild der Tuberkulose erzeugt werden, welches erfahrungsgemäß durch Impfung mit natürlich entstandenen Tuberkelstoffen erhalten wird.[143]

Um also definitiv zu beweisen, dass die »Tuberkelbakterien« die Tuberkulose ursächlich auslösten, isolierte Koch die Erreger, züchtete Stämme der Bakterien auf Nährboden, zum Beispiel

141 Koch, Robert: Die Ätiologie der Tuberkulose. Nach einem in der Physiologischen Gesellschaft zu Berlin am 24. März 1882 gehaltenen Vortrage, S. 429, unter: https://edoc.rki.de/handle/176904/5163 (27.7.2024).

142 Ebd.

143 Ebd., S. 433.

erstarrtem Blutserum, bis sie in Reinform vorhanden waren, und »verimpfte« sie dann auf gesunde und definitiv tuberkulosefreie Versuchstiere, unter anderem 172 Meerschweinchen, 32 Kaninchen und 5 Katzen. Alle diese Tiere erkrankten nach der Übertragung der Bazillen an Tuberkulose.[144] Damit war für Koch der Beweis erbracht, dass die Bakterien die Krankheitsursache der Tuberkulose waren:

> Alle diese Tatsachen zusammengenommen berechtigen zu dem Ausspruch, daß die in den tuberkulösen Substanzen vorkommenden Bazillen nicht nur Begleiter des tuberkulösen Prozesses, sondern die Ursache desselben sind, und daß wir in den Bazillen das eigentliche Tuberkelvirus vor uns haben.[145]

Das war der Durchbruch der modernen Bakteriologie, der die Infektionsmedizin nachhaltig veränderte und für den Robert Koch 1905 den Nobelpreis für Medizin erhielt.

Robert Kochs Hygienisches Institut in der Klosterstraße, an das Nocht nun zum Wintersemester 1887/88 kam, kooperierte eng mit dem Kaiserlichen Gesundheitsamt in Berlin. Es besaß unter anderem »Ställe für die Versuchstiere«, zwei Hörsäle, eine »chemische Abteilung« im »linken Seitenflügel«, im zweiten Stock das »bakteriologisch-mikroskopische Laboratorium, in dem auch unterrichtet wurde«, sowie das Büro des Institutsdirektors Robert Koch. Im rechten Flügel befanden sich »die Arbeitsräume der Mitarbeiter« sowie das

144 Ebd., S. 437.
145 Ebd., S. 441 u. 442. Wolfgang U. Eckart hat die von Kochs Schülern dann erarbeiteten vier kochschen Postulate wie folgt zusammengefasst: »– Die Erreger von Infektionskrankheiten müssen mikroskopisch nachweisbar und eindeutig identifizierbar sein. – Man muss sie isolieren und in Reinkultur züchten können. – Eine Überimpfung mit diesen Kulturen muss zu Krankheitszeichen führen, die mit der Grundkrankheit prinzipiell identisch sind. – Nach der Überimpfung muss es möglich sein, die Erreger im überimpften Organismus erneut nachzuweisen« (Eckart: Geschichte, Theorie und Ethik, S. 243).

»Assistentenlaboratorium«.[146] Die Mehrheit der Mitarbeiter waren, wie Nocht, kommandierte Militärärzte.[147] Die Vorlesung im Institut hielt Koch meist persönlich; die vierwöchigen bakteriologischen Kurse »wurden sechs Mal im Jahr durchgeführt«.[148]

Nocht arbeitete damals primär an seinen »vergleichenden Untersuchungen über verschiedene, zu Unterkleidern verwendete Stoffe«. Diese Arbeit zielte darauf ab, das beste Material für Seeuniformen zu finden, speziell für solche, die auch »in den Tropen« getragen werden konnten.[149] So versuchte Nocht, den kolonialen Marinedienst im Kleinen zu professionalisieren. In aufwendigen Versuchsanordnungen untersuchte Nocht teils im Keller des kochschen Instituts Stoffe wie Flanell, Flachs, Leinwand und deren Eigenschaften.[150] Dabei ging es neben der Temperaturdurchlässigkeit auch um die Wasserbeständigkeit der Stoffe; Flanell etwa konnte auf der Wasseroberfläche »tagelang schwimmen«, »ohne sich zu durchtränken«, während Leinwand sich »sofort gänzlich« vollsaugte.[151] Eines der Ergebnisse der Forschungen lautete:

> Baumwollenstoffe bedingen also, wenn sie durchnässt sind, eine viel grössere Abkühlung des Körpers als dünne, nasse Wollstoffe, mögen die baumwollenen Stoffe noch so dick und dicht sein.[152]

Bei einem Diskussionsabend Ende 1888 kommentierte Koch Nochts Arbeit persönlich, ergänzte wohlwollend, aber auch kri-

146 Hahn, Judith/Gaida, Ulrike/Hulverscheidt, Marion: 125 Jahre Hygiene-Institute an Berliner Universitäten. Eine Festschrift, Berlin 2010, S. 9.
147 Bauer: Geschichte des Marinesanitätswesens, S. 77
148 Hahn u. a.: 125 Jahre Hygiene-Institute, S. 12.
149 Nocht, Bernhard: Vergleichende Untersuchungen über verschiedene, zu Unterkleidern verwendete Stoffe, in: Zeitschrift für Hygiene 5 (1889), S. 80 u. 76.
150 Hahn u. a.: 125 Jahre Hygiene-Institute, S. 18.
151 Nocht: Vergleichende Untersuchungen, S. 80-81.
152 Ebd., S. 80.

tisch die Ergebnisse seines Assistenten.[153] Nocht konnte durch seine Untersuchungen einen schiffsmedizinischen Arbeitserfolg verbuchen, der ihm bald zugutekommen sollte.

Am 4. August 1888 wurde der knapp 31-jährige Bernhard Nocht noch während seiner Kommandierung an das kochsche Institut wie angekündigt zum Stabsarzt (Hauptmann) ernannt.[154] Nocht war nun vollwertiger Kaiserlicher Marinearzt und genoss, zumal im militaristisch ausgerichteten Kaiserreich, als Stabsarzt eine bedeutende bürgerliche Stellung.

1890 erhielt Robert Kochs Karriere durch den Tuberkulin-Skandal – Koch stellte auf einem internationalen Hygienekongress in Berlin das von ihm entwickelte Tuberkulin als »spezifisches Heilmittel der Tuberkulose« vor, das jedoch wirkungslos war und bei klinischen Tests zu Todesfällen führte – einen empfindlichen Dämpfer.[155] Im selben Jahr endete auch Bern-

153 Koch bemerkte zu Nochts Arbeit: »Ich möchte nur auf einen Punkt aufmerksam machen, der eigentlich eine kleine Lücke bildet […]. Es sind wollene Stoffe sowohl in frischem wie in getragenem Zustande untersucht und ebenso Barchente, also dicke, poröse Baumwollenstoffe, und der *Lahmann*sche Stoff ist untersucht, aber nicht in getragenem Zustande. […] Also so hätte man auch denken können, daß der neue Flanell seine Unbenetzbarkeit besonders dem Fett verdankt. Das wird doch wohl noch anders liegen und gewiß so zu erklären sein, wie der Herr Vortragende es gedeutet hat. Aber in bezug auf baumwollene, dicke, poröse Stoffe, also schwere Baumwollenstoffe, muß doch erst die Erfahrung mitsprechen, ob die günstigen Resultate, die man an neuen Stoffen gefunden hat, auch für getragene gelten. Darauf kommt es doch schließlich an. Hat man den Stoff einmal der Wäsche übergeben und hat er diese guten Eigenschaften verloren, dann sind diese Eigenschaften doch nicht zu viel wert« (Koch, Robert: Diskussionsbemerkung zum Vortrag von Nocht »Untersuchungen über verschiedene zu Unterkleidern verwendete Stoffe«, in: Verhandlungen der Deutschen Gesellschaft für öffentliche Gesundheitspflege zu Berlin, 1888. (Deutsche Medizinal-Zeitung), unter: https://edoc.rki.de/handle/176904/5162 [29.9.2024]).

154 StaHH 352-10-350 (Band 1), Personalakte Nocht, Offizierspatent, 4. August 1888, unterzeichnet: Wilhelm.

155 Vgl. dazu Gradmann: Nur Helden in weißen Kitteln?, S. 270-284. Gradmann schreibt: »Die Euphorie war nur kurz: Schon nach

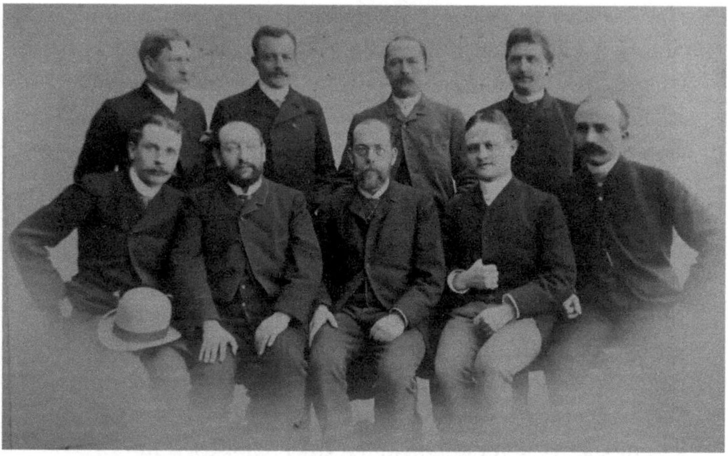

Am Hygieneinstitut Berlin, um 1888/89; stehend: Bernhard Nocht (2.v.l.), Emil von Behring (2.v.r.) und Robert Koch (vorn Mitte).

hard Nochts Kommandierung nach Berlin und vom 1. Mai 1890 bis zum 9. Oktober 1891 diente er erneut als Schiffsarzt – diesmal auf dem Panzerschiff SMS Preußen.

Dies hat Nocht sicherlich als Rückschlag empfunden, und so versuchte er, sich weiter zu qualifizieren. Am 16. Januar

wenigen Wochen meldeten sich vermehrt skeptische Stimmen, wurde von Verschlechterungen von Zuständen nach Tuberkulininjektionen und sogar von tödlichen Folgen berichtet. [...] Der Druck auf Koch, Angaben zu Herstellung und Bestandteilen zu machen, stieg, und im Januar gab er eine allgemein gehaltene Beschreibung des Tuberkulins, das sich nun als Glyzerinextrakt aus Tuberkulosereinkulturen entpuppte« (ebd., S. 278). In der Folge des Skandals, so Gradmann, verschlechterte sich Kochs Position in Berlin erheblich und das Direktorat des neuen, 1891 eröffneten Preußischen Instituts für Infektionskrankheiten erhielt er nur unter »harten Auflagen« (ebd., S. 282). Dies mag Koch, der durch den Tuberkulinskandal in eine deutliche »Abhängigkeit von der Preußischen Kultusbürokratie« (ebd.) geraten war, zu seinem inhaltlichen Wechsel zur Tropenmedizin und eventuell auch zum Traum eines neuen, vom Reich begründeten zentralen Tropeninstituts in Berlin bewegt haben.

1892 legte er in Berlin die Physikatsprüfung ab, die ihn zur Ausübung der zivilen Funktion eines staatlichen Amtsarztes (»Physikus«) berechtigte.[156] Das war keineswegs schon die Entscheidung für eine Karriere jenseits des Militärs, denn eine bestandene Physikatsprüfung war innerhalb der militärischen Hierarchie zugleich die Bedingung zur Beförderung zum Oberstabsarzt (= Major), dem Einstiegsamt der Stabsoffiziere und eine bedeutende Karriereschwelle zu den höheren Offiziersrängen (Oberstleutnant, Oberst).

Das heißt, nach der Prüfung im Januar 1892 war für Nocht noch alles offen: eine eventuelle Karriere als Stabsoffizier in der Marine war ebenso möglich wie ein wissenschaftlicher Werdegang durch die Kontakte zu Robert Koch. Der hatte allerdings, als er 1891 das Direktorat des Preußischen Instituts für Infektionskrankheiten mit ausreichendem Stellenplan antrat, Nocht nicht an sein neues Institut mitgenommen. So fiel Nocht wieder auf seinen Posten in der Marine zurück und wurde nach knapp eineinhalb Jahren auf der SMS Preußen am 10. Oktober 1891 zum Abteilungsarzt der II. Marineartillerieabteilung in der Marine-»Nordseestation« Wilhelmshaven ernannt; ein eintöniges Amt als Garnisonsarzt mit hoher ärztlicher Verantwortung, aber wenig Strahlkraft.[157]

Mehr als zwei Jahre nach seiner Rückkehr aus Berlin begannen Nochts wissenschaftliche Kontakte gefährlich zu erkalten, als Hamburg eine verheerende Epidemie erlebte, die Nocht bei Koch wieder in Erinnerung brachte. Am 16. August 1892, einem heißen, drückenden Sommertag in Hamburg, ging der 24-jährige Maurergeselle Kähler, der in Hamburg-Neustadt wohnte, morgens gesund zu seiner Arbeit in einem Import-Geschäft auf dem Kleinen Grasbrook.[158] Keine 48 Stunden später war

156 StaHH 361-6-I 0094, Personalnachweisung Obermedizinalrat Prof. Dr. Nocht.

157 StaHH 361-6-I 0094, Bl. 17.

158 [Gaffky, Georg u. a.:] Die Cholera in Hamburg im Herbst 1892 und Winter 1892/93, in: Arbeiten aus dem Kaiserlichen Gesundheitsamte 10 (Beihefte zu den Veröffentlichungen des Kaiser-

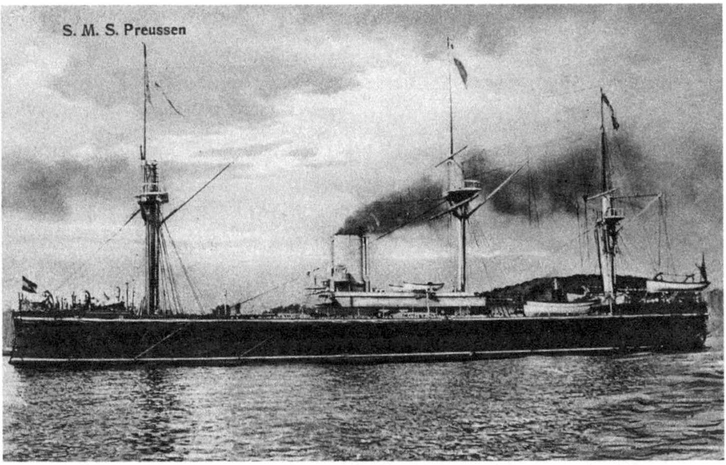

Das Panzerschiff SMS Preußen, auf dem Nocht knapp eineinhalb Jahre als Schiffsarzt diente; Foto von 1876.

Kähler, der noch am Abend schwer krank ins Neue Allgemeine Krankenhaus in Eppendorf gebracht worden war, tot. Er war das erste Opfer der berüchtigten Choleraepidemie von 1892 in Hamburg.

Die Cholera von 1892: Seuchenbekämpfung an vorderster Front

Am selben Tag, an dem Kähler erkrankte, infizierte sich auch ein »44-jähriger Gelegenheitsarbeiter«, der in Hafennähe »in einem Logierhaus in der Altstadt« lebte. Auch er starb kurz darauf.[159] In der folgenden Woche nahm die Zahl der Beerdigungen auf dem Hamburger Zentralfriedhof Ohlsdorf zu, von

lichen Gesundheitsamtes 1896), S. 2, unter: https://edoc.rki.de/handle/176904/6398 (24.7.2024).

159 Ebd., S. 3.

im Schnitt zwischen 260 und 295 pro Woche auf 357. Eine Woche später schnellten sie dann auf 1.201 hoch.[160] Schon vorher, am 20. August 1892, hatte ein Hamburger Arzt »Kommabacillen« – durch ihren Entdecker Robert Koch so benannt wegen ihrer an ein Komma erinnernden Form – bei einem Kranken mikroskopisch nachgewiesen.

Der Arzt, ein Dr. Reher, meldete den nachgewiesenen Cholerafall dem Hamburger Medizinalkollegium. Zwei Tage später stellte Dr. Eugen Fraenkel im Neuen Allgemeinen Krankenhaus, dem heutigen Universitätsklinikum Hamburg-Eppendorf, bei der Obduktion des Maurergesellen Kähler ebenfalls die Cholera fest.[161] Noch am selben Tag wurde dem »Präses des Medicinal-Collegiums und Chef der Polizei Herrn Senator Dr. Hachmann« gemeldet, dass in Hamburg die Cholera ausgebrochen sei.[162]

Während die Zeitungen beschwichtigten und die Behörden versuchten, die Cholera im Hinblick auf die beträchtlichen Schäden für Handel und Schifffahrt zu vertuschen, war im benachbarten Altona unter anderem bei der Obduktion des schwedischen Schiffszimmermanns Anderson, der auf dem britischen Schiff Sommerhill [sic!] im Hafen gearbeitet hatte, die Cholera definitiv durch mikroskopische Untersuchung nach Koch klinisch festgestellt worden.[163] Hierauf meldete Stabsarzt Meißner aus Altona, seit 1867 Teil der preußischen Provinz Schleswig-Holstein, den Choleraausbruch an die Behörden in Schleswig und reiste am Folgetag mit mikroskopischen Proben im Gepäck nach Berlin zu Nochts ehemaligem Dienstvorgesetzten Robert Koch. Dieser bestätigte als Präsident des Preußischen Instituts für Infektionskrankheiten offiziell den Ausbruch der asiatischen Cholera in Hamburg.[164]

160 Ebd., S. 4.
161 Ebd., S. 2-3.
162 Ebd., S. 3.
163 Ebd., S. 1.
164 Ebd.

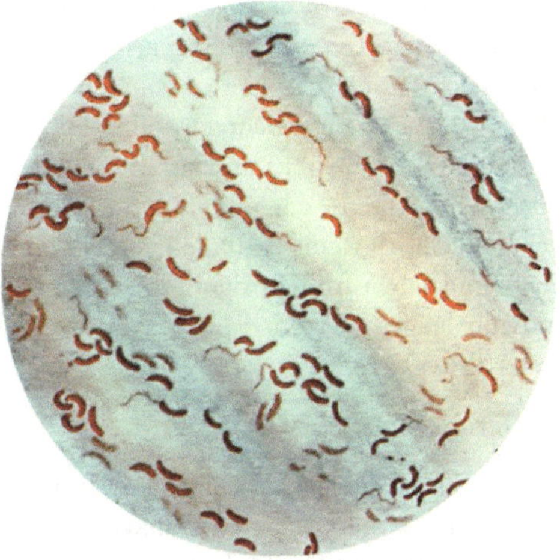

Der Cholera-Erreger, das Bakterium *Vibrio cholerae.*

Am 23. August 1892, einen Tag nach dem Publikmachen der Seuche, wurde das Hamburger Medizinalkollegium aktiv und benachrichtigte das Kaiserliche Gesundheitsamt in Berlin, dass in Hamburg die »echte asiatische Cholera« ausgebrochen sei.[165] Doch in Berlin wusste man bereits Bescheid und hatte allem Anschein nach, ohne die Hamburger Behörden darüber zu informieren, »das außerordentliche Mitglied des Kaiserlichen Gesundheitsamts« Robert Koch sowie »Regierungsrath Dr. Rahts« auf Geheiß »Sr. Excellenz des Herrn Staatssekretärs des Innern« nach Hamburg entsandt.[166] Am 25. August 1892 schrieb Koch aus Hamburg an seine junge Ehefrau Hedwig, zu dieser Zeit auf Sylt:

> Mein liebstes Hedchen! Als ich nach Hamburg kam, glaubte ich ein paar Kranke anzutreffen, von denen man nicht recht wußte, ob sie die Cholera hätten oder nicht. Aber wie anders

165 Ebd., S. 3.
166 Ebd., S. 3 u. 13.

> habe ich es gefunden. In ein paar Tagen hat die Krankheit mit Riesenschritten um sich gegriffen und die Todten zählen schon nach Hunderten. Gestern bin ich den ganzen Tag unterwegs gewesen von einem Hospital zum anderen, im Hafen zu den Auswanderern und auf die Schiffe. Es war mir zu Muth, als wanderte ich über ein Schlachtfeld. Überall Menschen, die noch wenige Stunden vorher von Gesundheit strotzend und lebensfroh in den Tag hinein gelebt hatten und nun in langen Reihen dalagen von unsichtbaren Geschossen dahin gestreckt.[167]

Robert Koch fuhr fort:

> Ich bin nur froh, daß ich Dich [auf Sylt] geborgen weiß. Bleibe ruhig in Deinem sicheren Winkelchen. Nur wenn in Hamburg die Massen-Flucht losgeht, was möglicherweise schon in wenigen Tagen der Fall sein kann, und wenn die Flüchtlinge auch nach Sylt kommen sollten, dann wird es Zeit sein für Dich, Sylt zu verlassen. […] Nun bleib hübsch munter und gesund und denke zuweilen an mich.[168]

Aufgrund der sich rasant verbreitenden Krankheit war dem Hamburger Senat nichts anderes übrig geblieben, als am 22. August den Ausbruch der Seuche einzugestehen und erste Maßnahmen zur Eindämmung zu ergreifen. Der Hamburger Hafen wurde geschlossen; ein Dienstmädchen schrieb, die Angst, »man könne von Unwohlsein befallen werden«, um dann abtransportiert zu werden, versetze sie »in einen aufgeregten, fiebernden Zustand«.[169] Zentrum der Cholera in Ham-

167 Robert-Koch-Institut, Archiv (RKI-Archiv), Restnachlass Hedwig Koch, hk/b1/075, DOI: 10.25646/10520.

168 Ebd.

169 Zitiert nach Evans, Richard J.: Tod in Hamburg. Stadt, Gesellschaft und Politik in den Cholera-Jahren 1830-1910, Reinbek bei Hamburg 1991, S. 437. – »Wird der Polizei ein Cholerafall gemeldet, erfolgt gleichzeitig eine Mitteilung an die zuständige Desinfektionsstation. Wenn der Patient abtransportiert worden ist, kommt die Sanitätskolonne, bringt die beweglichen Gegenstände

burg waren die Gängeviertel. Mit der offiziellen Bekanntgabe des Choleraausbruchs begann die von Koch im Brief an seine Frau angesprochene »Massenflucht«.[170] Bereits am 22. August 1892, an dem »249 Erkrankungen und 70 Todesfälle« gezählt wurden,[171] waren 8.000 Bahnkarten mehr als pro Tag üblich verkauft worden.[172] Die Seuche breitete sich immer weiter aus; am 27. August 1892 wurde mit 1.024 Erkrankungen der Höchststand an Erkrankungen erreicht, am 30. August 1892 erreichte die Cholera mit 537 Toten und 1.008 neuen Erkrankungen abermals einen Höhepunkt.[173] Im Neuen Allgemeinen Krankenhaus in Eppendorf sowie am Schlump entstanden Cholerabaracken; die »HAPAG kürzte im Dezember die Löhne und Gehälter« und bis Januar 1893 entließ Blohm & Voss 2.300 der 3.000 Mitarbeiter.[174]

Der Alltag veränderte sich dramatisch. Armutsdelikte wie Lebensmitteldiebstähle nahmen ein bisher ungekanntes Ausmaß an.[175] Sanitätskolonnen zogen durch die Stadt;[176] die Schulen wurden durch Bekanntmachung des Senats ab dem 27. August »bis auf weiteres geschlossen« und die »Abhaltung öffentlicher Tanzlustbarkeiten verboten«.[177] Das *Hamburger Fremdenblatt* meldete:

zur Desinfektionsanstalt und reinigt und desinfiziert die betroffene Wohnung« (Institut für Hygiene und Umwelt, Hamburg: [Zur Geschichte der Cholera in Hamburg], Hamburg o.J., S. 4, unter: epub.sub.uni-hamburg.de/epub/volltexte/2009/2870/pdf/grossbuch.pdf, S. 4).

170 Evans: Tod in Hamburg, S. 438.
171 [Gaffky u. a.:] Die Cholera in Hamburg, S. 18.
172 Institut für Hygiene und Umwelt, Hamburg: [Zur Geschichte der Cholera in Hamburg], S. 1.
173 [Gaffky u. a.:] Die Cholera in Hamburg, S. 18.
174 Institut für Hygiene und Umwelt, Hamburg: [Zur Geschichte der Cholera in Hamburg], S. 3.
175 Ebd.
176 Ebd.
177 StaHH 352-4_16, Bekanntmachungen des Senats sowie hamburgischer und auswärtiger Behörden bet. die Cholera, 27. August 1892.

> Die sonst bis auf den letzten Platz besetzten Hotels erscheinen wie ausgestorben […]. Viele Gasthöfe haben geschlossen. Hamburg ist in Acht und Bann erklärt worden. Unsere Haupterwerbsquelle, die Schiffahrt, ist lahmgelegt. […] Viele Firmen mußten, wenn auch mit schwerem Herzen, einen Theil ihres Personals entlassen.[178]

In einer eschatologisch anmutenden Predigt in der Hamburger Kirche St. Katharinen hieß es:

> Ist das eine Weltordnung der Liebe, in welcher solches Massenelend möglich ist? Wie soll ich festhalten und bekennen den Glauben an einen allmächtigen Vater im Himmel, wenn er statt der Freude den Schmerz, statt des Glückes das Leid, statt des Lebens den Tod schickt.[179]

Der Höhepunkt an Choleratoten wurde am 2. September 1892 mit 561 erreicht;[180] Robert Koch erläuterte der Presse nach einer Besichtigung der Gängeviertel:

> Ich habe noch nie solche ungesunden Wohnungen, Pesthöhlen und Brutstätten für jeden Ansteckungskeim angetroffen wie in den sogenannten Gängevierteln, die man mir gezeigt hat, am Hafen, an der Steinstraße, an der Spitalerstraße oder an der Niedernstraße. […] Ich vergesse, daß ich mich in Europa befinde.[181]

Koch und seinem Team gelang es, den Verbreitungsweg der Cholera in Hamburg zweifelsfrei zu identifizieren. Schuld an der verheerenden Seuche waren die in Hamburg überaus

178 Hamburger Fremdenblatt, 13.9.1892, zitiert nach Institut für Hygiene und Umwelt, Hamburg: [Zur Geschichte der Cholera in Hamburg], S. 3.
179 Krause, Albrecht: Hamburg's Anfechtung, Bewährung, Errettung. Predigt über Jacobus 1,12 aus der Zeit des Kampfes mit der Cholera am 2. October 1892, Hamburg o. J. [um 1895], S. 4.
180 [Gaffky u. a.:] Die Cholera in Hamburg, S. 18.
181 Robert Koch, zitiert nach Institut für Hygiene und Umwelt, Hamburg: [Zur Geschichte der Cholera in Hamburg], S. 9.

modernen und fortschrittlichen Wasserleitungen, die die Verbreitung des mit Choleravibrionen verseuchten Wassers erleichterten. Dieses wurde durch die Tide in die Elbe gedrückt zur Wasserentnahmestelle des einzigen Hamburger Wasserwerks in Rothenburgsort:

> Der Bedarf an Wasser ist aber so groß, daß in diesen Becken selbst für die geringe Vorreinigung durch Sedimentierung keine ausreichende Zeit ist. In Folge dessen gelangt das Wasser, stets gemischt mit Hamburger Fäcalstoffen, direct in die Leitung, da keinerlei Filtration vorhanden ist.[182]

Nachweisen konnte Kochs Team um Georg Gaffky dies anhand der politischen Grenze zwischen Hamburg und dem benachbarten Altona, das eine von Hamburg unabhängige Wasserversorgung besaß. Die politische Grenze verlief unter anderem auf dem Schulterblatt, einer Straße im Hamburger Westen, deren nördlich gelegene Häuserreihe zu Hamburg und die südwestliche zu Altona gehörte. Auf der nördlichen, also der Hamburger Seite des Schulterblattes wütete die Seuche, während in den gegenüberliegenden Häusern, die zu Altona gehörten, die Cholera kaum vorkam, was, wie Koch schlussfolgerte, an dem verseuchten Wasser liegen musste.[183] Besonders markant zeigte sich dies an den Hamburger Höfen, Schulterblatt 24, in denen keine Cholera vorkam, obwohl sie auf der Hamburger Seite lagen:

> Nach einer schriftlichen Mittheilung des Direktors der Altonaer Wasserwerke Herrn Kümmel bildet dieser Hamburger Hof, abgesehen von der Aktienbrauerei in St. Pauli, das einzige auf Hamburgischem Grund und Boden liegende Gebäude, welches an die Altonaer Wasserkunst angeschlossen ist.[184]

182 Hueppe, Ferdinand: Die Cholera-Epidemie in Hamburg 1892, Berlin 1893, zitiert nach ebd., S. 9.

183 [Gaffky u. a.:] Die Cholera in Hamburg, S. 34.

184 Ebd.

Kurz: Weil die Wasserversorgung der Hamburger Höfe und die der Häuser auf der Südseite des Schulterblatts durch Altona bewerkstelligt wurde, das längst eine moderne Sandfilteranlage besaß, waren die Bewohner dort kaum betroffen, obwohl rings um sie herum die Cholera wütete.[185]

Nach dieser schlüssigen Argumentation berief der Hamburger Senat den Koch-Schüler Georg Gaffky, seit vier Jahren Professor in Gießen, zum hygienischen Berater der Hansestadt und betraute ihn mit dem Aufbau eines Hygienischen Staatsinstituts in Hamburg. In einem Brief an Koch vom 19. September 1892 bedankte sich Gaffky für die Unterstützung Kochs:

> Hatte ich es schon als die größte Ehre empfunden, daß Sie mich als Bearbeiter der Hamburger Epidemie vorgeschlagen haben, so gilt das noch viel mehr von dem allerdings auch sehr viel schwierigeren Auftrage, der mir dank Ihrem Wohlwollen und Ihrer nachsichtigen Beurtheilung meiner geringen Fähigkeiten nunmehr zu Theil werden soll. [...] Ich habe mich [...] zur Verfügung gestellt und freue mich in den nächsten Tagen Sie in Berlin zu sehen und von Ihnen zu hören, nach welchen Gesichtspunkten ich Ihren Wünschen entsprechend handeln kann. Wenn Sie mir demnächst sagen könnten, daß ich in Hamburg Ihren Erwartungen entsprochen hätte, so wäre das für mich der schönste Lohn für jede Anstrengung. Seien Sie, hochverehrter Herr Geheimrath, versichert, daß ich stets sein werde Ihr treu und dankbar ergebener Gaffky[186]

Gaffky etablierte das Hygienische Staatsinstitut – Hamburg besaß keine Universität – mit Büroräumen in der Stadthausbrücke 15 nach Kochs Instruktionen.[187] Die Aufgaben des Instituts wa-

185 Institut für Hygiene und Umwelt, Hamburg: [Zur Geschichte der Cholera in Hamburg], S. 8.

186 RKI-Archiv, Nachlass Robert Koch, as/b1/923, DOI: 10.25646/9077, Transkription: Janet Heidschmidt.

187 Institut für Hygiene und Umwelt, Hamburg: [Zur Geschichte der Cholera in Hamburg], S. 10.

ren die »Trink- und Abwasserprüfungen, Seuchenprävention, Desinfektion«.[188] Gaffky fungierte als Interimsdirektor, bevor die provisorische Leitung des am 28. Dezember 1892 durch den Senat verstetigten Instituts seinem Assistenten William Philipps Dunbar übertragen wurde. Kochs Team übernahm so zum Jahreswechsel 1892/93 die Federführung beim Aufbau einer modernen bakteriologisch ausgerichteten Infrastruktur zur Seuchenprävention in Hamburg.[189]

Da die Cholera im Hafen ausgebrochen war, war das zweite Element in Kochs Plan zur Cholerabekämpfung in der Hansestadt die Einsetzung eines nach Londoner Muster in Hamburg schön länger avisierten Hafenarztes, der für die infektionsmedizinische Überwachung der Schiffe im Hafen zuständig sein sollte.[190] Während Gaffky noch mit der Etablierung des Staatsinstituts beschäftigt war, hatte man hinter den Kulissen schon mit der Suche nach einem erfahrenen Arzt begonnen, der aus Kochs Kreis kam und wissenschaftliche Expertise nicht nur in Bezug auf Cholera, sondern auch hinsichtlich Schiffs- und Seemedizin besaß. Die Wahl fiel auf Bernhard Nocht. Der erinnerte sich viereinhalb Jahrzehnte später noch genau daran:

> Als ich Anfang September 1892, als in Hamburg die Cholera wütete, plötzlich von Wilhelmshaven, meiner damaligen Marine-Garnison, nach Berlin zu dem Reichskanzler Caprivi gerufen wurde und von ihm den Auftrag bekam, die Bekämpfung der Cholera im Hamburger Hafen und seine gesundheitliche Ueberwachung überhaupt zu übernehmen [...] und als ich am nächsten Tag in dem leeren Zug, in dem ich mit 2 Assistenzärzten die einzigen Passagiere waren, nach Hamburg reiste, da hatte ich deutlich das Gefühl, dass das einen Wendepunkt in meiner Laufbahn bedeutete. Ich be-

188 Ebd.
189 StaHH 352-4_73, Bl. 61.
190 Bereits 1873 hatte London ein vergleichbares Amt etabliert; vgl. BNI-Archiv, Jahresberichtsblätter, Vorgeschichte, Zur Geschichte des Instituts für Schiffs- und Tropenkrankheiten.

> gann meine Tätigkeit in sehr bescheidenen Räumen in der Admiralitätsstrasse, später siedelte ich in etwas grössere, aber immer noch sehr bescheidene Räume am Baumwall über.[191]

Nocht war wohl über eine Empfehlung Robert Kochs temporär mit der Bekämpfung der Choleraepidemie im Hamburger Hafen betraut worden. Jedenfalls war er kurz darauf, im Oktober 1892, zwar nicht »Reichskommissar zur Bekämpfung der Cholera« in Hamburg, wie es in einem behördlich nach Nochts Tod zusammengestellten Lebenslauf hieß,[192] aber doch »Vorstand der Controllstation II des Reichscommissariats für die Gesundheitspflege im Stromgebiet der Elbe«.[193]

Hier nun erst, ab Beginn der Cholerabekämpfung in Hamburg, setzt eine Fülle von überlieferten Verwaltungsdokumenten ein, die Bernhard Nocht verfasst hat und die seine Handlungen in Hamburg direkt aus den Quellen heraus rekonstruierbar machen. So auch sein Inspektionsbericht des Dampfers Adolph Woermann vom 5. Oktober 1892:

> Auf [Geheiß] des Reichskommissars für die Gesundheitspflege im Stromgebiet der Elbe habe ich […] den nach Westafrika bestimmten Dampfer »Adolf Woermann« [sic!], Kapt. Dücker, aus Hamburg untersucht. […] Von der ganzen Schiffsbesatzung ist […] niemand […] mit Cholera […] gekommen.[194]

Nun war Nocht zeitgleich mit Koch und Gaffky in Hamburg bei der Bekämpfung der Choleraepidemie vor Ort präsent. Er inspizierte »die in seinem Gebiet liegenden Schiffe täglich min-

191 BNI-Archiv, Jahresberichtsblätter 1937, »Betr.-Appell« Zusatz in Bleistift: »Rede Prof. Nocht, 4.9.1937«.

192 StaHH 361-6-IV 0743, Obermedizinalrat Prof. Dr. med. Bernhard Nocht.

193 StaHH 352-4_16, Bekanntmachungen des Senats sowie hamburgischer und auswärtiger Behörden bet. die Cholera, (Amtsblatt der Freien und Hansestadt Hamburg No. 106, 1892, S. 687).

194 StaHH 352-7 I_76, Reichskommissarische Überwachung der Elbe, Kontrollstation Hamburg, 1892-1893. Abschrift, 5. Oktober 1892.

destens einmal«, wobei Nocht nach »Cholerafälle[n] an Bord« fahndete.[195] Alle verdächtigen Fälle ließ er sofort in ein Krankenhaus transportieren; die betroffenen Schiffe wurden desinfiziert und mit sauberem Trinkwasser versorgt. Zugleich vermittelten die Inspektionen, so Nocht, »zum ersten Male einen umfassenderen Einblick in die sanitären Zustände an Bord überhaupt«, woraus sich »weitere sanitätspolizeiliche Maßnahmen [und] Angriffspunkte mannigfacher Art« ergaben.[196]

Recht schnell, definitiv vor dem 30. Dezember 1892, verfasste Nocht seine 1893 publizierten »Rathschläge für Schiffsführer über das Verhalten in Cholerahäfen«, die seinen wissenschaftlichen Aufstieg beförderten.[197] In dieser Arbeit stellte er Regeln auf, die strikt nach hygienisch-bakteriologischen Gesichtspunkten auf die Desinfektion – und damit das Abtöten von lebenden Keimen bzw. Bakterien – von (Handels-)Schiffen zielten und die Prinzipien der kochschen Bakteriologie für die Hafen- und Schiffsmedizin konsequent hygienisch umsetzten. Der kurze, nur 14-seitige Text wirkt schiffsmedizinisch kenntnisreich und zeigt die Nische im Team von Koch, die Nocht nutzte: Er war der einzige Bakteriologe im Umkreis von Koch mit fast zehnjähriger Erfahrung in der Schiffsmedizin und der Seefahrt.

Präzise legte Nocht 15 Regeln zur Vermeidung der Einschleppung und Verbreitung der Cholera durch den Schiffsverkehr sowie zur Bekämpfung der Cholera auf Seeschiffen fest. Im Kern ging es um das Desinfizieren der Schiffe durch Karbolsäure, Kaliseife, Kalkmilch oder Chlorkalk-Lösungen.[198] Gene-

195 [Nocht, Bernhard:] Beilage zum Jahresberichte des Medicinal-Collegiums für das Jahr 1894. Der ärztliche Dienst im Hafen zu Hamburg und die Controllstation in Cuxhaven. 1893 und 1894, in: Jahresberichte der Verwaltungsbehörden der Freien und Hansestadt Hamburg 1894, Hamburg 1895. [Abschnitt VI, o. S.], S. 12.

196 Ebd.

197 Nocht, Bernhard: Rathschläge für Schiffsführer über das Verhalten in Cholerahäfen, Hamburg 1893.

198 Etwaige Klosetts in den Schiffen mit den Dejekten der Kranken seien, so Nocht, »mit Kalkmilch gründlich zu vermischen« und könnten dann nach einer Stunde in das Hafenbecken »abgelassen«

rell seien, so Nocht, die Hafenarbeiter von der Schiffsbesatzung zu trennen und ihnen eigene Sanitäranlagen zuzuweisen.[199] Auch solle man »in Cholerahäfen keine neuen Leute« anmustern und die »Mannschaft an Bord sollte nur zu Dienstgängen an Land geschickt werden«. Auch Rassismen, die später noch genauer untersucht werden, finden sich in dem Dokument: »Farbige, Neger, Inder sind besonders zu Erkrankungen an Cholera geneigt, sie sollen unter keinen Umständen beurlaubt werden.«[200]

Am 8. Dezember brach in Hamburg eine »über den Winter sich hinziehende kleine Nach-Epidemie« der Cholera aus, die den Druck auf die medizinischen Eliten in der Hansestadt hochhielt.[201] Am 30. Dezember 1892 schrieb Georg Gaffky aus Gießen dann einen Brief an Robert Koch, der Bernhard Nochts Leben entscheidend veränderte:

> Die Arbeit von Nocht werden Sie inzwischen gelesen haben. Trotz der außerordentlichen Schwierigkeiten, eine wirksame Desinfektion des Bilgeraums auf beladenen Schiffen durchzuführen, läßt sich nach Nochts Ansicht die Sache doch unter allen Umständen durchführen. Ich habe Reincke vorgeschlagen, dafür einzutreten, daß Nocht als Hafenarzt für den Hamburgischen Staat gewonnen wird. Nocht, mit dem ich vertraulich über diesen Plan sprach, war nicht abgeneigt. Er könnte nach meiner Ueberzeugung in Hamburg dauernd unschätzbare Dienste leisten. Generalarzt Wenzel würde ihn allerdings wohl nur höchst ungern scheiden sehen.[202]

werden; der Bilgeraum sei »mit Kalkbrühe« zu desinfizieren, nachdem der Wasserstand in der Bilge durch die Peilrohre gemessen worden sei. Nach zwölf Stunden könne die Kalkmilch dann aus der Bilge »wieder gelenzt werden« (ebd., S. 11). Kurz: Nach Abtöten der Bakterien waren die Schiffe nicht mehr infektiös, womit es nicht nötig war, den Hafen zu schließen, und die Schiffe weiter abgefertigt werden konnten.

199 Ebd., S. 3.

200 Ebd.

201 [Gaffky u. a.:] Die Cholera in Hamburg, S. 18.

202 RKI-Archiv, Nachlass Robert Koch, as/b1/924, DOI: 10.25646/9080, Transkription: Janet Heidschmidt.

Dass Gaffky Nocht mit Wissen von Koch beim Hamburger Medizinalrat Johann Reincke als neuen ständigen Hafenarzt ins Spiel gebracht hatte, geschah sicher auch in Konkurrenz zu Max von Pettenkofer. Ein neues medizinisch bedeutendes Amt in Hamburg mit einem Bakteriologen aus der eigenen Schule zu besetzen bot, wie Gaffky in demselben Brief in einem anderen Zusammenhang formulierte, eine gute »Gelegenheit, den Münchener Herren entgegenzuwirken«.[203] Entsprechend wurde die Sache von Gaffky konsequent weiterverfolgt. Am 24. Januar 1893 schrieb er an Koch:

> Was die Hamburger Personenfrage betrifft, so füge ich mich selbstverständlich ganz Ihrem Urtheil. […] Mit Fraenkel habe ich gesprochen. Er weiß ebensowenig wie ich, was der Senat beschlossen hat, nachdem Bürgermeister Versmann mit Ihnen Rücksprache genommen hat. Zur Zeit ist er durch Erkältung ans Haus gefesselt und schreibt, daß seine Quellen seit 3 Wochen eingefroren zu sein scheinen.[204]

Robert Koch persönlich hatte also mit dem Hamburger Ersten Bürgermeister Johannes Versmann Rücksprache gehalten, was die Personalie des Hafenarztes betraf. Wann genau die Entscheidung zur Etablierung eines Hamburger Hafenarztes gefallen ist, ist unklar, aber am 14. März 1893 informierte der Hamburger Medizinalrat Reincke Bernhard Nocht:

> Der Senat hat gestern den Hafenarzt genehmigt […] Der Hafenarzt wird nur dem Medizinalrath unterstellt, er wird aber so selbstständig sein, daß er in der Lage ist, jeder Zeit [Vorschläge] aller Art zu machen. […] Schließlich darf ich Sie wohl um eine Nachricht darüber bitten, bis wann Sie im Stande wären, das Amt anzutreten.[205]

203 Ebd.
204 RKI-Archiv, Nachlass Robert Koch, as/b1/926, DOI: 10.25646/9082, Transkription: Janet Heidschmidt.
205 StaHH 352-10-350 (Band 1), Personalakte Nocht, Johann Reincke an Bernhard Nocht, 14. März 1893.

Damit war Nocht auf Empfehlung Gaffkys an Koch und nach dessen persönlicher Intervention beim Hamburger Bürgermeister zum Hamburger Hafenarzt berufen. Zur Begründung hieß es:

> Herr Dr. Nocht ist ein Mann von etwa 35 Jahren und blühender Gesundheit. Durch seinen bisherigen Beruf, in welchem er einschließlich der doppelt angerechneten Tropenreisen 16 Dienstjahre hat, ist er mit dem Seewesen durch und durch vertraut; und hat im verflossenen Jahre, als er im Auftrage des Kaisers hier in Hamburg die Kontrolle des Schiffsverkehrs [...] auszuüben hatte, Gelegenheit gehabt, sich auch in die Verhältnisse der Handelsmarine und des Flussverkehrs einzuleben. Er kennt seit jener Zeit die besonderen Verhältnisse des hamburgischen Hafens und der hamburgischen Schiffahrt und ist dadurch mit den hygienischen Aufgaben, die dem neuen Amt überwiesen werden sollen, bekannt geworden. Dabei hat er nicht nur durch sein taktvolles Auftreten [d]as Vertrauen der Schulen und Behörden gewonnen, sondern vor allem auch sich bewährt als tüchtiger Hygieniker von ebenso reichem Wissen wie von praktischem Können. Er ist 2½ Jahre lang Assistent bei Koch in Berlin gewesen und hat sich durch mehrfache wissenschaftliche Arbeiten auch in weiten Kreisen bekannt gemacht. Im Zusammenhang damit genießt er auch im Kaiserlichen Gesundheitsamt ein großes Vertrauen, was sich darin bestätigt hat, daß man gerade ihn im vorigen Jahre an die gefährlichste Stelle nach Hamburg sandte. Diese glückliche Verbindung von Tüchtigkeit mit seemännischen Erfahrungen, von feinem Wesen mit militärischer Zucht läßt ihn besonders geeignet für die Stelle als Hafenarzt erscheinen.[206]

Sein ziviles Amt als hamburgischer Beamter und Gesundheitsmanager trat der Mittdreißiger zum 1. April 1893 an.[207]

206 StaHH 361-6-I 0094, Abschrift aus der Akte des Medizinalkollegiums. Hamburg, den 24. März 1893.

207 Ebd.; StaHH 352-10-350 (Band 1), Personalakte Nocht, Lebenslauf.

Hamburger Aufbauleistungen (1893-1899)

Der Hafenärztliche Dienst

Hamburg, das »Tor zur kolonialen Welt«, erlebte ab 1850 einen enormen Boom und der Hamburger Hafen entwickelte sich mit London, Liverpool und New York zu einem der »vier größten Häfen des Dampfschiffzeitalters«.[1] Mit Aufkommen der Dampfschiffe wurde ein »Großteil der Schifffahrt« auf »einige expandierende Überseehäfen konzentriert, die ihre Infrastruktur« – Kräne, Kaianlagen usw. – »den Bedürfnissen der immer größeren, aus Eisen und Stahl gebauten Dampfschiffe anpassten«.[2] Die modernen Hafenstädte, und mithin Hamburg, fungierten, so der Historiker Lasse Heerten, als »Ankerpunkte der Verflechtung« und bildeten ein globales Netz herausgehobener Transportknotenpunkte.[3] Hamburg wurde zu einem »Zentrum des internationalen maritimen Überseehandels«, was die Metropole an der Elbe »zwei Wachstumsbranchen« verdankte: »dem internationalen Gütertransport und der massenhaften Auswanderung nach Amerika«,[4] wozu, wie der Historiker Kim Todzi jüngst am Beispiel der Hamburger Reederei C. Woermann aufgezeigt hat, als dritter wesentlicher Faktor die koloniale Globalisierung hinzukam:

> Das Beispiel C. Woermanns verdeutlicht, warum regional spezialisierte Handelsfirmen eine so wichtige Rolle bei der

1 Heerten, Lasse: Ankerpunkte der Verflechtung. Hafenstädte in der neueren Globalgeschichtsschreibung, in: Geschichte und Gesellschaft 43 (2017), 1, S. 157.

2 Ebd., S. 147.

3 Ebd., S. 148.

4 Meyer-Lenz, Johanna: Entwicklung des Hamburger Hafens zum modernen Überseehafen, unter: https://geschichtsbuch.hamburg.de/epochen/kaiserreich/hafenentwicklung/ (16.8.2024).

> Integration Hamburgs in den Welthandel einnehmen konnten. An zentraler Stelle trieben diese Handelsunternehmen die ökonomischen Verflechtungsprozesse an, die durch technische und politische Entwicklungen ermöglicht und begleitet wurden. Kenntnisse über weit entfernte Märkte und die Möglichkeit, politische Entscheidungsprozesse auf Basis dieses Wissens zu beeinflussen, verdichteten sich in ihnen und wurden zu bedeutenden Faktoren des wirtschaftlichen Erfolgs, nicht nur der Firmen, sondern auch der Hansestadt.[5]

Durch die neue Speicherstadt, vom Reich großzügig gefördert, um Hamburg zum Beitritt zur Deutschen Zollunion zu bewegen, wurde die Hansestadt unter anderem zum »Zentrum des globalen Kaffeehandels, der die Stadt mit der kolonialen Plantagenwirtschaft verband«.[6] Olaf Preuß formuliert:

> Offener Tidehafen, Zollunion und Speicherstadt beförderten in Hamburg einen ungeahnten Boom. Die Hansestadt stand mitten in der großen Globalisierung, die bis zum Beginn des Ersten Weltkrieges dauerte. Schiffbau und Schifffahrt in Hamburg wuchsen ungestüm, der Hafen dehnte sich aus […]. Albert Ballin machte die Hapag zur führenden

5 Todzi, Kim Sebastian: Unternehmen Weltaneignung. Der Woermann-Konzern und der deutsche Kolonialismus 1837-1916, Göttingen 2023, S. 423. Zugleich spielte der Hamburger Reeder Adolph Woermann eine »Schlüsselrolle« bei der »kolonialen Annexion Kameruns«: »Eingebettet in das diskursive Feld der Kolonialbewegung und eingebunden in die kulturellen, ökonomischen und politischen Netzwerke in Hamburg befürwortete Adolph Woermann seit Ende der 1870er-Jahre eine expansive Kolonialpolitik des Deutschen Reiches« (ebd., S. 424). Die Woermann-Linie, die, so Todzi, »von dem Wunsch der deutschen Regierung profitieren konnte, von deutschen Reedereien betriebene Schiffsverbindungen mit den deutschen Kolonien zu etablieren«, profitierte auch von dem Genozid an den Herero und Nama: »Der von der deutschen ›Schutztruppe‹ in Deutsch-Südwestafrika verübte Völkermord an den Herero und Nama wurde für die Woermann-Linie zu einem guten Geschäft. Sie konnte hohe kriegsbedingte Mehreinnahmen verbuchen« (ebd., S. 429).

6 Heerten: Ankerpunkte, S. 165.

Reederei der Welt, und vor allem dank Blohm + Voss wurde Hamburg zum tonangebenden Zentrum des internationalen Schiffsbaus.[7]

Als erster Hamburger Hafenarzt war Bernhard Nocht hier nun in leitender Funktion involviert. Als ziviler Gesundheitsmanager war er jetzt Zivilbeamter der Freien und Hansestadt Hamburg und erhielt eine Amtszulage von 2.000 Reichsmark für die strategische Aufbauleistung des Hafenärztlichen Dienstes. Seine neben der Cholerabekämpfung wichtigste Aufgabe war es, den von ihm unter Aufsicht von Medizinalrat Reincke zu etablierenden Hafenärztlichen Dienst mit den Prinzipien der modernen Bakteriologie und Hygiene nach Robert Koch zu verbinden und so medizinwissenschaftlich zu professionalisieren.

Das Büro des Hafenarztes lag im ersten Stock des Gebäudes Baumwall 5 unweit der St.-Pauli-Landungsbrücken. Es hatte zwei Räume, ein »Zimmer des Hafenarztes« sowie ein »Dienstzimmer und Wartezimmer«. Laut Verordnung hatte »der Hafenarzt mindestens 1 Stunde täglich im Sprechzimmer anwesend zu sein«.[8] Zu seinen und damit Nochts Aufgaben gehörten die Überwachung des Gesundheitszustands »auf allen im Hamburger Hafen liegenden Schiffen«, »die gesundheitspolizeiliche Controlle der ankommenden Seeschiffe in Groden bei Cuxhaven«,[9] die Kontrolle der zahlreichen Flussschiffer der

7 Preuß, Olaf: Hafen Hamburg. Geschichte – Zahlen – Menschen, Kiel/Hamburg 2016, S. 27. Nach Lasse Heerten können »Flüsse wie der Kongo, der Nil oder der Jangtse […] zu Recht als ›highways of imperialism‹ betrachtet werden« (Heerten: Ankerpunkte, S. 154). Als Gegenstück bzw. Ausgangspunkt für diese *highways of imperialism* fungierte dann auch der Hamburger Hafen, der die afrikanischen und asiatischen Flüsse als *highways of imperialism* gleichsam logistisch von der Metropole aus versorgte.

8 BNI-Archiv, Jahresberichtsblätter, Vorgeschichte [der Gründung des Bernhard-Nocht-Instituts für Tropenmedizin].

9 [Medicinal-Collegium Hamburg:] Die Gesundheitsverhältnisse Hamburgs im 19. Jahrhundert. Den ärztlichen Teilnehmern der 73. Versammlung Deutscher Naturforscher und Aerzte gewidmet, Hamburg 1901, S. 66.

Elbe,[10] die Erteilung von Gesundheitszeugnissen, die eventuelle Desinfektion von Schiffen, die »Ausübung der bisherigen polizeiärztlichen Funktionen« im Hafenbereich sowie die Beratung der Schiffskapitäne in Bezug auf die »Gesundheitspflege« an Bord ihrer Schiffe.[11]

Nocht, der privat im Hamburger Stadtteil St. Georg in der Langen Reihe 117 wohnte,[12] war Chef eines kleinen Teams aus ärztlichen und nichtärztlichen Kollegen. Diese halfen ihm, seine vielfältigen Dienstaufgaben zu erfüllen. Zum Team gehörten zwei junge Hilfsärzte sowie zwei nichtärztliche Gesundheitsaufseher. Letztere, so Nocht, »wurden nach englischem Vorbild in der Erwägung eingeführt, daß es weder nöthig noch empfehlenswerth« sei, jede Schiffsinspektion durch einen wissenschaftlich gebildeten Arzt durchführen zu lassen, da dies für diesen zu »eintönig« sei.[13] Außerdem verfügte Nocht über einen Schreiber für die Büroarbeiten sowie über die am 16. Dezember 1893 in Dienst gestellte »staatliche Dampfbarkasse (›Hafenarzt‹)« mit ihrer Besatzung, »einem Steuermann und einem Maschinisten«:[14]

> Der tägliche Dienst im Hafen beginnt im Sommer um 7 Uhr, im Winter um 8 Uhr und endet nach Eintritt vollständiger Dunkelheit. Die von auswärts zu erwartenden Schiffe werden dadurch bekannt, daß dreimal täglich vom Telegraphenamt hier eine Liste derjenigen Schiffe ausgegeben wird, welche Cuxhaven elbaufwärts passieren. […] Ärzte und Gesundheitsaufseher finden sich täglich – um 9½ und 1½ Uhr – in der Amtsstube des Hafenarztes ein; hier werden auf Grund der eingegangenen Nachrichten für die nächs-

10 [Nocht:] Beilage zum Jahresberichte, S. 45.
11 Ebd.
12 StaHH 361-6-I 0094, Personalnachweisung betr. Hafenarzt Dr. Nocht.
13 [Nocht:] Beilage zum Jahresberichte, S. 14. Die beamteten Gesundheitsaufseher sollten gewissenhaft, »umsichtig und sprachgewandt« sein (ebd.).
14 Ebd., S. 14 u. 13.

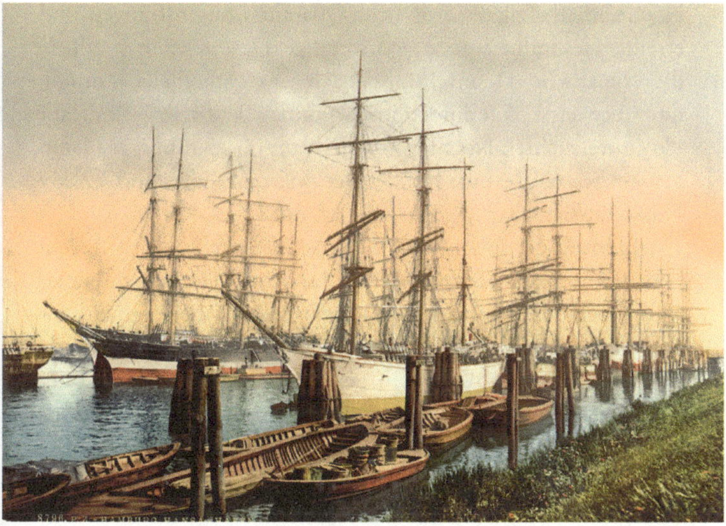

Schiffe im Hamburger Hafen, zwischen 1890 und 1900.

> ten Stunden die Dienstvertheilung getroffen und über das bereits erledigte berichtet, weitere Aufträge ertheilt u. s.w.[15]

Bernhard Nocht war zum ärztlichen Leiter eines hoch spezialisierten und modernen Teams der öffentlichen Hygiene und Seuchenprävention avanciert, dessen dienstliche Abläufe er selbst etabliert hatte:

> Die Seeschiffe liegen an den Quais, theils mitten in den einzelnen Häfen, reihenweise an Pfählen festgemacht, und können dann nur mittels eines Bootes erreicht werden. Jedem Schiff wird von den Hafenbeamten sein Liegeplatz angewiesen […]. Die Anzahl der durchschnittlich im Hafen liegenden Seeschiffe beträgt etwa 200, die der Flussfahrzeuge wechselt in weiten Grenzen etwa von 300 bis 1000 und richtet sich nach den Wasserständen im Oberlauf der Elbe.[16]

15 Ebd., S. 14 u. 15.
16 Ebd., S. 15.

Nocht erließ, falls erforderlich, Quarantäneanordnungen und erteilte Gesundheitspässe; notwendige Desinfektionen führte die »Staatliche Desinfektionsanstalt am Bullerdeich« durch, die über eine »Desinfections-Colonne« verfügte.[17] Im Jahr 1893 untersuchten Nocht und sein Team im Hamburger Hafen 22.640 Seeschiffe mit 330.867 Personen an Bord und 42.867 Flussschiffe mit 137.418 Personen an Bord.[18]

Aufgrund der Desinfektion der Schiffe nach Nochts Regeln konnte mit dem Löschen der Ladung im Hamburger Hafen sofort begonnen werden, und zwar sowohl bei »reinen« als auch bei »verdächtigen« oder sogar »verseuchten« Schiffen, da sich die Hygienemaßnahmen gezielt auf die Unterkünfte der Mannschaften und das Trinkwasser sowie die Abwässer konzentrierten.[19] Die Desinfektion der choleraverseuchten Schiffe nach den von Nocht erarbeiteten bakteriologischen Prinzipien ermöglichte es, dass der Hamburger Hafen auch bei Auftreten der Cholera fortan offen gehalten werden konnte, was den wirtschaftlichen Interessen Hamburgs entsprach.

Seltener als die Cholera trat Gelbfieber auf, ein fulminant verlaufendes hämorrhagisches Fieber, dessen Übertragung durch Mücken damals noch nicht aufgeklärt war. Weitere gefährliche Infektionskrankheiten waren Diphtehrie, Abdominaltyphus, Dysenterie, Pocken, Tuberkulose und vor allem die Malaria.[20] Dies war auch für den Hamburger Hafen die wichtigste Tropenkrankheit:

> Die meisten Erkrankungen entstammten dem Aufenthalt an der westafrikanischen Küste (214), 31 Fälle stammten aus Ost-Afrika, 53 aus Westindien, 51 aus dem Schwarzen Meer (Donaumündung), Ostasien lieferte 43 Kranke.[21]

17 Ebd., S. 21.
18 Ebd., S. 22.
19 Ebd., S. 27.
20 Ebd., S. 33-37. Hinzu kamen die Avitaminosen Skorbut und Beriberi; vgl. ebd.
21 Ebd., S. 35.

Nocht schloss seinen ersten Bericht als Hafenarzt, ein früher Verweis auf sein wissenschaftspolitisches Gespür, mit einem geschickt platzierten Vorschlag zur Ausweitung der schiffsmedizinischen Forschung nach einem Abebben der Choleragefahr:

> Hoffentlich bleibt fortan mehr Zeit für diese Untersuchungen, unter denen die Ergründung der Besonderheiten der Erkrankungen der Schiffsmannschaften nach Art und Häufigkeit und die Mittel zu ihrer Verhütung zunächst die wichtigsten und nächsten sein dürften.[22]

Um 1895 führte Bernhard Nocht eine wachsende hafenärztliche Administration, die er über gut formulierte Jahresberichte gleichzeitig popularisierte. So legte er den Grundstein zu seinem späteren – von anderen ihm attestierten, aber auch von ihm selbst gepflegten – Ruf, ein herausragender Organisator und Gesundheitsmanager zu sein. Zugleich nutzte Nocht seinen Jahresbericht für eine weitere strategische Forderung, diesmal in Richtung Tropenmedizin:

> Mit dem Material von über 100 Malariafällen, welche jährlich in zum Teil noch schwerkrankem Zustand hier ankommen, und welche den verschiedensten Gegenden der Erde entstammen, lassen sich umfassende Untersuchungen anstellen, welche besonders in Bezug auf den Vergleich der aus den verschiedenen Gegenden stammenden Krankheitserreger bald bemerkenswerte Ergebnisse haben dürften. Es gehört aber zu solchen Untersuchungen, dass diese Fälle möglichst nach einheitlichen Gesichtspunkten ausgesucht werden, was vorläufig nicht möglich ist, weil das Material sich auf 3 Krankenhäuser regellos verteilt.[23]

Neben der schiffsmedizinischen Forschung schlug Nocht eine Konzentration aller Hamburger Malariafälle in einer Krankenabteilung vor, was auch tropenmedizinische Forschung – pri-

22 Ebd., S. 44.
23 Ebd., S. 35.

mär an der Malaria – in Hamburg zukünftig besser erlauben sollte. Durch diese frühe Forderung nach einer eng verzahnten schiffs- und tropenmedizinischen Forschung nahm das spätere Hamburger Institut für Schiffs- und Tropenkrankheiten bereits in Nochts hafenärztlichem Jahresbericht von 1894 eine erste intellektuelle Gestalt bzw. konzeptionelle Kontur an.

Am 27. Mai 1895 erhielt Nocht dann durch Senatsbeschluss eine Abteilung »von 20-25 Betten im Alten Allgemeinen Krankenhause« in St. Georg – ein erster größerer Schritt in Richtung Institutionalisierung der tropenmedizinischen Forschung in Hamburg.[24]

Auch im Privaten gab es Veränderungen. Am 5. August 1895 verstarb Nochts Vater im schlesischen Landeshut, wo Bernhard Nocht die beiden vorangegangenen Weihnachtsfeste im Haus seiner Eltern verbracht hatte.[25] Parallel zeichnete sich für Nocht eine Familiengründung ab. Wie Erich Martini berichtet – offensichtlich fußend auf Nochts Erzählungen –, nahm der Hafenarzt regelmäßig an Fahrradtouren in den Hamburger Nordosten teil. Diese wurden von der mit dem britischen Konsul in Hamburg verheirateten Kriminalschriftstellerin Bertha Pogsen organisiert. In diesem Kreis traf Nocht die junge Maria Dencker, deren Vater in Hamburg Marinechronometer und Präzisionspendeluhren herstellte. Nach einem ersten Rendezvous verliebte sich Nocht in die 14 Jahre jüngere Maria so sehr, dass er zu einem Freund gesagt haben soll: »Wenn ich Mimi Dencker nicht kriege, gehe ich ins Ausland.«[26] Dazu kam es nicht. Nach Verlobung und Heirat zog das frisch vermählte Paar am 1. September 1897 von der Langen Reihe in die neue Familienwohnung im Erlenkamp 22 im Hamburger Nobelviertel Uhlenhorst um.[27]

24 BNI-Archiv, Jahresberichtsblätter, Vorgeschichte [der Gründung des Bernhard-Nocht-Instituts für Tropenmedizin].

25 StaHH 622-1_354_257, Brief Bernhard Nochts an die Schlesische Arbeitsgemeinschaft für Sittenkunde in Breslau, 8. März 1939; Martini: Nocht, S. 40.

26 Martini: Nocht, S. 41.

27 StaHH 361-6-I 0094, Personalnachweisung betr. Hafenarzt Dr. Nocht.

Etwa zeitgleich wurde Nocht in seiner Funktion als Hafenarzt mit einem weiteren Aufgabenfeld betraut, das sich aus der zunehmenden Auswanderung ergab. Ende des 19. Jahrhunderts entwickelte sich Hamburg zu einem international bedeutenden Auswandererhafen. Zusammen mit Bremen und Liverpool wurde Hamburg zur logistischen Drehscheibe der europäischen Auswanderung speziell aus Osteuropa und Russland in die USA. Zentral war bei dieser Massenauswanderung die von Albert Ballin geleitete Hamburg-Amerikanische Packetfahrt-Actien-Gesellschaft (HAPAG), kurzzeitig die größte und erfolgreichste Reederei der Welt.[28] Die Auswanderung »aus dem damaligen Zarenreich, aber auch aus Russisch-Polen und Galizien« führte zu starken rassistischen Gegenreaktionen in den USA.[29] Speziell in der zentralen Einwanderersammelstelle auf Ellis Island bei New York City wurden die Immigrantinnen und Immigranten

28 Zu Albert Ballin vgl. Meyer-Lenz, Johanna: Albert Ballin 1890-1918. Politische und unternehmerische Spielräume des leitenden Managers der Hamburg Amerika Line (HAL) im Wilhelminismus, in: Meyer-Lenz, Johanna/Kopitzsch, Franklin/Hedrich, Markus (Hg.): Hamburg in der Novemberrevolution von 1918/19. Dynamiken der politischen und gesellschaftlichen Transformation in der urbanen Metropole, Bielefeld 2022, S. 99-170.

29 Dolinsek, Sonja: Ab nach New York! Eine Geschichte der Auswanderung im 19. Jahrhundert in Bildern, 15.12.2021, unter: https://www.deutsche-digitale-bibliothek.de/content/blog/ab-nach-new-york-eine-geschichte-der-auswanderung-im-19-jahrhundert-bildern/ (24.10.2023). So formierten sich in den USA etwa die Immigration Restriction League und weitere eugenische Vereinigungen wie das vom Darwin-Neffen und wissenschaftlichen Rassisten Francis Galton inspirierte Eugenic Record Office auf Long Island, New York. Zur Immigration Restriction League vgl. Decker, Robert Julio: Citizenship and Its Duties: The Immigration Restriction League as a Progressive Movement, in: Immigrants & Minorities: Historical Studies in Ethnicity, Migration and Diaspora 32 (2014), 2, S. 162-182. Decker schreibt: »While reformers working in immigrant neighbourhoods and later involved in the Americanisation movement assumed that new immigrants had the potential to evolve to full citizenship if guided correctly, the League's members were convinced that they were inherently inferior and that the new immigration therefore had to be restricted« (ebd., S. 174).

einem strikten, hoch medikalisierten Hygieneregime mit diskriminierenden Praktiken unterworfen. Die Historikerin Barbara Lüthi schreibt:

> Die Symbolisierung von *America as a virgin* (Gino Speranza) fand in den USA um 1900 Ausdruck in Vorstellungen einer *pure race* und der Propagierung von Exklusionsmaßnahmen, die unter anderem mit der sogenannten *poor physique* und den kranken Körpern der Immigrantinnen und Immigranten begründet wurden. [...] Der Kontakt mit schmutzigen, kontaminierten Körpern stellte für die Immigrationsbehörden der USA eine reale – und nicht nur metaphorische – Gefährdung dar, der durch ein ausgeklügeltes administratives Kontrollsystem an den Grenzen Einhalt geboten wurde. Als effektiv funktionierender *Cordon sanitaire* musste die Rasterung jedes einzelnen Körpers auf Ellis Island garantiert werden.[30]

So wurde die »Vorstellung einer *purified nation*« mit rassistisch medizinischen Praktiken umgesetzt.[31] Als europäisches Gegenstück zu Ellis Island fungierte in Hamburg der »Amerikaquai«, wo 1891 von »der Hamburg-Amerikanischen Packetfahrt-Aktiengesellschaft ein besonderes Auswandererasyl errichtet und unter Aufsicht der Polizeibehörde« eröffnet worden war. Ziel der Anlage, so Georg Gaffky 1894, war es, »eine Vertheilung der Auswanderer über die Stadt«, auch durch polizeiliche Verbote des Aussteigens an öffentlichen Bahnhöfen, zu »verhüten«.[32] Die »zur Isolirung der Auswanderer dienenden Baracken« am Amerikaquai waren wesentlicher Bestandteil eines medizini-

30 Lüthi, Barbara: Invading Bodies. Medizin und Immigration in den USA 1880-1920, Frankfurt a. M./New York 2009, S. 350. Die »Medikalisierung der Immigrationsprozesse« war laut Lüthi »eine wesentliche kulturelle und wissenschaftliche Komponente« bei der zunehmend auf Ausschluss basierenden »Migrationspolitik der USA zu Beginn des 20. Jahrhunderts« (ebd., S. 11).

31 Ebd., S. 350.

32 [Gaffky u. a.:] Cholera in Hamburg, S. 13.

schen Cordon sanitaire, der Auswanderer mit dem seuchenpolizeilichen Argument der Infektionsgefahr von der restlichen Stadt isolierte.[33]

Schon früh waren diese osteuropäischen Auswanderer mit rassistischen antislawischen Diskursen konfrontiert. Im Zentrum stand hierbei das Fleckfieber, eine von Läusen übertragene gefährliche Infektionskrankheit, die besonders bei Schwäche und Mangelernährung zu hohen Todesraten (bis zu 70 Prozent) führte:

> By the time of the First World War, bacteriologists demonized lice as carriers of the newly discovered micro-organism causing typhus. Biologists extended their expertise to the human host of insects, and classified supposedly surplus people, notably migrants, pedlars, Jews, and gypsies, as human parasites menacing national hygiene. [...] Cohorts of bacteriologists explored the hidden empire of micro-organisms, while claiming that they were defending European civilization against the microbial hordes; disinfection squadrons policed borders, sealed infected areas and penetrated into contaminated housing in order to burn, poison, or otherwise disinfect infested possessions.[34]

Dieser Kampf gegen das, so Paul Weindling, »verborgene Imperium der Mikroorganismen« führte bei den als arm, verlaust und infektiös markierten Auswanderern zu der für die Betroffenen in vielerlei Hinsicht demütigenden Praxis der Entlausung (Baden/Duschen, Scheren der Kopf- und Schambehaarung, Einreiben mit beißenden Mitteln), die als Befreiung von Krankheitsüberträgern und Passage-Ritus beim Überschreiten von Grenzen gleichermaßen angewandt wurde.

Als Hafenarzt war Nocht dem Hamburger Auswandereruntersuchungsarzt übergeordnet und mithin direkt in das Gesundheitsmanagement der Auswandererströme über den

33 Ebd.
34 Weindling: Epidemics and Genocide, S. 7.

Hamburger Hafen involviert.[35] In einem 1901 publizierten Text zur »gesundheitspolizeiliche[n] Überwachung der Auswanderer in Hamburg« griff Nocht das Thema auf und knüpfte an die genannten Diskurse an:

> Die aus seuchenverdächtigen Gegenden nach Hamburg kommenden Auswanderer unterliegen hier einer sorgfältigen sanitären Überwachung, weil diese meist den untersten Volkschichten entstammenden und, soweit es sich um Angehörige einiger fremde[r] Nationalitäten handelt, ausserordentlich schmutzigen Reisenden erfahrungsmässig nicht selten Träger von Ansteckungsstoffen sind und als weit gefährlicher in Bezug auf die Verschleppung von Seuchenkeimen gelten müssen als der übrige allgemeine Reiseverkehr.[36]

Bestehende rassistische Diskurse aufgreifend, stereotypisiert Nocht slawische und oft jüdische Menschen als arm, schmutzig und »Träger von Ansteckungsstoffen« und »Seuchenkeimen«.[37]

35 Bereits im Senatsantrag zur Etablierung des Hafenarztes war die Möglichkeit erwogen worden, dem Hafenarzt »später die Funktion des Auswandererarztes mit zu übertragen«, was 1906, als Nocht zum Medizinalrat avancierte, auch geschah; vgl. Mittheilung des Senats an die Bürgerschaft, No. 43, Antrag, betreffend Anstellung eines Hafenarztes, in: [Nocht:] Beilage zum Jahresberichte, Anlage, S. 45; BNI-Archiv, Jahresberichtsblätter, Vorgeschichte [der Gründung des Bernhard-Nocht-Instituts für Tropenmedizin].

36 Nocht, Bernhard: Das Auswandererobdach und die gesundheitspolizeiliche Überwachung der Auswanderer in Hamburg, Sonderdruck, Hamburg 1901, S. 1.

37 Mehrere Judenpogrome im russischen Zarenreich führten »zu einer Massenauswanderung« von Jüdinnen und Juden, die »auf fast allen Etappen ihrer Reise verschiedenen Hürden, aber auch diskriminierenden Praktiken« begegneten; vgl. Dolinsek: Ab nach New York! – Barbara Lüthi formuliert: »Metaphern der Verschmutzung bildeten schon immer ein effektives Mittel des sozialen Kommentars von gesellschaftlichen Missständen oder dienten als Mittel des diskursiven Ausschlusses – gerade auch innerhalb der Migrationspolitik. […] Die Grenze zwischen geschützten Räumen stellte eine Linie dar, die ständig von Überschreitungen und dem Eindringen von Schmutz bedroht ist« (Lüthi: Invading Bodies, S. 349-350).

Daraus folgte eine rassistische Praxis mit infektionsmedizinischer Legitimation, die Auswanderinnen und Auswanderer unter Infektionsverdacht (Fleckfieber) stellte und »dem freien Verkehr« entzog:

> Es sind deshalb schon an den deutschen Grenzen an verschiedenen Stellen Beobachtungsstationen für die fremden das Reich nach unseren Seehäfen durchziehenden Auswanderer eingerichtet. [...] In Hamburg angekommen, werden die fremden, aus verdächtigen Gegenden stammenden Gäste bis zum Abgang ihres Schiffes dem freien Verkehr entzogen und in einer geschlossenen Anstalt beherbergt.[38]

Die 1891 errichteten Baracken am Amerikaquai waren, so Nocht, 1892 während der Choleraepidemie »erheblich verbessert und erweitert« worden.[39] Im Jahr 1901 wurde dann auf der Veddel eine neue, teils vom Staat, teils von der HAPAG erbaute Anlage eingerichtet, die von der Schifffahrtslinie auch verwaltet wurde und die nach dem Reeder Albert Ballin bald Ballinstadt genannt wurde. Nocht schrieb:

> In der neuen Anstalt können bis zu 1000 Auswanderer auf einmal beherbergt werden. Ihre Lage ist so gewählt, dass die Ankömmlinge von einem besonderen Bahnhofe aus in die Anstalt überführt und am Ende ihrer Beobachtungszeit auch auf die Schiffe gebracht werden, ohne die Stadt zu berühren.[40]

Dort mussten sich die osteuropäischen Auswandererinnen und Auswanderer einer an die für Ellis Island geschilderten Prozeduren angelehnten Reinigung unterziehen. Nach der Ankunft am Bahnhof innerhalb der Umzäunung wurden sie im Aus-

38 Nocht: Auswandererobdach, S. 1.
39 Ebd., S. 2.
40 Ebd. »Die Anlage zerfällt in zwei Teile: die ›unreine‹ Seite für die Ankömmlinge und die ›reine‹ Seite, in welche die Auswanderer erst gelangen, nachdem sie untersucht und gesund befunden, gebadet sind und ihre Kleider, ihr Gepäck usw. desinfiziert worden ist« (ebd.).

wandererobdach zunächst in die Aufnahmeräume in Haus 1 geschleust, ihre Personalien festgestellt und das Gepäck konfisziert. Anschließend wurde das Gepäck mit heißem Dampf von Bakterien und Läusen gereinigt. Zeitgleich wurden die Auswanderer gebadet:

> Auf jeder Seite der Desinfektionsanstalt liegen Baderäume, links für Frauen, rechts für Männer. [...] Auf der Männerseite sind 12 Brausebäder, unter denen etwa 120 Männer in einer Stunde gebadet werden können, angelegt. Für Frauen sind sechs Brause- und vier Wannenbäder eingerichtet.[41]

Nach dem Baden bzw. Entlausen, ein Wort, das Nocht in seiner Publikation vermied, warteten die Auswanderer, in wollene Decken gehüllt, auf ihre Kleider, die längere Zeit desinfiziert wurden. Anschließend wurden die Auswanderer ärztlich untersucht und durften dann, eine Performanz der *purified nation*, so Nocht, »die reine Seite betreten«.[42] Die Auswanderer wurden in Pavillons nach Herkunft und Konfession getrennt untergebracht:

> In dem Gebäude (No. 4) sind Speisehallen getrennt für Christen und Juden eingerichtet, in deren Mitte eine Kantine zum Ankauf von Lebensbedürfnissen vorgesehen ist. Neben jeder der Speisehallen befindet sich eine Küche, in der mittels Dampfes das Essen bereitet wird. In der jüdischen Küche wird unter Aufsicht eines vom Oberrabbiner beauftragten Beschauers nach jüdischem Ritus gekocht. [...] Die ganze Anlage ist mit einer Umzäunung umschlossen. [...] Der Betrieb der Desinfektionsanstalt mit Zubehör steht unter Aufsicht eines besonderen in den staatlichen Desinfektionsanstalten ausgebildeten Ober-Desinfektors.[43]

Die Verpflegung in der Ballinstadt war kostengünstig. Nocht erwähnt, dass die Auswanderer dort preiswerter »als in den

41 Ebd., S. 2.
42 Ebd., S. 3.
43 Ebd., S. 4 u. 5.

privaten Auswanderer-Herbergen in der Stadt« unterkämen und vor betrügerischen Fremdenführern, Geldwechslern und Stellenvermittlern geschützt seien.[44] Für Nocht war daher die neue Anlage funktional und effizient. Dass die infektionsmedizinische Absonderung von bestimmten Menschengruppen diskriminierend sein könnte, kam ihm nicht in den Sinn.

Am 28. Februar 1898 wurde Bernhard Nocht zum Mitglied des Beirats für das Auswandererwesen auf Reichsebene und am 12. April 1898 zum »Marine-Oberstabsarzt 1. Klasse« der Reserve ernannt.[45] Bereits am 16. Januar 1893 hatte er den Roten Adlerorden 4. Klasse erhalten.[46] Zugleich untermauerte Nocht den in seinen Berichten angedeuteten Anspruch auf Wissenschaftlichkeit des Hafenarztes mit wissenschaftlicher Lehre. Seine Vorlesungen begannen auf seine Initiative im Wintersemester 1896/97 und fanden zunächst, da Hamburg keine Universität besaß, im Hörsaal des Hamburger Gymnasiums Johanneum statt: »Herr Hafenarzt Dr. Nocht wünscht zu lesen über Tropen-Hygiene Freitag den 15., 22., 29. Januar und 12. Februar von 8-9 Uhr abends im Hörsaal A.«[47]

44 Ebd., S. 5.

45 StaHH 352-10-350 (Band I), Personalakte Nocht, Lebenslauf Nocht, Bl. 15. Schon am 3. August 1896 war Nocht zum »Marine-Oberstabsarzt 2. Klasse« der Marine-Seewehr, zweites Aufgebot (= Major der Reserve) ernannt worden; vgl. StaHH 352-10-350 (Band I), Personalakte Nocht, Offizierspatent vom 3. August 1896.

46 StaHH 352-10-350 (Band I), Personalakte Nocht, Orden und Ehrenzeichen, Bl. 16.

47 StaHH II 281, Oberschulbehörde, Akten betreffen die Vorlesungen des Herrn Hafenarzt Dr. Nocht, Aktennotiz, 25. August 1896, Bl. 4. Ein kurzer Zwist um das Honorar endete durch eine Intervention des Senators Werner von Melle: »Das Honorar für Herrn Dr. Nocht beträgt auch M 40 für die […] Vorlesung.« (StaHH II 281, Oberschulbehörde, Akten betreffen die Vorlesungen des Herrn Hafenarzt Dr. Nocht, Aktennotiz, Bl. 6). Im folgenden Wintersemester 1897/98 las Nocht ebenfalls; für das Wintersemester 1898/99 fragte die »Vorlesungs-Commission« dann bei Nocht an, ob er wieder lese. Nocht stimmte zu und wählte das Thema »die Bekämpfung von Infectionskrankheiten« (StaHH II 281, Oberschulbehörde, Akten

Im Wintersemester 1899/1900 las Nocht dann über »Tropenhygiene für Afrika«. Das Thema war wohl nicht zufällig gewählt, sondern Teil eines großen wissenschaftspolitischen Kampfes um die Etablierung des später weltberühmten Hamburger Tropeninstituts.[48] In dieser Auseinandersetzung trat Nocht gegen seinen Mentor Robert Koch an, der die von Nocht in Hamburg bereits geschickt vorbereitete Gründung eines deutschsprachigen tropenmedizinischen Forschungsinstituts aus eigenen Erwägungen ab 1898 auf den Weg gebracht hatte. Hierbei gedachte Koch allerdings, das zu gründende kolonialmedizinische »tropische Gesundheitsamt« unter seiner persönlichen Kontrolle in Berlin zu etablieren.

Die Gründung des Instituts für Schiffs- und Tropenkrankheiten

Zur Gründung des Hamburger Instituts für Schiffs- und Tropenkrankheiten zum 1. Oktober 1900 existiert bereits einiges an wissenschaftlicher Forschung. Diese betont die Relevanz der Choleraepidemie von 1892 mit der Gründung des Hafenärztlichen Dienstes als Nukleus des Tropeninstituts in Hamburg und den Aufschwung der Tropenmedizin durch den deutschen Kolonialismus als wesentliche Vorbedingungen der Institutsgründung.[49] Dem hinzuzufügen wäre ein dritter Aspekt: die

betreffen die Vorlesungen des Herrn Hafenarzt Dr. Nocht, Aktennotiz, 26. Juli 1898, Bl. 19).

48 StaHH II 281, Personalakte Nocht, Aktennotiz, 21. Juni 1899, Bl. 27 und Nocht an die Oberschulbehörde, 30. Juni 1899, Bl. 28.

49 Vgl. Wulf: Hamburger Tropeninstitut; Mannweiler, Erich: Geschichte des Instituts für Schiffs- und Tropenkrankheiten in Hamburg, 1900-1945 (Abhandlungen des Naturwissenschaftlichen Vereins in Hamburg N.F., Bd. 32), Keltern-Weiler 1998; Eckart, Wolfgang U.: Von der Idee eines »Reichsinstituts« zur unabhängigen Forschungsinstitution. Vorgeschichte und Gründung des Hamburger Instituts für Schiffs- und Tropenkrankheiten, 1884-1901, in: Formen außerstaatlicher Wissenschaftsförderung im 19. und

tropenmedizinische Professionalisierung der international tonangebenden Kolonialmacht Großbritannien.

Bereits bei der Etablierung des Hamburger Medizinalkollegiums im Jahr 1870 hatten sich wesentliche Teile der Hamburger Ärzteschaft für ein »System nach englischem Muster« ausgesprochen,[50] und auch die Gründung des Tropeninstituts orientierte sich in mehrfacher Hinsicht am British Empire mit seinen zwei tropenmedizinischen Instituten. Dies waren die im November 1898 etablierte Liverpool School of Tropical Medicine sowie die im Oktober 1899 eröffnete London School of Tropical Medicine. Relevant ist hierbei das wissenschaftspolitische Wechselspiel zwischen ärztlichen und kolonialpolitischen Eliten im Londoner Regierungsviertel White Hall, denn es diente den deutschsprachigen Akteuren, darunter Bernhard Nocht und Robert Koch, kurz darauf als Vorbild. Am 1. Oktober 1897 hatte der britische Tropenmediziner Patrick Manson, seit 1892 Arzt am Londoner Seamen's Hospital, einen viel beachteten Vortrag gehalten, in dem er explizit »the systematic teaching of tropical medicine« und implizit eine zentrale britische Tropenschule forderte, die künftig alle im britischen »growing tropical empire« tätigen Ärzte ausbilden und zertifizieren sollte.[51] Patrick Mansons Vorstoß löste zielorientiertes

20. Jahrhundert, hg. von Rüdiger vom Bruch und Rainer A. Müller, Stuttgart 1990, S. 31-52. – Einige Formulierungen aus diesem Abschnitt zur Gründung des Instituts für Schiffs- und Tropenkrankheiten finden sich auch in dem Artikel: Hedrich, Markus: Zwischen Spitzenforschung und kolonialem Erbe. 120 Jahre Bernhard-Nocht-Institut für Tropenmedizin, in: 100 Jahre Universität Hamburg. Studien zur Universitäts- und Wissenschaftsgeschichte in vier Bänden, Bd. 4: Mathematik. Informatik. Naturwissenschaften. Medizin, Göttingen 2024, S. 783-828.

50 Evans: Tod in Hamburg, S. 279. So verwies etwa der Hamburger Arzt Hermann Gustav Gernet 1870 auf die britischen »Medical Officers of Health« als zeitgemäße und »einheitlich centralisierte Medicinalverwaltung« (zitiert nach ebd., S. 274 f.).

51 The Wellcome Collection, London (Wellcome Collection) WTI/RST/F/41, Patrick Manson: An Introductory Address on the Necessity for Special Education in Tropical Medicine. Delivered at

und druckvolles Verwaltungshandeln speziell in Joseph Chamberlains Colonial Office aus:

> Mr. Chamberlain considers the matter to be one of the greatest importance for the Colonies and urging the various Medical Bodies to give the matter their earnest consideration […]. [I]f we can get the War Office, the Admiralty, the India Office and the Foreign Office, all of whom are interested in having their officers well versed in the diagnosis and treatment of Tropical Diseases, to combine with us in pressing the matter on the various Medical Bodies, there seems to be little doubt that much more can be done in this direction.[52]

Auch der britische Premier Lord Salisbury stimmte allem Anschein nach persönlich zu.[53] So konnte auf Initiative des Colonial Office zum 2. Oktober 1899 im Londoner Seamen's Hospital die London School of Tropical Medicine mit Manson als Chefarzt eingerichtet werden, welche fortan, so der Historiker Michael Worboys, »as the de facto medical department of the Colonial Office« fungierte.[54]

Diese Entwicklungen wohl hatte Robert Koch im Blick, als er rund ein halbes Jahr nach Mansons Rede am 9. Juni 1898 im Berliner Hotel Kaiserhof vor den deutschen Kolonialeliten einen ganz ähnlichen Vortrag hielt, der die Tropenmedizin auch für das Deutsche Reich auf die kolonialpolitische Agenda hob. Er sei »davon überzeugt, dass wir unseres Kolonialbesitzes nicht

St. George Hospital at the Opening of the Winter Session, Oct. 1st, 1897, 4 und 15 f. Die Seamen's Hospital Society bestand in London seit 1821.

52 The National Archives of the UK (TNA) FO 2/890, Bl. 8.

53 In den Akten findet sich in roter Schrift der Vermerk: »I totally agree. S.«; vgl. ebd., Bl. 9.

54 Worboys, Michael: Manson, Ross and colonial policy. Tropical medicine in London and Liverpool, 1899-1914, in: McLeod, Roy/ Lewis, Milton (Hg.): Disease, Medicine, and Empire. Perspectives on Western Medicine and the Experience of European Expansion, London 1988, S. 25.

eher froh werden, als bis es uns gelingt, [der Malaria] Herr zu werden«.[55]

Koch regte in seinem Vortrag im Beisein des höchsten deutschen Kolonialbeamten Gerhard von Buchka (und des Gesandten »der Hansa-Städte Dr. Klügmann«) explizit eine Verdichtung der tropenmedizinischen Forschung aus kolonialistischen Motiven und damit implizit die Gründung eines zentralen deutschen tropenmedizinischen Instituts an. Acht Monate nach Mansons Vorstoß begannen sich damit die Weichen für eine entsprechende Institutsgründung auch in Deutschland zu stellen. Dass der 56-jährige Robert Koch nach seiner Hinwendung zur Tropenmedizin das Direktorat des von ihm für die Hauptstadt Berlin angeregten Tropeninstituts anstrebte, ist immerhin möglich. Übersehen hatte Koch allerdings, dass die Rolle, die London für das British Empire als Verwaltungs- und Logistikmetropole spielte, im Deutschen Reich geteilt war. Denn die Verwaltung des deutschen Kolonialreiches befand sich in Berlin, die imperiale Logistik – Kolonialwirtschaft wie Ölmühlen, Reedereien sowie der Hafen – aber konzentrierte sich in der boomenden Kolonialmetropole Hamburg.

Dort weitete Nocht behutsam seine Kompetenzen aus. So hatte er 1895 die 25 Krankenhausbetten für (tropen-)kranke Seeleute erhalten und las seit 1896 zu tropenmedizinischen Themen. Damit war in der Hansestadt unter Medizinalrat Johann Reincke eine ähnliche Struktur entstanden wie in London mit seinem primär tropenkranke Seeleute behandelnden Seamen's Hospital, die durch das Hinzufügen der tropenmedizinischen Forschung eine schlanke Erweiterung zum wissenschaftlichen Institut erlaubte.[56] Als sich die Pläne für ein tropenmedizini-

55 Koch, Robert: Ärztliche Beobachtungen in den Tropen. Vortrag, gehalten in der Abteilung Berlin-Charlottenburg der Deutschen Kolonial-Gesellschaft am 9. Juni 1898, S. 282 f., unter: https://edoc.rki.de/handle/176904/5196 (24.7.2024).

56 Vgl. Melle, Werner von: Dreißig Jahre Hamburger Wissenschaft 1891-1921. Rückblicke und persönliche Erinnerungen, 2 Bde., Hamburg 1923/24, Bd. 1, S. 163.

sches Institut zum Jahreswechsel 1898/99 verdichteten, begann plötzlich ein Konkurrenzkampf zwischen den Metropolen Hamburg und Berlin um den Standort eines solchen Instituts.[57]

Auf einer Sitzung der Deutschen Kolonialgesellschaft am 31. Januar 1899 in Berlin, die laut dem ebenfalls anwesenden Bernhard Nocht »ganz von Kochs Autorität« dominiert war, einigte man sich allem Anschein nach auf Berlin als Institutsstandort. Während Nocht hinter Kochs Rücken eilig den Hamburger Senat informierte und Zweifel äußerte, ob die »erheblichen Mittel« für ein solches Institut nicht besser »in Hamburg verwendet werden würden«,[58] verfasste Koch gemeinsam mit Paul Kohlstock, dem Medizinalreferenten der »Schutztruppe«, ein Gutachten für den Reichstag, das er am 6. Februar 1899 vorlegte und in dem er ein Tropeninstitut »unter der Leitung der Colonialverwaltung« in Berlin forderte.[59]

Trotz der Annahme der Resolution durch den Reichstag, mit der eigentlich die Würfel für Berlin gefallen waren, erfolgte im Frühjahr 1899 noch einmal ein Umschwung, der von der Admiralität und der Kolonialverwaltung ausging, wobei der Konflikt um den Institutsstandort auf einer Sitzung des Reichskolonialrats am 12. Juni 1899 in Berlin kulminierte: Geladen waren Bernhard Nocht und der Hamburger Reeder Adolph Woermann, nicht aber der schon damals weltberühmte Robert Koch.[60] Bernhard Nocht votierte in der Aussprache für Hamburg als Institutsstandort, denn dorthin »käme ein viel größeres Krankenmaterial als nach Berlin, und die Krankheiten und Symptome könnten dort viel unmittelbarer und direkter beobachtet werden«.[61] Nach weiteren Plädoyers, unter anderem von Adolph

57 Mannweiler: Geschichte, S. 11.
58 StaHH 111-1 Cl, VII Lit Qb No. 8b, Vol. 1a, Bericht, 6. Februar 1899, Bl. 9.
59 [Koch, Robert/Kohlstock, Paul:] Gutachten, in: Münchener Medicinische Wochenschrift 46 (1899), 15, S. 502.
60 BArch R 1001/6975, Sitzungsprotokolle, Band 19, Vertraulich, Kolonialrath, V. Sitzungsperiode 1898/1901, Nr. 4. Verhandelt, Berlin, den 12. Juni 1899.
61 Ebd., S. 8.

Woermann, der ausführte, dass »Hamburg in Bezug auf Krankenhäuser bisher hervorragendes geleistet habe« und daher »auch das zu errichtende Tropeninstitut« unter »hamburgischer Aegide gute Dienste leisten werde«, beschloss der Reichskolonialrat als höchstes koloniales Entscheidungsgremium die Gründung des späteren »Instituts für Schiffs- und Tropenkrankheiten« in Hamburg – ein voller Erfolg für Nocht und die Hansestadt.[62]

Zur Schadensbegrenzung schrieb Nocht am 13. Juni noch aus dem Berliner Hotel Savoy an seinen akademischen Lehrer und Mentor Koch; ein medizinhistorisch interessantes Dokument, das hier erstmals ausführlich zitiert wird:

> Hochverehrter Herr Geheimrath,
> der Kolonialrath hat gestern beschlossen, der Reichsregierung zu empfehlen, das zu errichtende, trop. hyg. Institut, anstatt wie zuerst geplant nach Berlin, nunmehr nach Hamburg zu verlegen […].
> Wie Ihnen, hochzuverehrender Herr Geheimrath von der ersten Berathung über diese Angelegenheit so noch erinnerlich sein dürfte, hatte ich damals schon berichtet, daß man in Hbg. schon damals die Absicht hatte, das Seemannskrankenhaus, das jetzt der durch seinen Namen angedeuteten Bestimmung nicht entspricht, sondern fast ausschlieslich ein chirurg. Krankenhaus für im Hafen verunglückte Werftarbeiter, Schauerleute und andere Arbeiter ist, seinem ursprünglichen Zweck wieder dienstbar zu machen und allein zur Behandlung krank in die Heimath zurückkehrender Seeleute zu benutzen. Da nun unter diesen Leuten sich viel Malariakranke, Beriberikranke und an andern tropischen Krankheiten Leidende befinden, so bestand von vornherein die Absicht, das Seemannskrankenhaus so umzubauen und so einzurichten, daß es zur Behandlung und zur weiteren Erforschung gerade dieser Krankheiten besonders geeignet werde. […] Die Frage des Umbaus und der Organisation des Seemannskrankenhauses als Heilstätte für aus den Tropen

62 Ebd., S. 10.

> krank zurückkehrende Seeleute und als Unterrichtsinstitut für Schiffsärzte war dadurch für uns [unleserlich] geworden; wir hatten den Auftrag, unsere Anträge in dieser Beziehung in kürzester Frist so zu formulieren, daß sie unserer Bürgerschaft zur Bewilligung der Mittel vorgelegt werden könnten. Mitten in diese Verhandlungen hinein kam nun ein Brief von Dr. Kohlstock an mich, in dem ich befragt wurde, wie ich mir die Verbindung des Hamburger Seemannskrankenhauses mit dem in Berlin zu errichtenden, trop. hyg. Institut, über dessen Errichtung in wenigen Tagen auch der Kolonialrath befragt werden sollte, gedacht hätte. Ich antwortete Kohlstock sofort, daß es ganz selbstverständlich wäre, daß wir ihm unser wissenschaftl. Material an Praeparaten u. dergl. in vollem Umfange zur Verfügung stellen würden, und daß es ganz gut gehen würde, die in Berlin im Laboratorium ausgebildeten Ärzte noch einige klinische Beobachtungen im Hamb. Seemannskrankenhaus am Krankenbett machen zu lassen. Es würde aber nur ganz ausnahmsweise möglich sein, die Kranken selbst nach Berlin zu schicken. Auch würde es für die Schiffsärzte unserer Handelsdampfer sehr viel bequemer und billiger sein, in Hbg. unterrichtet zu werden, als in Berlin. Ueberdies handele es sich beim Unterricht der Schiffsärzte nicht blos um Tropenkrankheiten, sondern auch um die Kenntnis der Schiffshygiene, der Betriebskrankheiten der Seeleute (Heizer Krankheiten), des Desinfectionswesens u. vieler anderen Dinge. Gen. Arzt der Marine Dr. Gutschow habe mir mündlich wiederholt versichert, daß er seine Marineärzte lieber nach Hamburg, als nach Berlin zur Ausbildung schicken wolle.[63]

Laut Nocht habe Kohlstock, mit dem Koch gemeinsam sein Gutachten für ein Tropeninstitut *in Berlin* verfasst hatte, die Seiten gewechselt und ebenso wie die Marine dann ebenfalls für Hamburg als Institutsstandort votiert:

63 RKI-Archiv, Nachlass Robert Koch, as/b1/053, DOI: 10.17886/RKI-History-0053, Bernhard Nocht an Robert Koch am 13.6.1899.

> Als Antwort auf diesen Brief kam nun Kohlstock selber nach Hamburg und machte die ganz überraschende Mittheilung, daß er es nach Allem doch für richtiger hielte, wenn das trop. hyg. Institut unter diesen Umständen nach Hamburg und nicht nach Berlin käme, derselben Ansicht sei auch der Kol. Director von Buchka. Als zukünftigen Leiter dieses Instituts hätte man auch in Berlin mich, den ergebenst Unterzeichneten ausersehen und es würde sich nunmehr darum handeln, wie die Stellung des Institutes in Bezug auf die Berliner und Hamburger Behörde und wie auch meine eigene Stellung zu ordnen sei. Ich möchte hierzu bemerken, daß ich allerdings bis zu diesem Augenblick in Hamburg die Sache so betrieben hatte, daß ich Hoffnung hegen durfte, das Hamb. Seemannskrankenhaus werde einmal allen Anforderungen an ein trop. hyg. Unterrichtsinstitut und Hospital für Tropenkranke entsprechen, daß ich aber auch nicht im entferntesten mehr, nachdem Sie, hochverehrter Herr Geheimrath sich gegen Hamburg und für Berlin als Sitz eines zukünftigen Reichsinstituts für diese Zwecke ausgesprochen hatten, daran gedacht hätte, daß das Reichsinstitut noch nach Hamburg kommen könnte.[64]

Er, Nocht, habe den Aufbau einer tropenmedizinischen Forschungseinrichtung in Hamburg zwar vorsichtig betrieben, dies aber niemals gegen Kochs Pläne für Berlin. Nocht habe, nachdem Koch für Berlin votierte, an zwei Institute geglaubt, was aber nicht ganz der Wahrheit entspricht, da Nocht im Interesse Hamburgs (und seiner Karriere) die Gründung des Instituts in Hamburg aktiv betrieb:

> Ich glaubte aber, daß es nichts schaden würde, wenn wir zwei Institute hätten und daß, wenn Hamburg allein sich ein solches Institut einrichten wollte, man sich auch anderwärts damit werde abzufinden haben. Ich habe nun gestern im Kolonialrath auf Wunsch des Herrn Director von Buchka unsere

64 Ebd.

> Hamburger Pläne entwickelt: […] Herr von Buchka hatte nun schon bei der Eröffnung der Verhandlungen mitgetheilt, daß er Hamburg als zukünft. Sitz des tropenhyg. Institutes empfehle, daß er aber dort ein Reichsinstitut haben wolle. Ich hatte darauf als die Meinung des Hamburger Senates, nicht als meine persönliche Ansicht zu referiren, daß man in Hamburg ein Reichsinstitut nicht wolle, daß man sich aber eine Reichssubvention und eine Einwirkung oder Aufsicht des Reiches auf den Betrieb des Institutes gefallen lassen wolle. Der Kolonialrath hat sich nun nach ziemlich lebhafter Debatte einstimmig so entschieden, wie ich Ihnen am Eingange meines Schreibens mitzutheilen mir erlaubt habe.[65]

Nocht teilte Robert Koch also mit, dass sich der Kolonialrat für eine Institutsgründung in Hamburg, und damit für Nocht und gegen Koch, entschieden hatte. In der folgenden Passage mühte sich Nocht nun, nicht den Anschein zu erwecken, als wäre er Koch in den Rücken gefallen, um einen dauerhaften Bruch mit Koch wenn irgend möglich zu vermeiden:

> Mir selbst ist nun in dieser Angelegenheit vorläufig noch gar nicht sehr wohl zu Muthe. Es ist für mich eine Lebensfrage, daß ich mich dabei nicht zwischen 2 Stühle setze. Die Befestigung meiner Stellung ist mir in Hamburg nicht leicht geworden. […] Nun kommt die Praxis der Kol. Abtheilung dazwischen. Wenn das trop. Reichsinstitut nach Hamburg kommt und ich, als Hafenarzt, der Leiter des Instituts nicht werde, so fehlt auf der einen Seite dem Institut die grade für unsere Hamburgischen Infektionen so sehr wünschenswerthe Verbindung mit dem Schiffsgetriebe und ich persönlich bin um den Erfolg meiner Bemühungen gekommen; ohne wissenschaftliche Beschäftigung und Stütze wird der hafenärztliche Dienst ein Routine- und gedankenloser Quarantänebetrieb, wie in Italien, New York, Brasilien oder sonstwo. Wie Sie nun auch, hochverehrter Herr Geheimrath, über

65 Ebd.

den nicht von Hamburg, sondern von der Kol. Abtheilg. entsprungenen Plan, das trop. hyg. Institut nach Hamburg zu verlegen, denken mögen, so möchte ich, hochzuverehrender Herr Geheimrath, Ihnen meine dringende Bitte vortragen, daß Sie, falls das Institut nach Hamburg kommt, auch sich dahin aussprechen möchten, daß ich dann das Institut bekäme. Wenn ich auch nicht weiß, wie Sie über die »vires« denken, an den »voluntas« dürfen Sie nicht zweifeln. Wir hatten uns in Hamburg die Einrichtung so gedacht, daß das Seemannskrankenhaus, das Sie ja wohl kennen, ganz und gar als Laboratorium und für Unterrichts- Büreauzwecke eingerichtet wird. […] Ich will nun Ihre Zeit nicht länger in Anspruch nehmen; ich hielt es aber für richtig, Sie, hochverehrter Herr Geheimrath, unverzüglich von dieser für mich unerwarteten Entwickelung und von unseren Hamburger Plänen und Verhältnissen in Kenntnis zu setzen. Heute Nachmittag reise ich wieder nach Hamburg und muß dort das weitere abwarten.

In der Hoffnung, daß es Ihnen und Ihrer verehrten Frau Gemahlin wohl geht,

Mit hochachtungsvollen Grüßen

Ihr Sie aufrichtig verehrender

Dr. Nocht[66]

Die Wahl für das Amt des Direktors des neuen Tropeninstituts in Hamburg unter Beteiligung des Reiches fiel auf Bernhard Nocht, der als Gründungsdirektor das Institut übernahm. Ganz glätten konnte Nocht die atmosphärischen Spannungen mit Robert Koch jedoch nicht mehr, und es bestand ab 1899 ein gewisses Konkurrenzverhältnis zwischen den tropenmedizinischen Akteuren in Hamburg und Berlin, ja, mehr noch: Nocht geriet in den wissenschaftlichen Bannstrahl Robert Kochs.

Vor der Gründung des neuen Hamburger Tropeninstituts nahm Nocht noch zur Liverpool School of Tropical Medicine

66 Ebd.

Kontakt auf und schrieb an den dort tätigen Tropenmediziner Ronald Ross:

> I had the intention, already before you kindly invited me to this Conference, to come to Liverpool and study the organization and arrangements of your Tropical School and hoped to learn a great deal for the benefit of the Hamburg Tropical Institute, which shall be opened in autumn. May I now ask your kind permission to do so.[67]

Aus Nochts Besuch sollte ein langjähriger wissenschaftlicher Kontakt zu Ross und dem Liverpooler Institut erwachsen. Nocht hatte in Hamburg und im nationalen kolonialmedizinischen Netzwerk geschickt agiert und zur Jahrhundertwende hatte er es schließlich geschafft: Spätestens ab 1894 hatte Nocht es vermocht, mit klugen strategischen Forderungen, Energie und wissenschaftspolitischem Geschick das Institut zu konzipieren und aktiv gegen Robert Koch aus Berlin nach Hamburg zu holen. Nun galt es, das Institut aufzubauen und zu etablieren – ein Institut, das schon bald über die Grenzen Hamburgs und des Deutschen Reiches hinaus Weltruf genießen sollte.[68]

67 London School of Hygiene and Tropical Medicine, Archives (LSHTM Archives), Ross Collection, GB 0809 Ross/146/02/55, Bernhard Nocht an Roland Ross am 30.6.1900. Indizien wie die weitere Korrespondenz in vertrautem Ton und Grüße an Ross' Frau deuten darauf hin, dass der Besuch auch tatsächlich stattgefunden hat; vgl. LSHTM Archives, Ross Collection, GB 0809 Ross/146/02/122, Bernhard Nocht an Roland Ross am 8.12.1900. Die Liverpool School war, anders als Hamburg oder die London School, keine staatliche, sondern eine private Gründung; vgl. dazu Maegraith, B[rian] G.: History of the Liverpool School of Tropical Medicine, in: Medical History 16 (1972), 4, S. 354-368.

68 In den Worten Erich Mannweilers: »Damit war erstmals in Deutschland eine tropenmedizinische Institution ins Leben gerufen worden. Sie war von Bernhard Nocht konzipiert und von Johann Reincke, Leiter des Hamburgischen Medizinalkollegiums, im Senat der Hansestadt zur Verwirklichung gefördert worden« (Mannweiler: Geschichte, S. 25).

Als Direktor des Instituts für Schiffs- und Tropenkrankheiten (1900-1914)

Aufbau und Ausrichtung des Hamburger Instituts

Das von Bernhard Nocht maßgeblich konzipierte und begründete Hamburger Institut für Schiffs- und Tropenkrankheiten entfaltete fast augenblicklich nationale und internationale Strahlkraft, die Nocht als Gründungsdirektor durch eine geschickte mediale Popularisierung des Instituts verstärkte.

Mit dem Hamburger Tropeninstitut, das unter Nochts »30jähriger Leitung Weltruhm erlangte«, entstand sukzessive eine infektionsmedizinische Großforschungseinrichtung, die in ihrer Geschichte bis heute zahlreiche medizinwissenschaftlich bedeutsame Entdeckungen machte.[1] Auf diese Weise trug das Tropeninstitut im Kontext der internationalen Bekämpfung der Infektionskrankheiten maßgeblich zum Fortschritt der medizinischen Erkenntnis und mithin zur Verbesserung der globalen Lebensqualität bei.

Gleichzeitig war das Hamburger Tropeninstitut, wohl auch durch Nochts eigene Erfahrungen als kolonialer Akteur in der Südsee, in Bezug auf die Kolonial- und Tropenmedizin schnell in den deutschen Kolonialismus als »strukturell rassistisches Unrechtssystem« involviert.[2] So entwickelte sich das Institut unter Nocht zu einer der wesentlichen kolonialmedizinischen Relaisstellen des Kaiserreiches, die sämtliche Regierungs- und Schutztruppenärzte für den kolonialen Dienst des Reiches aus-

1 Wulf: Nocht, S. 305.
2 Zimmerer, Jürgen: Interview zum Thema Rückgabe von Raubkunst, rbb24, 22.1.2023, unter: https://www.rbb24.de/kultur/beitrag/2023/01/zimmerer-berlin-nofretete-rueckfuehrung-exponate-kolonialismus.html (6.10.2024).

bildete. Auf diese Weise trieb Nocht als zunehmend einflussreicher (Wissenschafts-)Akteur den Kolonialismus weiter voran.

Die Eröffnung des Instituts für Schiffs- und Tropenkrankheiten erfolgte zum 1. Oktober 1900. Nocht formulierte aus der Rückschau über die damalige Aufbruchsstimmung:

> Die ersten Jahre waren für uns eine Zeit fröhlichster Arbeit: neue Aufgaben, neue schöne Laboratorien, neue und reichliche Arbeitsmittel, interessante und dankbare Kranke aus aller Herren Länder und Kurse, für deren Teilnehmer alles neu, interessant und aufschlussreich war und die alles, was wir ihnen boten, begierig aufnahmen.[3]

Das Tropeninstitut befand sich bis 1914 in einem Seitenflügel des Seemannshauses, der »staatlichen Centrale für alle An- und Abmusterungen von Seeleuten«, am östlichen Ende der heutigen Bernhard-Nocht-Straße gelegen, fast direkt über den Landungsbrücken.[4] Seine Aufgabe war die Forschung und Lehre auf dem Feld der »Schiffs- und Tropenhygiene« sowie die Weiterbildung jener Ärzte, die »als Regierungs- und Militärärzte in die Kolonien geschickt« werden sollten; hinzu kam die Weiterbildung der Schiffsärzte von Marine und ziviler Schifffahrt.[5] Dem neuen Institut angegliedert war ein dreistöckiges, von Veranden umgebenes Krankenhaus, das eine gute Aussicht über den Hafen erlaubte. Darin befanden sich unter anderem »vier Krankensäle zu je 12 Betten«:

3 Bericht zum 40-jährigen Bestehen des Tropeninstituts [1940], zitiert nach BNI-Archiv, Jahresberichtsblätter 1901. Zur Gründung des Tropeninstituts inklusive der Vereinbarung zwischen dem Reich und der Stadt Hamburg vgl. auch, mit Abdruck der wesentlichen Quellen, Mannweiler: Geschichte, S. 14-20.

4 Otto, Moritz: Das Seemanns-Krankenhaus und Institut für Schiffs- und Tropenkrankheiten zu Hamburg, in: Archiv für Schiffs- und Tropen-Hygiene 5 (1901), 8, S. 240.

5 Nocht, Bernhard: Das Seemannskrankenhaus und Institut für Schiffs- und Tropenkrankheiten, Hamburg 1901, S. 2.

> Eine Anzahl Betten der Anstalt dient der Aufnahme von Kranken, die von der Kolonialabteilung des Auswärtigen Amtes überwiesen werden (an Tropenkrankheiten oder deren Folgen leidende Angehörige der Schutztruppen und des Kolonialdienstes). Auch andere an Tropenkrankheiten leidende Patienten (Kaufleute, Pflanzer usw.) können, soweit die Bettenzahl reicht, aufgenommen werden.[6]

Außerdem gab es im Institut »Wohnungen für die Hausärzte des Seemannskrankenhauses« sowie für das Krankenpflegepersonal. Dieses bestand primär aus den »Schwestern des Deutschen Frauenvereins für Krankenpflege in den Kolonien«, die im Institut ebenfalls für den späteren kolonialen Dienst ausgebildet wurden:[7]

> Leiter des Instituts und des Krankenhauses ist der Hafenarzt, zur Unterstützung bei der Vorbereitung und Abhaltung der Kurse und für die wissenschaftlichen Arbeiten ist von der Kolonialabteilung des Auswärtigen Amtes ein Arzt als Assistent kommandiert, der Hausarzt des Krankenhauses (Sekundärarzt), sowie der chemische Assistent sind hamburgische Beamte.[8]

Insgesamt arbeiteten 26 Personen (davon fünf Ärzte) in dem neuen Institut. Auch das Büro des Hafenarztes wurde hierher verlegt, sodass Nochts bisheriges Büro am Baumwall 5 allem Anschein nach aufgelöst werden konnte. Das neue Tropeninstitut besaß zudem ein mikroskopisch-bakteriologisches Laboratorium »für den Chefarzt und die Assistenten«, ein »Praktikanten-Laboratorium« sowie ein chemisches »Laboratorium«.

Zwei der wenigen überlieferten Fotos aus dem ersten, heute nicht mehr existierenden Institutsgebäude zeigen hochmoderne

6 [Nocht, Bernhard:] Der Dienst des Hafenarztes in Hamburg, II. Bericht 1895-1902, Hamburg 1903, S. 14.

7 Ebd.; Nocht, Bernhard: Organisation des Unterrichts ueber Tropenhygiene und Tropenkrankheiten in Hamburg, in: Rapport in der 7. Section, 6. Frage, des internationalen Congresses für Hygiene und Demographie im September 1903 in Brüssel, o. O o. J., S. 173.

8 [Nocht:] Der Dienst des Hafenarztes in Hamburg, II. Bericht, S. 14.

Laborräume mit elektrischem Licht, Gas- und Wasseranschlüssen, unzähligen Reagenzien und Waschbecken sowie Glasgerät für chemische und biologische Versuche.[9] Ein Tropen- bzw. Mückenzimmer im Obergeschoss, in dem die Temperatur reguliert werden konnte, erlaubte das »Halten von Tropenvögeln und anderen an höhere Temperaturen gewöhnten Tieren« sowie von »inficierten Mücken«.[10]

Bernhard Nocht wurde wie vorgesehen Direktor des neu geschaffenen Instituts für Schiffs- und Tropenkrankheiten, behielt gleichzeitig aber sein Amt als Hafenarzt bei. Zum 1. Mai 1901 wurde Friedrich Fülleborn, Stabsarzt der Schutztruppe, »vom Kommando der Schutztruppen für Deutsch-Ostafrika« nach Hamburg kommandiert.[11] Dieser sollte das Institut »auf über 3 Jahrzehnte der Forschungs- ebenso wie der Lehrtätigkeit neben Nocht« prägen:[12]

> Mit seiner grossen Arbeitskraft [...], Energie und Begeisterung nahm Fülleborn sich aller Aufgaben des Instituts, ganz besonders der Lehrtätigkeit und des Aufbaus der Sammlungen und des Museums an. [...] Die geniale Art Nochts und sein klarer Blick, der stets nur die grossen Aufgaben im Auge hatte, verband sich mit der liebevollen Versenkung, Erforschung und sorgsamen Pflege, die Fülleborn allem zuteil werden liess, was in seinen wissenschaftlichen Bereich trat.[13]

Weitere wichtige Wissenschaftler am Institut waren Martin Mayer, Peter Mühlens sowie der Pharmazeut Gustav Giemsa; in der Tropenklinik wirkten bis 1906 der Arzt Moritz Otto,

9 Mannweiler: Geschichte, S. 24.

10 Otto: Das Seemanns-Krankenhaus, S. 243.

11 BNI-Archiv, Jahresberichtsblätter 1900, Wissenschaftliche Aufgaben, S. 15.

12 Ebd. Wie Nocht zehn Jahre zuvor an das kochsche Institut in Berlin kommandiert worden war, erfolgte nun auch die Versetzung der Ärzte nach Hamburg als Kommandierung durch die Behörden, während Nocht andere Wissenschaftler, wie etwa Fritz Schaudinn, aktiv nach Hamburg an das Institut berief.

13 Ebd.

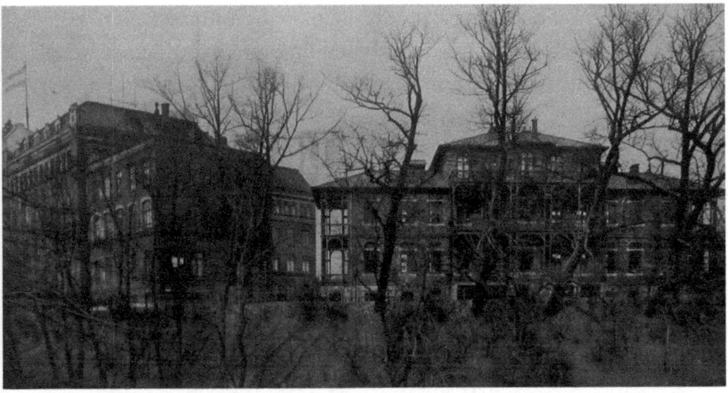

Das alte Hamburger Institut für Schiffs- und Tropenkrankheiten, rechts das Tropenkrankenhaus, um 1900.

anschließend Heinrich Werner, der sein Medizinstudium wie Nocht am Friedrich-Wilhelms-Institut in Berlin absolviert hatte und dann von »1900-03 in Deutsch-Ostafrika, 1904-06 in Deutsch-Südwestafrika (Hererokrieg)« im kolonialen Militärdienst tätig gewesen war. 1914 wurde Werner zum »Chefarzt von Kamerun« ernannt, was abermals auf die herausragende Bedeutung des Instituts für die Kolonialmedizin des kaiserzeitlichen Deutschland und seiner Kolonien verweist.[14]

Die wissenschaftlichen Abteilungen des Tropeninstituts entwickelten sich nur langsam, da Nocht den Fokus des Instituts zunächst dezidiert auf die zügige Aufnahme der Lehrtätigkeit legte. Dies war wissenschaftsstrategisch sinnvoll, auch wenn Nocht später die sich daraus ergebenden Folgen bedauerte:

> Leider hat das Institut gerade in den ersten Jahren des Jahrhunderts, in denen die grundlegenden Entdeckungen auf dem Gebiete der Tropenmedizin Schlag auf Schlag gemacht

14 BNI-Archiv, Jahresberichtsblätter 1906, Zeitungsausschnitt zu »Werner, Heinrich, geb. 14.5.1874 zu Mühlhausen in Thüringen«; StaHH 352-3_I B 33, Auswärtiges Amt, Kolonialabteilung an den Senat pp. in Hamburg, 14. Juli 1900.

> wurden, Forschungsexpeditionen nicht unternehmen können, weil es bei seinem beschränkten Stabe durch seine Lehraufgaben ganz und gar in Anspruch genommen war und auch die erforderlichen Mittel nicht zur Verfügung standen.[15]

Die tropenmedizinischen Kurse des Hamburger Instituts für Schiffs- und Tropenkrankheiten qualifizierten bereits fertig ausgebildete und approbierte Ärzte für den kolonialen Dienst, und die Zukunft des Instituts hing nicht zuletzt davon ab, ob es Nocht, nach dem Vorbild der London School of Tropical Medicine, gelang, die vorherige Ausbildung aller beamteten Regierungs- und Schutztruppenärzte im Hamburger Tropeninstitut obligatorisch zu machen und so in Hamburg zu monopolisieren.

Der hohen Relevanz der Lehre für die Zukunft des Instituts entsprechend, startete der erste vierwöchige Ärztekurs bereits Anfang Januar 1901. Ein inhaltlicher Fokus lag hierbei auf der »Technik im Färben und Mikroskopieren von Blutpräparaten«.[16] Der zweite Kursus wurde vom 25. April bis 19. Mai abgehalten und durch einen klinischen Teil im Tropenkrankenhaus ergänzt.[17] Lehrinhalte waren unter anderem »Histologie und Pathologie des Blutes«, Techniken »der Blutfärbung« und »Blutkörperchenzählung«, die »menschlichen Malariaparasiten im Blute« sowie die »Systematik und Biologie der Mücken«, die »Epidemiologie, Klinik und Therapie der Malaria« sowie das »Schwarzwasserfieber«, eine schwere Komplikation der Malaria.[18] Weitere Themen der ersten Ärztekurse waren Dysenterie, Beriberi, Gelbfieber, Pest, Lepra, Framboesia tropica, Cholera, Typhus sowie die »für Tiere und Menschen pathogenen Trypanosomen und ihre Ueberträger«, was vor allem die gefürchtete Afrikanische Schlafkrankheit

15 Zitiert nach Mannweiler: Geschichte, S. 27.
16 Otto: Das Seemanns-Krankenhaus, S. 243.
17 Ebd.
18 Nocht: Organisation, S. 174-175.

mit einschloss. Außerdem ging es um die »[g]esundheitspolizeiliche Ueberwachung des Schiffsverkehrs«, »Pocken und die Gewinnung der Schutzpockenlymphe«, Pharmakologie, das »Sammeln und Konservieren von Heilpflanzen« und »Giften« sowie die »Medizin der Eingeborenen«.[19]

1901 wurden drei Marineärzte, fünf Ärzte der Kolonialabteilung des Auswärtigen Amtes und 17 Schutztruppenärzte zu den Kursen kommandiert.[20]

Die wissenschaftlichen Abteilungen, die sich, wie erwähnt, erst sukzessive herausbildeten, gliederten sich wie folgt:

Abteilung	*Forschung*	*Krankheiten*	*Akteur:innen*
tropische Bakteriologie	kleinste einzellige Erreger	Pest, Lepra, Fleckfieber	Nocht
tropische Protozoologie	etwas größere einzellige Erreger	Trypanosomiasis, Malaria	Nocht Schaudinn Mayer
tropische Helminthologie	Filarien, Mikrofilarien	Wurmkrankheiten wie Filariose	Fülleborn Mühlens Westphal
tropische Entomologie (ab 1912)	medizinische Insektenkunde /Vektorforschung	Anopheles-Mücke (Malaria) Tsetsefliege (Schlafkrankheit)	Martini Weyer Zumpt
Chemie/Pharmakologie	Färbungen mit Anilinfarben Mückenspray, Yatren		Giemsa
Tropenklinik	Klinik		Mühlens

Das Tropeninstitut bedeutete für Nocht das Entree in die internationale Wissenschaft. So wurde er als Direktor des Hamburger Instituts 1903 zum Bevollmächtigten »des Deutschen Rei-

19 Ebd., S. 175.
20 BNI-Archiv, Jahresberichtsblätter 1901.

ches bei der Internationalen Sanitätskonferenz« in Paris ernannt.[21] Die Internationalen Sanitätskonferenzen hatten sich ab den 1850er-Jahren als internationale Reaktion auf grenzüberschreitende Choleraepidemien etabliert und fungierten als Foren zur Entwicklung von internationalen Richtlinien zur Prävention von Infektionskrankheiten. Als historische Vorläufer der heutigen Weltgesundheitsorganisation (WHO) halfen diese Konferenzen bei der Etablierung des internationalen Gesundheitsmanagements, wobei die beteiligten Staaten zu Nochts Zeiten jeweils einen Diplomaten sowie einen Mediziner zu den Konferenzen entsandten:

> One of the main achievements of this conference was the unification of earlier conventions (1892, 1893, 1894, 1897) in the light of contemporary scientific knowledge, and the result was the International Sanitary Convention of 1903, which was ratified by most of the participating States in 1907.[22]

Die Sanitätskonferenz von 1903 war historisch bedeutsam und hatte 1907 die Gründung des Office International d'Hygiène Publique in Paris zur Folge. Als Beauftragter des Deutschen Reichs war Nocht in die Entwicklung des internationalen Gesundheitsmanagements eingebunden, eine Repräsentationsaufgabe auf schwierigem wissenschaftsdiplomatischem Parkett, die er allem Anschein nach zur allgemeinen Zufriedenheit bewältigte – jedenfalls wurde Nocht später mit zahlreichen ähnlich hochkarätigen Entsendungen betraut.[23]

21 Mannweiler: Geschichte, S. 231.

22 Howard-Jones, Norman: Origins of International Health Work, in: The British Medical Journal, 6.5.1950, S. 1034. Über die wegweisende Rolle der Konferenzen schreibt Howard-Jones: »The difficulties and the failures of these earlier attempts of nations to reach agreement on health matters throw into relief the significance of the international health work in many fields that has been accomplished in later years and is now largely taken for granted« (ebd.).

23 Mannweiler: Geschichte, S. 231.

Ebenfalls 1903 besuchte Nocht den Internationalen Kongress für Hygiene und Demographie in Brüssel. Dort hielt er einen Vortrag über die Organisation des Unterrichts im Hamburger Tropeninstitut, der Einblicke erlaubt in Nochts konzeptionelle Planungen in der Frühphase des Hamburger Tropeninstituts. Die »Notwendigkeit eines besonderen Unterrichts über Tropenhygiene und Tropenkrankheiten« sei, so Nocht, »heutzutage allgemein anerkannt«; der Unterricht könne aufgrund der hohen Spezialisierung jedoch »nur in besonderen, für diesen Zweck eigens eingerichteten Instituten« stattfinden. Hiervon existierten »nur wenige«, deren Zahl künftig stark steigen müsse.[24] In Hamburg sei ein wesentlicher Standortvorteil die enge Verflechtung des Instituts mit dem Hafenärztlichen Dienst, wobei der »Chefarzt des Instituts« und der Hafenarzt »eine Person« seien:

> Aus der Verbindung dieser beiden Dienstzweige ergibt sich für das Institut der grosse Vorteil der Auswahl der für die Zwecke des Instituts geeigneten Kranken von den ankommenden Schiffen. Wir bekommen fast sämtliche in Hamburg ankommende Tropenkranke in unsere Behandlung. Es ist auch ohne weiteres möglich, genauere anamnestische Daten über die Schwerkranken […] zu sammeln […] und endlich erwarten wir von der unmittelbaren Verbindung mit dem Schiffsverkehr grosse Vorteile für die Vervollständigung unserer Sammlungen.[25]

Bedeutsam ist ein Aspekt, den Nocht fast beiläufig in einem Nebensatz erwähnte. »[U]ns«, also dem Hamburger Tropeninstitut, würden »alle Aerzte, die von der Kolonialabteilung oder von dem Oberkommando der kolonialen Schutztruppen hinausgeschickt werden, vorher zur Ausbildung überwiesen«.[26]

24 Alle Zitate: Nocht: Organisation, S. 170.

25 Ebd., S. 172.

26 Ebd., S. 173. »In dem mit dem Krankenhaus verbundenen Institut für Schiffs- und Tropenkrankheiten wurden in den zwei Jahren 1901-1902 acht Unterrichtskurse von je ungefähr fünfwöchentlicher Dauer abgehalten. Dazwischen wurden das ganze Jahr hindurch ein-

Nochts Strategie, den Fokus auf die Lehre zu legen, war somit aufgegangen: Das Hamburger Institut für Schiffs- und Tropenkrankheiten war im Deutschen Reich zur alleinigen Ausbildungsstätte für beamtete Ärzte für den kolonialen Sanitätsdienst avanciert. Damit besaß es eine ähnlich starke Stellung wie die London School of Tropical Medicine im British Empire und rückte ins Zentrum kolonialer Diskurse um Medizin und koloniales Gesundheitsmanagement auf.

Privat war Nocht Vater geworden. Die Geburt der Tochter Liesel am 23. Mai 1900 wurde von Maria und Bernhard Nocht mit einer Zeitungsanzeige publik gemacht.[27] Am 1. Mai 1902 zog die Kleinfamilie in die Overbeckstraße 17,[28] eine kleine bürgerliche Stadtvilla. Grund für den erneuten Umzug war wohl der Bedarf nach weiteren Räumlichkeiten, denn es stand abermals Nachwuchs an: Am 19. September 1902 wurde Sohn Helmut geboren.[29]

In den Akten finden sich zudem einige Urlaubsgesuche, aus denen hervorgeht, dass Nocht, der bald Dienstreisen nach Jerusalem und New York unternehmen sollte,[30] seine Urlaube häufig in der Nähe verbrachte, einmal in der Lüneburger Heide sowie mehrfach in Cuxhaven und Kiel.[31] Beim ehemaligen Marinearzt und aktiven Hamburger Hafenarzt, der den schlesischen Berglandschaften entstammte, scheint sich eine Liebe zum Meer mit Familienurlauben an Nord- und Ostsee entwickelt zu haben.

zelne Ärzte besonders unterrichtet. Die Zahl der Teilnehmer an den Kursen usw. beträgt im ganzen 73, von denen 43 Ärzte von der Kolonialabteilung des Auswärtigen Amtes bezw. vom Oberkommando der Schutztruppen, 13 Ärzte vom Reichsmarineamt kommandiert waren. 12 Ärzte waren Schiffsärzte von Handelsdampfern« (ebd.).

27 Martini: Nocht, S. 41.

28 StaHH 361-6-I 0094, Abschrift aus der Akte des Medizinalkollegiums, Hamburg, den 11. Mai 1906.

29 BNI-Archiv 2-104, Personalbogen. Martini nennt als Geburtstag den 19. Juli 1902; vgl. Martini: Nocht, S. 41.

30 Zu Nochts Reisen vgl. auch BNI-Archiv 2-161, Auszüge aus dem Vortrag »Bernhard Nocht und die deutsche Tropenmedizin!«, November 1941.

31 StaHH 352-10-350 (Band 1), Personalakte Nocht, Bl. 43.

Wie erwähnt, hatte Nocht auch nach der Gründung des Hamburger Instituts für Schiffs- und Tropenkrankheiten sein Amt als Hamburger Hafenarzt zunächst beibehalten. Hinsichtlich seiner Forschungsaktivitäten verlagerte der Mittvierziger, der 1901 seit immerhin acht Jahren Hafenarzt war und bis 1906 noch diverse schiffsmedizinische Arbeiten publizierte, seinen Fokus nur langsam auf die Tropenkrankheiten. Hier standen für ihn die Malaria sowie die (Vitamin-)Mangelerkrankung Beriberi im Zentrum. In Bezug auf Malaria verlegte sich Nocht zunächst auf ein bakteriologisches Spezialthema, nämlich die Färbung der Malariaparasiten (Plasmodien aus der Gruppe der Protozoen) mit Anilinfarben im Blutausstrich. Das war ein für die Malariadiagnose entscheidendes Thema, zu dem Nocht bereits 1898 wohl aus seiner 25-Betten-Station mit Malariakranken im Hamburger Allgemeinen Krankenhaus St. Georg erstmals publizierte.

Die Färbung der 1880 von dem französischen Tropenmediziner Alphonse Laveran (Nobelpreis 1907) entdeckten Malariaplasmodien im Blut stellte um 1900 eine der größten tropenmedizinischen Herausforderungen dar. Um die Malaria im Labor definitiv identifizieren zu können, war eine Färbelösung erforderlich, die die roten Blutkörperchen (Erythrozyten) und die Malariaplasmodien unterschiedlich färbte, um die Plasmodien wie bei Kochs leuchtend blau erstrahlenden Tuberkelbakterien sichtbar zu machen. Erst dann war man in der Lage, die Malaria im Blut mikroskopisch sicher zu diagnostizieren. Hierfür hatte der russische Arzt Dimitri Romanowsky um 1890 in St. Petersburg die nach ihm benannte Romanowsky-Färbung entwickelt. Mit dieser Methode konnte man Zellkern und Zytoplasma der Plasmodien innerhalb eines infizierten roten Blutkörperchens durch ein Gemisch aus Eosin und Methylenblau strahlend hell färben. Die Romanowsky-Färbung war allerdings äußerst instabil und bedurfte neben des gelben Farbstoffs Eosin eines »alten Methanblau«, also einer auf nicht näher definierte Weise abgestandenen Methylenblau-Lösung, um den diagnostisch relevanten Färbeeffekt zuverlässig zu produzieren.[32] Die im Prinzip gute Romanowsky-Färbung war also im Laboralltag kaum zu gebrauchen. So begann in der Tropenmedizin ein Wettrennen um die Entdeckung der stabilisierten Romanowsky-Färbung, an dem sich neben diversen französischen und polnischen Forschern unter anderem der Charité-Privatdozent Heinrich Rosin, der Tropenarzt Hans Ziemann, der Hamburger Arzt Paul Unna sowie Bernhard Nocht beteiligten.

1898 verfasste Nocht im *Centralblatt für Bakteriologie, Parasitenkunde und Infektionskrankheiten* den Artikel »Zur Färbung der Malariaparasiten«, in dem er sich mit der Optimierung der Romanowsky-Färbung genauer auseinandersetzte.[33] Darin trug er die These vor, dass der Färbeeffekt bei der Romanowsky-Färbung gar nicht durch die »Umsetzung von Methylenblau und Eosin«, sondern von »Spuren anderer Farben«[34] erzeugt werde, und schlug dann eine neue Variante vor:

> Tadellose Präparate […] erhält man, wenn man die neutrale polychrome Methylenblaulösung mit Eosin und gewöhnlichem Methylenblau mischt. Dann hebt sich der leuchtend rot gefärbte Kernteil des Parasiten prachtvoll von dem übrigen, rein blau gefärbten Parasitenteile und dieser wieder sehr deutlich von den rosa bis braunrot gefärbten roten Blutkörperchen ab.[35]

32 Fleischer, Bernhard: Editorial: 100 years ago: Giemsa's solution for staining of plasmodia, in: Tropical Medicine and International Health 9 (2004), 7, S. 755.

33 Nocht, Bernhard: Zur Färbung der Malariaparasiten, in: Centralblatt für Bakteriologie, Parasitenkunde und Infektionskrankheiten. Erste Abteilung, 24 (1898), S. 839-844.

34 Ebd., S. 839.

35 Ebd., S. 841. Nocht fährt fort: »Ich ziehe es dabei vor, das Methylenblau in das Eosin zu gießen, nicht umgekehrt, wie von R. und von anderen Untersuchern empfohlen. Mir scheint es, als ob bei meiner Art der Mischung sowohl die Niederschläge feiner ausfallen als auch daß die Endreaktion besser beobachtet werden kann« (ebd., S. 842).

Hier wird bei Nocht erstmals eine Faszination für die klassische Bakteriologie mit ihrer spezifischen Ästhetik des Labors erkennbar und eine intellektuelle Nähe zum Kern des wissenschaftlichen Werks von Robert Koch.[36]

Ein Jahr später publizierte Nocht zum gleichen Thema einen zweiten Artikel, in dem er den vorher prognostizierten relevanten »Spuren anderer Farben« den Namen »Rot aus Mythelenblau« gab.[37] Rot aus Methylenblau sei eine unnasche Lösung mit Chloroform versetzt:

> Die Anwendung des von mir dort empfohlenen Zusatzes von Unna'schem polychromen Mythelenblau zu der Romanowsky'schen Eosin-Mythelenblaumischung sichert in jedem Falle das Gelingen der spezifischen Kernfärbung der Malariaparasiten, wie sie von Romanowsky zuerst beobachtet und beschrieben worden ist.[38]

Nochts Färbungsvorschlag setzte sich dennoch nicht ganz durch. Wenige Jahre später publizierte Nochts pharmakologisch-chemischer Assistent am Tropeninstitut, der ehemalige Stabsapotheker in Deutsch-Ostafrika Gustav Giemsa, jedoch einen Artikel, der das Problem endgültig löste.[39] Die nach ihm benannte Giemsa-Färbung ist weltweit in unzähligen Laboren bis heute die gängige Praxis der Malariadiagnose im Blut. An dieser bedeutenden infektionsmedizinischen Entdeckung hatte

36 So heißt es bei Nocht: »Ich habe auf diese Weise sehr viele Blutpräparate gefärbt und 13 verschiedene Methylenblaumarken sowie 11 Eosinsorten in den verschiedensten Kombinationen durchgeprüft. Einen Mißerfolg hatte ich nur mit dem ›Methylenblau für Seide‹ der Höchster Farbwerke« (ebd., S. 843).

37 Nocht, Bernhard: Zur Färbung der Malariaparasiten, in: Centralblatt für Bakteriologie, Parasitenkunde und Infektionskrankheiten. Erste Abteilung, 25 (1899), S. 767.

38 Ebd., S. 764.

39 Giemsa, Gustav: Eine Vereinfachung und Vervollkommnung meiner Methylenazur-Methylenblau-Eosin-Färbemethode zur Erzielung der Romanowsky-Nochtschen Chromatinfärbung, in: Centralblatt für Bakteriologie 37 (1904), 2, S. 308-311.

Nocht durch seine eigenen wissenschaftlichen Vorarbeiten und seine Supervision und Ermöglichung der Forschungen Giemsas selbst einen veritablen Anteil. Nocht schrieb nach den ersten Erfolgen der Stabilisierung der Romanowsky-Färbung durch Giemsa bereits am 30. Oktober 1902 an Ronald Ross von der Liverpool School of Tropical Medicine:

> Dear Dr. Ross,
> Included I send you a copy of Dr. Giemsa's Paper on Romanowsky' Stain. It is not a single stain. [...] Giemsa has found the effective principle in Rom. stain and isolated it. We are sending you two little flacons with Giemsa's pure Methylenazur. You have only to solve it in water and then mix it with Eosinesolution. It stains powerfully and wonderfully without any failure. [...] In fact I am sorry, that we all are too much occupied by clinical lectural and Medical Officer Work, that there are many days, in which I can not do any experimental work. I hope, that I may publish in the next time something new about Black Waterfever, but am not quite certain about it. [...]
> Hoping you are well.
> yours sincerely
> Dr. Nocht[40]

Neben den Ausführungen zu Giemsas erfolgreicher Forschung enthält der Brief eine der wenigen persönlichen Passagen Nochts. Der Mediziner wies hier auf die hohe Arbeitsbelastung im Institut durch Lehre und staatliches Gesundheitsmanagement hin, die die Zeit für die eigene wissenschaftliche Forschung minimiere. Dies zeigt den hohen Druck im Institut und verweist zugleich auf Nochts unbedingten Willen, die medizinische Forschung täglich weiter voranzutreiben.

40 LSHTM Archives, Ross Collection, GB 0809, Ross/176/03/122, Hafenarzt Physikus Dr. Nocht an Ronald Ross, Hamburg den 30.10.1902.

Ein zweites relevantes und von Nocht zur Chefsache erklärtes Arbeitsfeld in der Frühphase des Instituts war die »Entrattung« von Handelsschiffen zur Abwehr der Bubonenpest. Nachdem bei einem Steward eines Südamerikafahrers im Hamburger Hafen die Pest diagnostiziert worden war, reagierte Nocht in seiner Eigenschaft als Hafenarzt schnell und entschlossen:

> Auf zwei Schiffen wurden, nachdem die Ladeluken geöffnet waren und das Löschen der Ladung begonnen hatte, pestinfizierte Ratten gefunden. Die Schiffe wurden sofort im freien Wasser vom übrigen Verkehr isoliert. Die schon gelöschten Waren wurden ebenfalls isoliert, und, soweit es ihre Verpackung erlaubte, außen mit Kalkmilch desinfiziert.[41]

Die »Rattenkadaver« wurden abgesammelt und verbrannt; Staub und Kehricht auf dem Schiff wurden mit Kalkmilch angefeuchtet und dann ebenfalls verbrannt.[42] Die Mannschaft der zwei Schiffe wurde »im Hafenkrankenhaus – Evakuationshaus« interniert »und auf Staatskosten« verpflegt; die Schiffe wurden auf Anweisung Nochts von der Desinfektionskolonne der Staatlichen Desinfektionsanstalt dann gründlich desinfiziert.[43] In der Folge der Pestfälle richtete Nocht den Hafenärztlichen Dienst umgehend auf die Bekämpfung der Pest durch »Entrattung« von Handelsschiffen aus und initiierte dazu groß angelegte Versuche:

> Die Bekämpfung der Gefahr der Einschleppung der Pest durch infizierte Schiffsratten bildet eine wichtige Aufgabe des Hafenärztlichen Dienstes. Fast jedes Schiff beherbergt Ratten in mehr oder weniger großer Zahl. Manche Schiffe haben Hunderte, selbst Tausende von diesen unwillkommenen Nagern an Bord.[44]

41 [Nocht:] Der Dienst des Hafenarztes in Hamburg, II. Bericht, S. 11.
42 Ebd.
43 Ebd., S. 11 u. 12.
44 Ebd., S. 12.

Diese lebten »von dem Ladegut in den Laderäumen« sowie von Kondenswasser und blieben meist unbemerkt. Wenn pestkranke Ratten beim Be- oder Entladen im Hafen auf ein Schiff gelangten, so könne sich »unter den Ratten in den Laderäumen eine Pestepidemie abspielen, ohne [...] daß man überhaupt etwas davon merkt«.[45] Von dort aus gelange die Krankheit dann sehr schnell an Land, weswegen Nocht diverse Maßnahmen zur »Vertilgung der Ratten« an Bord, etwa durch Rattengift oder Ausräuchern, ergriff.[46] Auf den Schiffen, so Nocht, habe »die Rattenplage« durch diese Maßnahmen »ganz erheblich abgenommen«.[47] Dabei kam auch ein Apparat zum Einsatz, den Nocht selbst mit seinem chemisch-pharmazeutischen Assistenten Gustav Giemsa im Tropeninstitut entwickelt hatte: ein mobiles, auf einer Schute installiertes Gasgerät sollte alle Tiere auf den zu entrattenden Seeschiffen durch das Einblasen von Kohlenmonoxidgas töten.

Zur Finanzierung des patentierten Prototyps nahm Nocht zum Präsidenten des Kaiserlichen Gesundheitsamts Kontakt auf, der Nochts »Wünsche in Betreff der Mittel für die Untersuchungen über Rattenvertilgung auf Schiffen« dem »Herrn Staatssekretär des Innern« Anfang Dezember 1901 »zur Entscheidung« vorlegte.[48] Nochts Antrag wurde positiv beschieden und am 4. Februar 1902 informierte ihn das Gesundheitsamt, dass der Staatssekretär »zur Ausführung von Versuchen zur Vertilgung der Schiffsratten durch Generator-Gas den Betrag von M 10.000 zur Verfügung gestellt« habe.[49] Im März 1902 begannen hierauf »Verhandlungen« mit der »Firma Julius Pintsch zu Berlin bezüglich des Generatorengasofens«[50] und am

45 Ebd.
46 Vgl. ebd.
47 Ebd.
48 StaHH 352-7 I_135, Reichsgesundheitsamt an den Hafenarzt und Physikus Herrn Dr. Nocht, 3. Dezember 1902.
49 StaHH 352-7 I_135, ad. J. No. 46./02, Auszug.
50 StaHH 352-7 I_135, Reichsgesundheitsamt an das Mitglied des Reichsgesundheitsrathes, Hafenarzt Herrn Physikus Dr. Nocht, 24. März 1902.

4. November desselben Jahres, Nochts 45. Geburtstag, stellte die Hamburg-Amerika-Linie Nocht »den Dampfer ›Bosnia‹, der in Kuhwärder Hafen liegt«, für Tests zur Vertilgung von Schiffsratten zur Verfügung.[51] Diese wurden im Dezember durchgeführt.[52] Nocht selbst beschrieb die Angelegenheit aus der Rückschau wie folgt:

> Auf den Vorschlag des Hafenarztes ist im letzten Jahre aus Reichsmitteln ein Apparat hergestellt worden, der es ermöglicht, sämtliche Ratten auf einem Schiff zu vernichten, ohne daß die Luken geöffnet zu werden brauchen, und ohne daß die Ladung berührt wird. Der Apparat ist auf einer Schute aufgestellt, die längsseits des zu behandelnden Schiffes gelegt wird. Durch geeignete Verbrennung von Koks in einem Generatorofen wird ein Gas erzeugt, das Kohlenoxyd mit Kohlensäure gemischt in bestimmten, nicht explosiblen und nicht entzündlichen, wohl aber noch giftigen Mengen enthält.[53]

Das Gas sei für die jeweilige Ladung unschädlich, für die Ratten jedoch tödlich, dringe »überall hin« und sei »so giftig«, dass »schon sehr geringe Mengen davon« genügten, um »alle Ratten an Bord zu töten«: »Nachdem das Gas einige Stunden im Schiff gewirkt hat, wird es teils durch Aussaugen, teils durch Einblasen frischer Luft wieder vollständig entfernt.«[54]

Wie schon bei der Bekämpfung der Cholera erwies sich Bernhard Nocht auch bei der Pestbekämpfung als avanciert, innovativ und zupackend, indem er neue Praktiken und Pfade etablierte, die sich als wegweisend erwiesen. So leistete er einen

51 StaHH 352-7 I_135, Hamburg-Amerika Line an Herrn Physikus Dr. Nocht, 4. November 1902.

52 StaHH 352-7 I_135, Hygienisches Institut Director: Professor Dr. Dunbar an Herrn Hafenarzt Physikus Dr. Nocht, 1[.] Dezember 1902. Anfang 1903 begannen Nocht und Giemsa, Proben von Kaffee oder Früchten begasen zu lassen, um anschließend die Qualität der Waren genau zu prüfen; vgl. ebd., passim.

53 [Nocht:] Der Dienst des Hafenarztes in Hamburg, II. Bericht, S. 12.

54 Ebd.

bedeutenden Beitrag zum Schutze Hamburgs vor der Einschleppung der Pest und trug zugleich zur weiteren hygienischen Durchdringung des Hafens durch die Kontrolle und Beseitigung von Wirten und krankheitsübertragenden Vektoren bei. Gleichzeitig gelang es ihm gemeinsam mit Gustav Giemsa, ein Gerät zu entwickeln, den patentierten »Nocht-Giemsa«-Generatorengas-Apparat, das maßgeblich zur Lösung eines konkreten hygienisch-medizinischen Problems beitrug.

Am 12. September 1904 wurde der zweifache Vater und Institutsdirektor Nocht vom Generalstabsarzt der Marine abermals befördert:

> Dem Königlichen Bezirkskommando teile ich zur gefälligen weiteren Veranlassung ergebenst mit, daß der Marine-Oberstabsarzt der Seewehr II. Aufgebots Dr. Nocht durch Allerhöchste Kabinettsordre vom 10. d. Mts. zum Marine-Generaloberarzt der Seewehr II. Aufgebots befördert worden ist.[55]

Damit war Bernhard Nocht nun Oberstleutnant der Reserve; der Physikus, Hafenarzt und Direktor des Instituts für Schiffs- und Tropenkrankheiten zählte damit, wenn auch in Reserve, zu den hohen preußischen Sanitätsoffizieren.

Koloniale Netzwerke in Hamburg und Berlin

Das koloniale Netzwerk des Tropeninstituts unter Bernhard Nocht mit seinen diversen historischen Akteuren entfaltete sich auf mehreren Ebenen. Hier sollen drei Aspekte – Berliner Kolonialeliten, Kolonialbewegung, Reederei Woermann – fokussiert werden, während weitere Perspektiven und Aspekte noch zu erforschen wären. In Bezug auf die Verbindungen des Tropeninstituts zu den Berliner Kolonialeliten sind zunächst

55 StaHH 361-6-I 0094, Abschrift aus der Akte des Medizinalkollegiums, Generalstabsarzt der Marine, B.Nr. 1529, Berlin, den 12. September 1904.

Nochts Kontakte zur Kolonialabteilung des Auswärtigen Amts (Kern des 1907 gegründeten Reichskolonialamts) sowie zur sich sukzessive professionalisierenden Schutztruppe als »militärische Abteilung des Kolonialamtes« von Belang.[56]

Die Spitze der Berliner Kolonialadministration stellte traditionell die für koloniale Fragen zuständige Abteilung 4 des Berliner Auswärtigen Amts in der Wilhelmstraße dar. Diese gewann mit der allmählichen Erweiterung des Kolonialbesitzes zunehmend an Einfluss.[57] 1902 zog die Kolonialabteilung in ein »zu Bürozwecken umgebautes Privathaus in der Wilhelmstraße 62« und erhielt damit ein eigenes Gebäude.[58] 1907 wurde die Kolonialabteilung dann offiziell in das Reichskolonialamt umgewandelt, das »von einem Staatssekretär (nach heutigem Verständnis einem Minister)« geleitet wurde.[59] Bereits 1890 war in Berlin der Reichskolonialrat gegründet worden, der bei der Kolonialabteilung des Auswärtigen Amts angesiedelt war und der der Reichsregierung als hochkarätiges Beratergremium in allen kolonialen Fragen zur Seite stand. Der Reichskolonialrat, der 1899 nach Vorträgen von Nocht und Woermann die Verlegung des Tropeninstituts von Berlin nach Hamburg empfahl, befand sich an »der Nahtstelle« von »wirtschaftlichen und politischen Kolonialinteressenten« und tagte unter anderem »im Auswärtigen Amt in der Wilhelmstraße, im Reichstag und später auch im Haus des Reichskolonialamts«.[60]

56 Zeller, Joachim/Zimmerer, Jürgen: Das Oberkommando der Schutztruppen. Die Zentrale der deutschen Kolonialmilitärs, in: van der Heyden, Ulrich/Zeller, Joachim (Hg.): Kolonialmetropole Berlin. Eine Spurensuche, Berlin 2002, S. 35.

57 Sippel, Harald: Die Kolonialabteilung des Auswärtigen Amtes und das Reichskolonialamt, in: van der Heyden, Ulrich/Zeller, Joachim (Hg.): Kolonialmetropole Berlin. Eine Spurensuche, Berlin 2002, S. 32.

58 Ebd.

59 Ebd., S. 31. Die Zahl der Beamten im höheren Dienst stieg von 1896 bis 1913 von sechs auf immerhin 32 an, womit sich die Kolonialverwaltung weiter professionalisierte (ebd.).

60 Pogge von Strandmann, Hartmut: Der Kolonialrat, in: van der Heyden, Ulrich/Zeller, Joachim (Hg.): Kolonialmetropole Berlin. Eine Spurensuche, Berlin 2002, S. 32. Hartmut Pogge von Strandmann

Eng mit dem Kolonialamt verflochten war die Kaiserliche Schutztruppe, gleichsam der militärische Arm des deutschen Kolonialimperialismus. Ihr Oberkommando in der Mauerstraße 45/46 lag schräg gegenüber der Wilhelmstraße 62 und unterstand »dem Reichskanzler beziehungsweise dem Staatssekretär des Reichskolonialamtes«.[61] Aufgabe der Schutztruppe war die innere Kontrolle der Kolonien und die Verteidigung dieser Gebiete »gegen fremde Mächte«.[62] In den Kolonien führte das beständige Leben »in der Mitte potenzieller Feinde« zu »Nervosität« und zahlreichen Gewaltaktionen.[63]

Während Auswärtiges Amt und Oberkommando der Schutztruppen diverse Ärzte als Assistenten an Nochts Institut kommandierten und noch mehr Aspiranten zu den großen Tropenkursen für Ärzte nach Hamburg entsandten, suchten die Berliner Eliten bald aus eigenem Interesse die Kooperation mit Institutsdirektor Nocht. So formulierte etwa der Generalstabs-

schreibt: »Wichtig war der Kolonialrat unter anderem für den Eisenbahnbau, für die Politik der Land- und Plantagengesellschaften, für die Seeverbindung zwischen Deutschland und den Kolonien, für das Missionswesen und die Landpolitik« (ebd., S. 34).

61 Zeller/Zimmerer: Oberkommando der Schutztruppen, S. 35.

62 Ebd., S. 36.

63 Ebd., S. 37. Zeller und Zimmerer formulieren: »In Deutsch-Ostafrika fanden zwischen 1889 und 1905 allein 76 Gefechte statt, denen in den Jahren 1905 bis 1907 der große Maji-Maji-Krieg folgen sollte. In Deutsch-Südwestafrika waren es von 1893 bis 1904 sieben, in Kamerun von 1891 bis 1909 sogar 101 militärische Unternehmungen, während etwa die offizielle Gefechtsliste der Polizeitruppe in Togo allein für den Zeitraum zwischen 1895 und 1899 achtzehn ›Feld- und Strafzüge‹ aufweist. Aus heutiger Sicht stellt die Auflistung der kriegerischen Auseinandersetzungen ein unfreiwilliges Zeugnis fortgesetzter deutscher Aggression in den Kolonien dar, wie sie dem von der damaligen Kolonialbewegung immer wieder bemühten Postulat von der ›friedlichen Durchdringung‹ der Kolonien Hohn spricht« (ebd., S. 38). Die Autoren fahren fort: »Und einmal mehr offenbart sich die Zwiespältigkeit der zeitgenössischen, die kolonialen Okkupationen legitimierende[n] Terminologie ›Schutzherrschaft‹, ›Schutztruppen‹ und ähnlicher Euphemismen« (ebd.).

arzt der Armee Rudolf von Leuthold im Herbst 1904 in einem Brief an den Hamburger Senat:

> Bei der Bedeutung, welche die Kenntnis und die Behandlung der Schiffs- und Tropenkrankheiten für überseeische Expeditionen nach den deutschen Schutzgebieten namentlich in neuerer Zeit gewonnen habe, erscheint es dringend erwünscht, diesen Zweig der ärztlichen Wissenschaft, soweit irgend tunlich, der Armee nutzbar zu machen und zu diesem Zwecke geeignete Sanitätsoffiziere auf beregtem Gebiete praktisch durchbilden zu lassen. Eine willkommene Gelegenheit hierzu bietet das daselbst unter Leitung des Hafenarztes, Physikus Dr. Nocht, stehende Institut für Schiffs- und Tropenkrankheiten.[64]

Der Leiter des Sanitätswesens, der die strategische Position des nochtschen Instituts für die Professionalisierung der kolonialen Militärmedizin klar erkannt hatte, bat in seinem Schreiben, dass sich der Hamburger Senat mit der »Kommandierung von Sanitätsoffizieren« an das Tropeninstitut einverstanden erkläre, wobei der »zu Kommandierende« den geltenden »Dienstanweisungen« und den »von Dr. Nocht zu treffenden Anordnungen nach jeder Richtung hin Folge zu leisten« habe.[65] Nocht, von dem Vorgang informiert, befürwortete dies ebenso wie Senator Johann Otto Stammann.[66] Am 22. Oktober 1904 teilte der Hamburger Senat Leuthold mit, dass er der Bitte »Rechnung zu tragen gern bereit« sei.[67] Der Vorgang zeigt die Bedeutung für den kolonialen Sanitätsdienst, die das Hamburger Tropeninsti-

64 StaHH 352-3_I B 16 (Band 2), Generalarzt der Armee an den Senat der Freien und Hansestadt Hamburg, 16. September 1904.

65 Ebd.

66 StaHH 352-3_I B 16 (Band 2), Bernhard Nocht an das Hamburger Medizinalamt, 5. Oktober 1904 (Bl. 31) und Rückseite: ebd., Aktennotiz Hbg. 10.10.04 (gez.) Stammann.

67 StaHH 352-3_I B 16 (Band 2), Die Senatskommission für Auswärtige Angelegenheiten an den Herrn Generalstabsarzt der Armee, 22. Oktober 1904.

tut nach nur vierjährigem Bestehen und besonders zur Zeit des Ausbruchs des Krieges in Deutsch-Südwestafrika erlangt hatte.

Die Kooperation mit den Berliner Kolonialeliten verdichtete sich so stark, dass sie die Personalstruktur des Tropeninstituts bald maßgeblich bestimmte. Zwei Jahre später, am 31. August 1906, schrieb die Kolonialabteilung des Auswärtigen Amts an das Medizinalkollegium:

> Ich habe nunmehr dem Stabsarzt à la suite der Schutztruppe für Deutsch-Ostafrika Dr. Fülleborn die Stelle eines externen medizinischen Assistenten beim Institut für Schiffs- und Tropenkrankheiten daselbst unter dem Vorbehalte des Widerrufs bis auf weiteres übertragen.[68]

Die Kommandierung des Schutztruppenstabsarztes Fülleborn, 1901 erstmals zum Tropeninstitut abgeordnet, wurde hier bei fortlaufender Besoldung aus Berlin entfristet. Fülleborn, 1910 zum Kaiserlichen Regierungsrat ernannt und ab 1930 der Nachfolger Nochts als Institutsdirektor, war für das Tropeninstitut eine entscheidende Personalie, die Nocht in Kooperation mit den Berliner Kolonialeliten (entstehendes Reichskolonialamt und Oberkommando Schutztruppe) anbahnte bzw. verstetigte. Wie ein Brief Nochts vom 31. Oktober 1906 an »Herrn Bürgermeister Dr. Stammann als Präses des Medizinalkollegiums« zeigt, konnte Nocht dem Tropeninstitut noch eine zweite dauerhafte Stelle vom Oberkommando der Schutztruppe sichern:

> Aus Anlass der Entsendung des externen medizinischen Assistenten Stabsarzt Dr. Fülleborn zu einer Studienreise nach Indien und Egypten wurde vom Oberkommando der Schutztruppen der Stabsarzt Dr. Werner mit dem 1. April d.J. als Vertreter des Stabsarztes Fülleborn zum Institut kommandiert. Im Interesse des Instituts wurde das Kommando auch nach Rückkehr des Herrn Dr. Fülleborn vom Ober-

68 StaHH 352-3_I B 16 (Band 2), Kolonial-Abteilung des Auswärtigen Amtes an das Medizinalkollegium Hamburg, 31. August 1906.

kommando der Schutztruppen auf vorläufig unbestimmte Zeit verlängert.[69]

Nocht entwickelte sein Team also in enger Kooperation mit den Berliner Kolonialeliten. Das Hamburger Institut war über die Kolonialabteilung des Auswärtigen Amts und das Oberkommando der Schutztruppe mit der Berliner Kolonialadministration vernetzt und fungierte schnell als Schnitt- bzw. Relaisstelle für medizinisches Expertenwissen für den kolonialen Dienst.[70] In der hausinternen Dokumentation finden sich die Sätze:

> In den »Medizinalberichten aus den Deutschen Schutzgebieten«, die von 1901-1915 erschienen sind, hatte das Institut ein wertvolles Hilfsmittel zur Orientierung über die Gesundheitsverhältnisse, den Bau von Krankenhäusern, die Krankenstatistik u. vieles andere in den Kolonien. Die Berichterstatter waren meist Freunde und z.T. Schüler des Institutes, so dass auch auf diese Weise ein guter Zusammenhang zwischen den Tropenärzten daheim und draussen gewahrt blieb.[71]

Eine zweite kolonialhistorisch relevante Frage ist die Vernetzung des nochtschen Instituts mit der deutschen Kolonialbewegung. Hier war Nocht vor allem in die Kolonialkongresse von 1902 und besonders 1905 involviert. Die deutschen Kolonialkongresse waren die wissenschaftliche Variante der populären Kolonialausstellungen, mit denen die Kolonialbewegung für die Kolonien agitierte.[72] Auf dem Kolonialkongress 1902 in Ber-

69 StaHH 352-3_I B 16 (Band 2), Bernhard Nocht an Bürgermeister Stammann, 31. Oktober 1906.

70 Nocht: Organisation, S. 173.

71 BNI-Archiv, Jahresberichtsblätter 1901, Notiz von Bibliothekarin Müller.

72 Zum Thema »Frühe Kolonialagitation und Anfänge der Kolonialbewegung« vgl. Gründer, Horst: Geschichte der deutschen Kolonien, 8. Aufl., Paderborn 2022, S. 27-54; vgl. auch Schilling, Elisabeth: Ethnologie und Kolonialpropaganda. Das Beispiel der Berliner Kolonialausstellung von 1896. Magister-Arbeit an der Universität Hamburg (Sign. 88 T1752), Hamburg 1988, S. 21. Zwischen 1896 und

lin referierte Bernhard Nocht zum Thema »Die hygienischen Aufgaben in unseren Kolonien« in der Sektion Tropenmedizin, die der Chef der Medizinalabteilung im Oberkommando der Schutztruppen, Emil Steudel, leitete.[73] Der große Kolonialkongress von 1905 fand dann ebenfalls im Berliner Reichstagsgebäude statt, das durch »das Entgegenkommen des Präsidenten des Reichstages zur Abhaltung des Kongresses bereitwilligst zur Verfügung« gestellt wurde.[74] Veranstalter waren unter anderem der Deutsche Kolonialverein und der Deutsche Flottenverein;[75] dem Ehrenkomitee gehörten neben anderen Reichskanzler von Bülow und Albert Ballin an sowie die Medizinprofessoren Ernst Haeckel und Robert Koch.[76]

Beteiligt war das Tropeninstitut zum einen durch die Kuratierung der tropenmedizinischen Ausstellung »im Kuppelsaale des Reichstagsgebäudes«, wo es diverse farbige Wandtafeln zu tropischen Erregern sowie mehrere »Nocht-Giemsasche Apparate zur Vertilgung pestverdächtiger Schiffsratten mittels giftiger Gase« präsentierte.[77] Nocht nutzte den Kolonialkongress also als Marketingmöglichkeit, um seine von der Reichsregierung geförderte Patentsache vorzustellen. Zugleich popularisierte er die Tropenmedizin und das Tropeninstitut im nationalen kolonialen Netzwerk, wobei das repräsentative Reichstagsgebäude als architektonischer Katalysator der Kolonialbewegung diente, die sich hier wissenschaftlich und personell vernetzte.

1914 nennt eine Liste der Deutschen Kolonialgesellschaft insgesamt 35 Kolonialausstellungen; vgl. ebd., S. 39-40.

73 [Staudinger, P.:] Verhandlungen des Deutschen Kolonialkongresses 1902 zu Berlin am 10. und 11. Oktober 1902, Berlin 1903, S. 208-213.

74 Verhandlungen des Deutschen Kolonialkongresses 1905 zu Berlin am 5., 6. und 7. Oktober 1905, hg. vom Redaktionsausschuss, Berlin 1906, S. VII.

75 Ebd., S. XVII-XIX.

76 Ebd., S. XX-XXIV. Einfache Mitglieder des Kongresses waren neben Nocht auch Fülleborn, Giemsa und Mühlens vom Hamburger Tropeninstitut sowie Gaffky und diverse weitere Tropenärzte wie Plehn, Ruge, Steudel und Kleine; vgl. ebd., S. XXXIX-LXXXV.

77 Ebd., S. XXIX u. XXX.

Außerdem spielte Nocht in der Sektion »Tropenmedizin und Tropenhygiene« eine prominente Rolle, wo er zwei wissenschaftliche Vorträge zum Thema Malaria hielt. In seinem ersten Vortrag schlug Nocht, wie viele andere Ärzte, ein eigenes Chininschema zur Behandlung der Malaria vor, was insofern interessant ist, da es von dem von Robert Koch empfohlenen Schema abwich und statt Gaben von einem Gramm Chinin auf kleinere Dosen von 0,5 Gramm setzte. Sein Chininschema, so Nocht, sei anders als die »kurz gesagt – Kochsche Methode«:[78]

> Wir gingen hierzu auch aus dem Grunde über, weil Herr Giemsa bei seinen Untersuchungen über die Ausscheidungen des Chinins gefunden hatte, dass das Chinin, wenn es in wiederholten kleinen Dosen dem Körper zugeführt wird, langsamer ausgeschieden wird, und dass sich grössere Chininmengen in gegebener Zeit im Körper anhäufen, als wenn man grosse Dosen, also 1 g, einmal des Tages gibt.[79]

In der Auswertung einer Statistik von knapp 400 Fällen aus dem Tropeninstitut folgerte Nocht, dass die von ihm angewandte Methode der »Chinindarreichung mindestens nicht schlechter« als die bisherige kochsche sei, und stellte sich so auf eine Ebene mit Robert Koch.[80] Hierauf folgte eine angeregte Diskussion, die Nochts Stellung innerhalb des tropenmedizinischen Establishments fünf Jahre nach der Gründung des Hamburger Tropeninstituts verdeutlicht. Nocht wurde von einem Stabsarzt Dempwolff, der Kochs Schema vertrat, scharf attackiert; kleinere Chinindosen über den Tag verteilt,

78 Nocht, Bernhard: Über Chinintherapie bei Malaria, in: Verhandlungen des Deutschen Kolonialkongresses zu Berlin am 5., 6. und 7. Oktober 1905, hg. vom Redaktionsausschuss, Berlin 1906, S. 215.

79 Ebd.

80 Ebd., S. 217. In seinem zweiten Vortrag »Über Schwarzwasserfieber«, einer schweren Komplikation der Malaria, schlug Nocht die »Chiningewöhnung mit kleinsten Dosen« vor; vgl. Nocht, Bernhard: Über Schwarzwasserfieber, in: Verhandlungen des Deutschen Kolonialkongresses 1905, S. 225. In dem Vortrag erscheint Nocht auch als Arzt und Kliniker am Krankenbett.

so Dempwolff, seien »gegen Malaria schon früher verordnet« worden und »diese Therapie jetzt von berufener Seite und an dieser Stelle im Deutschen Kolonial-Kongress als ›Methode‹« zu präsentieren, könne »bei Laien, deren viele gern über Malaria mitreden«, Konfusion erzeugen.[81] Stabsarzt Dr. Kuhn hingegen sprang Nocht bei:

> Ich freue mich, dass heute von so autoritativer Seite für die kleinen Chinindosen eingetreten wird. [...] Ich hoffe, dass der heutige Tag den kleinen Chinindosen zu ihrem Recht verhilft.[82]

Auch Stabsarzt Friedrich Karl Kleine, der spätere Leiter der Schlafkrankheitsbekämpfung in Deutsch-Ostafrika (s. u.), äußerte sich positiv über die »Nochtsche Modifikation der Behandlung des Schwarzwasserfiebers« durch Chiningewöhnung, womit Schiffsmediziner Nocht, der seinen Forschungsschwerpunkt mehr und mehr auf die Malaria verschob, auch im tropenmedizinischen Establishment sichtlich angekommen war.[83]

Nocht hielt seinen Hauptvortrag »Ueber Tropenkrankheiten im Seeverkehr«, der einen Markstein seiner bisherigen Wissenschaftskarriere darstellte, am 7. Oktober 1905 im großen Plenarsaal des Reichstags.[84] Er forderte in dem fast ausschließlich schiffsmedizinischen Vortrag, der hier nicht im Detail wieder-

81 Nocht: Über Schwarzwasserfieber [Diskussion], S. 225.

82 Ebd., S. 226.

83 Ebd., S. 228. Kleine erhielt später die Bernhard-Nocht-Medaille (s. u.). Erich Mannweiler formuliert zum Schwarzwasserfieber: »Mit den synthetischen Heilmitteln, die ab Mitte der 1920er Jahre mehr und mehr die Malariabehandlung beherrschten, wurde das Chinin aus der Malariabehandlung allmählich verdrängt, womit auch das Schwarzwasserfieber seine Bedeutung verlor« (Mannweiler: Geschichte, S. 148).

84 Nocht, Bernhard: Ueber Tropenkrankheiten im Seeverkehr (Plenarsitzung am 7. Oktober, Nachmittag), in: Verhandlungen des Deutschen Kolonialkongresses 1905 zu Berlin am 5., 6. und 7. Oktober 1905, hg. vom Redaktionsausschuss, Berlin 1906, S. 305-316.

gegeben zu werden braucht, eine bessere Ausbildung sowie eine stärkere Stellung der Schiffsärzte:

> Wir können uns jetzt einen Tropenarzt gar nicht mehr denken, der nicht mit den Methoden zur mikroskopischen Blutuntersuchung und zur Erkennung der kleinen tierischen Lebewesen, der Protozoen, die für die Tropenkrankheiten charakteristisch sind, ausgerüstet und auf sie eingeübt wäre. Tatsächlich wird in unsere Schutzgebiete und Kolonien von der Kolonialabteilung und dem Oberkommando der Schutztruppen kein Arzt mehr entsandt, der nicht in dieser Richtung genügend vorgebildet und ausgerüstet wäre. Diese Vorbildung erhalten die Herren in der Regel in dem mir unterstellten Hamburger Institut für Schiffs- und Tropenkrankheiten, das unten eine Ausstellung seiner Lehrmittel und Präparate veranstaltet hat.[85]

Bernhard Nocht, der in der Südsee selbst Erfahrungen als kolonialer Akteur gesammelt hatte, nutzte den Kolonialkongress, um die Tropenmedizin mit dem kolonialen Gedanken zu verflechten. Gleichzeitig warb Nocht auf der großen kolonialpolitischen Bühne im Reichstagsgebäude geschickt für das von ihm geleitete Hamburger Institut im Kontext der sich entfaltenden kolonialen Diskurse.[86]

Der dritte und letzte hier dargestellte Aspekt der kolonialen Vernetzung des nochtschen Instituts betraf die Hamburger Reederei Woermann. Diese war eine der logistischen Lebensadern des deutschen Kolonialreiches, was sie, so Kim Todzi, »zum

85 Ebd., S. 311.

86 Ende März oder Anfang April 1909 hielt Nocht auch einen Vortrag vor der Hauptversammlung der Deutschen Kolonialgesellschaft, Abteilung Hamburg, zum Thema Schlafkrankheit; vgl. StaHH 352-3_III H 7, Heft 14 (Band 1), Medizinalamt, Zeitungsausschnitt: Beilage zum Hamburgischen Correspondenten. Wirtschaftliche Wochenschrift, Sonntag, den 4. April 1909. Nocht war also auch in der Hamburger Sektion der Deutschen Kolonialgesellschaft durchaus wissenschafts- und kolonialpolitisch aktiv.

Inbegriff kolonialer maritimer Logistik in Afrika« machte.[87] »[V]on Beginn an massiv involviert« war die Woermann-Linie auch in den Genozid an den Herero und Nama ab 1904. Woermann transportierte per Schiff 80 Prozent der bis »Mitte 1906« nach Südwestafrika gebrachten »18.179 Soldaten, Militärpersonen und Offiziere der Schutztruppe«[88] und beschäftigte zu dieser Zeit auch Zwangsarbeiter, deren Alltag durch »karge Ernährung, harte Arbeit und körperliche Strafen« gekennzeichnet war.[89] Ein zeitgenössischer Bericht aus Deutsch-Südwestafrika enthält die Worte:

> Die Stadt Swakopmund wimmelt von Gefangenen. Gleich am Zollamt fängt es an, wo ein gutes Hundert Herero die ausgeladenen Güter auf den Schienenwegen, die die ganze Sandstadt durchziehen, nach den Woermannstapelplätzen bringen.[90]

Insgesamt, so Todzi, erreichte die »geradezu symbiotische Verbindung des Woermann-Konzerns mit der deutschen Kolonialherrschaft« im »Krieg gegen die Herero und Nama ihren Höhepunkt« und die »Woermann-Linie und ihre Leitung wurden zu Ermöglichern des Völkermordes«.[91]

87 Todzi: Unternehmen Weltaneignung, S. 327. Im Jahre 1837 in Hamburg von Carl Woermann gegründet, hatte sich Woermann von einem Handelsunternehmen mit Faktoreinetzwerk in Westafrika – Import unter anderem von Palmkernen und Export von Textilien, Spirituosen und Waffen – mit der Umstellung auf die Dampfschifffahrt von der »Kaufmannsre[e]derei, deren Schiffe in erster Linie für die Bedürfnisse des eigenen Handelsgeschäfts eingesetzt wurden«, zum Logistikunternehmen gewandelt, das bald hauptsächlich fremde Waren transportierte (ebd.). »Wie kaum eine andere Industrie«, so Todzi konzise, »stand die (Dampf-)Schifffahrt an einer Nahtstelle zwischen transnationaler Verflechtung und Einbindung in globale Verkehrsnetzwerke auf der einen und imperialem Wettbewerb und Kolonialpolitik auf der anderen Seite« (ebd., S. 338).

88 Ebd., S. 369.

89 Ebd., S. 378.

90 Zitiert nach ebd.

91 Ebd., S. 407.

Ab 1900 boomte das Westafrika-Geschäft der Woermann-Linie, zugleich war Westafrika ein schweres Malariagebiet. Daraufhin wandte sich

> Herr Adolph Woermann [...] an den Herrn Physikus Dr. Nocht, Direktor des Instituts für Schiffs- und Tropenkrankheiten in Hamburg, und ersuchte, einen am Institute ausgebildeten Arzt zu veranlassen, eine dieser Reisen mitzumachen, um zu untersuchen, was zur Besserung dieser Verhältnisse geschehen könnte.[92]

Von einem persönlichen Treffen zwischen Nocht und Woermann, die sich spätestens seit 1899, seit der gemeinsamen Sitzung im Reichskolonialrat, kannten, ist nichts überliefert; sicher ist aber, dass kurz darauf der junge Arzt Rudolf Pöch vom Tropeninstitut eine Expeditionsreise antrat, deren Ziel es war, eine zeitgemäße Malariaprophylaxe auf den Schiffen der Woermann-Linie zu erarbeiten.

Am 16. März 1902 ging Pöch an Bord der Ella Woermann; er hatte »eine vollständige Laboratoriumseinrichtung« des Tropeninstituts dabei, für die Woermann eine Kabine des Schiffs »in ein Laboratorium umwandeln« ließ.[93] Die Route der zweieinhalbmonatigen Fahrt verlief von Hamburg bis Bissao in Westafrika. In Sherbro, Sierra Leone, erschienen »die ersten [Malaria-Moskitos] recht spät, erst gegen Mitternacht an Bord«, und zwar »an der windgeschützten Seite des Schiffes«.[94] Pöch verabreichte der Besatzung als Malariaprophylaxe ein Gramm Chinin, was zu diversen Nebenwirkungen – »Ohrensausen, Zittern in den Händen und Schwindel« – führte,[95] sodass eine solche Abgabe auf der Ella Woermann bald »nicht mehr durchsetzbar« war und reduziert wurde auf ein halbes Gramm Chinin jeden vierten

92 Pöch, Rudolf: Ergebnisse einer Reise längs der Küste von Senegambien und Ober-Guinea, in: Archiv für Schiffs- und Tropenhygiene 7 (1903), S. 125.
93 Ebd.
94 Ebd., S. 127.
95 Ebd., S. 129.

Abend.[96] Parallel dazu entwarf Pöch diverse Anordnungen für Moskitonetze[97] und schloss seinen Bericht mit »Vorschläge[n] für die Woermann-Linie«, in denen er konstatierte, dass »ausschließlich die Plätze Fiebergefahr bringen, wo das Schiff die Flussmündungen hinaufzufahren« habe, da die Moskitos als Überträger der Malaria dort »leicht auf das Schiff hinüberfliegen« könnten.[98]

Durch Kooperation von Reederei und Tropeninstitut wurde die koloniale maritime Logistik medizinwissenschaftlich professionalisiert. Nocht und Woermann kooperierten eng miteinander; zunächst hatte Woermann wie erwähnt die Gründung des Tropeninstituts in Hamburg auf einer Sitzung des Kolonialrats unterstützt, wofür sich Nocht später mit der Verbesserung der Malariaprophylaxe auf Schiffen der Woermann-Linie wissenschaftlich erkenntlich zeigte.

Internationale Verbindungen

Die nationalen kolonialen Netzwerke des Hamburger Instituts für Schiffs- und Tropenkrankheiten und seines Direktors wurden durch weitverzweigte internationale Kontakte ergänzt. So unterhielt Bernhard Nocht persönlich etwa gute Beziehungen zu Ronald Ross von der Liverpool School of Tropical Medicine, der 1902 in Liverpool zum Professor für Tropenmedizin ernannt worden war. Im selben Jahr erhielt Ross den Nobelpreis für Medizin für die Entdeckung des Malariakreislaufs, zu dem ihm Nocht dann gratulierte:

> I am very glad to hear that you have got the Nobel prize [...]. At last this is a noble acknowledgement of your great discovery. Be sure that we all in Germany are unanimous, that nobody has better deserved the prize than you.[99]

96 Ebd., S. 132.
97 Ebd., S. 140-143.
98 Ebd., S. 144.
99 LSHTM Archives, Ross Collection, GB 0809, Ross/86/06/57, Hafenarzt Physikus Dr. Nocht an Dr. Ronald Ross, 20. Dezember 1902.

Während Nocht den Kontakt zu Ross systematisch vertiefte, war sein »Vize« Friedrich Fülleborn gleichsam für Patrick Manson von der London School of Tropical Medicine zuständig, mit dem Fülleborn Fotos austauschte und eine Korrespondenz »von Haus zu Haus und Institut zu Institut« führte, die auch Fülleborns Frau Magda mit einschloss.[100]

Die weitgehende Aufteilung der Kontakte (Nocht zu Ross und Fülleborn zu Manson) kam dem Institut zugute, als im November 1912 ein heftiger Disput zwischen Ross und Manson ausbrach, nachdem Manson in einem Gutachten an die Liverpool School geschrieben hatte, die Berufung eines bestimmten Kandidaten »would […] make a good [effect] in your system of teaching, which I have long been anxious, in the interests of tropical medicine, to see remedied«.[101] Diese Anspielung auf Defizite in der Liverpooler Lehre nahm Nobelpreisträger Ross derart persönlich, dass er, trotz diverser Entschuldigungen seines ehemaligen Mentors Patrick Manson, die Sache weiter bis zu einem Rechtsstreit eskalierte.[102] Indem das Tropeninstitut zweigleisig fuhr, lief es nicht Gefahr, sich in dem Zwist der beiden Dioskuren der britischen Tropenmedizin »zwischen zwei

100 Wellcome Collection WTI/RST/F/62-65, Magda und Friedrich Fülleborn an Patrick Manson, am 16.5. [ohne Jahr]. Magda Fülleborn schrieb an Manson: »Lieber Herr Doctor! Soeben erhalte ich den wirklich prachtvollen Kristallteller, den Sie mir als nachträgliches Hochzeitsgeschenk zugedacht haben, und über den ich mich umso mehr gefreut habe, als die schöne Gabe so ganz unerwartet gekommen ist. […] Besonders würde ich mich aber freuen, wenn ich noch recht oft Gelegenheit haben würde, den Teller auf unseren Esstisch zu stellen, wenn Sie daran sitzen.«

101 Wellcome Collection WTI/RST/F/62-65, Sir Patrick Manson an Mr. Milne, The Welbeck Palace Hotel, London, am 13.11.1912.

102 Wellcome Collection WTI/RST/F/62-65, passim. Erst im Mai 1913, nach diversen Unterwerfungsgesten Mansons, war Ross bereit, die Sache zumindest äußerlich auf sich beruhen zu lassen. So schrieb Ross' Anwalt an Manson: »If these things are done, Sir Ronald instructs us to say he will not press the matter further in spite of the injury which the letter has inflicted upon him.«

Stühle zu setzen« (Nocht), und konnte eine Parteinahme in dem Konflikt auf diese Weise umgehen.

Neben den internationalen Wissenschaftskontakten zu komplementären Instituten in Großbritannien oder zur tropenmedizinisch bedeutenden US-amerikanischen Panama Canal Zone unter William C. Gorgas (s. u.) partizipierten Nocht und sein Institut auch an den offiziellen diplomatischen Netzwerken des Auswärtigen Amts.[103] So wurde Nocht routinemäßig von Diplomaten als Experte herangezogen, wenn es um die Besetzung ärztlicher Stellen im entstehenden internationalen Gesundheitswesen ging. Am 27. August 1900 etwa annoncierte das Auswärtige Amt in einem eiligen Schreiben an den Hamburger Senat, dass der Internationale Gesundheitsrat in Alexandrien »die Ausschreibung der Stelle eines médecin adjoint beschlossen« habe.[104] Da die Aufgabe der ausgeschriebenen Stelle »in der sanitätspolizeilichen Controlle« des Suezkanals bestand, erhob das Auswärtige Amt im »Interesse der deutschen Schiffahrt« den Anspruch, »in der Aerzte-Kommission in Suez einen deutschen Arzt zu haben«:

> Dem Senat würde ich dankbar sein, wenn Derselbe versuchen wollte, mit der durch die Kürze der noch bleibenden Frist gebotenen Schleunigkeit einen geeigneten Kandidaten für die von dem Alexandriner Gesundheitsrath ausgeschriebene Stelle eines médecin adjoint für Suez ausfindig zu machen […]. […] Dem [Hamburger] Hafenarzt Dr. Nocht ist von der Ausschreibung der Stelle in Suez durch den diesseitigen Referenten in privater Form bereits Mittheilung gemacht worden. Der Reichskanzler. Im Auftrage. gez. Aichberger[105]

Bernhard Nocht schlug daraufhin einen Dr. Janzer vor, der sich auch kurz darauf in Berlin im Auswärtigen Amt vorstell-

103 StaHH 352-3-I c18, passim.
104 StaHH 352-3-I c18, Auswärtiges Amt an den Senat der Freien und Hansestadt Hamburg, 27. August 1900.
105 Ebd.

te.[106] Später war Nocht noch mehrfach in ähnliche Vorgänge involviert, auch im kolonialen Kontext. So war er etwa im März 1908 in die Suche »zweier Aerzte für das Innere Boliviens« eingebunden[107] oder zur gleichen Zeit in eine Suche nach einem deutschen Arzt für die Hafenstadt Tanga in der Kolonie Deutsch-Ostafrika.[108] Sein Direktorat am Institut für Schiffs- und Tropenkrankheiten ermöglichte Nocht die Partizipation an einem exklusiven internationalen medizinischen Wissenschaftsnetzwerk, das vermittels des Auswärtigen Amts im Interesse des Reiches darauf abzielte, strategisch bedeutsame internationale Ärztestellen mit deutschen Kandidaten zu besetzen.

1906 gelang Bernhard Nocht dann ein Karrieresprung, der bis heute kaum bekannt ist. Gemeint ist seine Ernennung zum hamburgischen Medizinalrat in Nachfolge seines Chefs und Förderers Johann Reincke.[109] Der »Medizinalrat« – in heutiger Terminologie Staatsrat bzw. Staatssekretär der Gesundheitsbehörde – war nach dem zuständigen Senator für Polizei und Gesundheit der höchste ärztliche Beamte der Hansestadt. Er leitete die Geschäftsstelle des Medizinalkollegiums, das Hamburgische Medizinalamt,[110] und war generell der »ausführende Beamte« Hamburgs in allen Gesundheits- und Medizinalangelegenheiten: »Dem Medicinalrath sind unterstellt: das Hygienische Institut, der hafenärztliche Dienst, der stadtärztliche Dienst, der

106 StaHH 352-3-I c18, Senatskommission für Reichs- und Auswärtige Angelegenheiten J. No. 4559, Abschrift Eilt! – Im Jahr 1904 wurde durch einen Erlass des Reichskanzlers in Hamburg dann eine »Auskunftsstelle für die Berufung Ärztlicher Stellen im Auslande« eingerichtet; vgl. StaHH 352-3-I c18, Zeitungsausschnitt, Bl. 30.
107 StaHH 352-3-I c18, Albert Winkelmann [Geschäftsführer] an Bernhard Nocht, 19. März 1908.
108 StaHH 352-3-I c18, J. No. A. 645, 13. März 1908.
109 Zur Zusammenarbeit des Medizinalkollegiums, das vor 1914 beständig reformiert wurde, vgl. StaHH 352-3_I B 16 (Band 1), Amtsblatt der Freien und Hansestadt Hamburg, 5. Januar 1900, Medicinal-Ordnung.
110 Ebd., S. 121.

ärztliche Dienst in dem Beobachtungshause, das Impfwesen, einschließlich der Staatsimpfanstalt.«[111]

Hinzu kamen »der Amtsphysikus in Ritzebüttel« (Cuxhaven), »die Districts-, Polizei-, Auswanderer-, Gefängnis-, und Prostitutionsärzte sowie der Ammenarzt«[112] und, bedeutsam, Nochts Hamburger Institut für Schiffs- und Tropenkrankheiten. Zu den weiteren Aufgabengebieten des Medizinalrates gehörten die »Prostitutionsüberwachung, regelmäßige Apothekenkontrolle, Verkehr mit stark wirkenden Mitteln, Schulhygiene, Leibesübungen, Hygiene der Barbierstuben, Hebammenwesen« sowie die »Trichinenschau«. Außerdem musste Nocht als Medizinalrat »Stellungnahmen« verfassen »zu Fragen der Mückenbekämpfung, des Friedhofswesens, von Völkerschauen usw.«[113]

Nocht war in Betracht gezogen worden, als der Amtsinhaber Johann Reincke schwer erkrankte; eine Mitteilung des Senats an die Bürgerschaft vom 25. April 1906 enthält in Bezug auf die Nachfolge die Worte:

> Unwillkürlich mussten sich daher bei der Prüfung der Frage, wer etwa die geeignete Persönlichkeit sei […], die Blicke auf einen Mann lenken, der, seit Jahren schon im hamburgischen Dienste stehend, durch seine Tätigkeit als Hafenarzt vielfach unter Überwindung erheblicher Schwierigkeiten, unsere Stadt von der Einschleppung schwerer Seuchen freigehalten hat und als Leiter des Instituts für Schiffs- und Tropenkrankheiten diesem Institut einen rühmlichst bekannten Namen in der ganzen wissenschaftlichen Welt erworben hat, auf Physikus Dr. Nocht. Es kann keinem Zweifel unterliegen, daß derselbe allen an einen Medizinalrat zu stellenden Ansprüchen in jeder Weise zu genügen im Stande sein wird.[114]

111 Ebd., S. 122.
112 Ebd.
113 Martini: Nocht, S. 47.
114 StaHH 352-10-350 (Band 1), Personalakte Nocht, Mitteilung des Senats an die Bürgerschaft, No. 101, Hamburg, den 25. April 1906.

Da Nocht nicht das Medizinalamt, das Tropeninstitut und den Hafenärztlichen Dienst gleichzeitig führen könne, er aber die Leitung des Tropeninstituts behalten solle und wolle, schlug der Senat »im Einvernehmen mit Physikus Dr. Nocht« den »Ausweg« vor, Hafenarzt und Tropeninstitut zu trennen.[115] Die Stelle des Hafenarztes solle neu ausgeschrieben und Nocht zukünftig mit der Leitung des Medizinalamts – und damit des Hamburger Gesundheitssystems – betraut werden, aber weiterhin die Leitung des Tropeninstituts in Personalunion beibehalten. Nocht habe sich hierzu bereiterklärt, »falls ihm die durch Senats- und Bürgerschaftsbeschluß schon bisher bewilligte persönliche Zulage von M. 2000 belassen«[116] werde:

> Nach Ansicht des Senats wird auf diesem Wege die schwierige Frage der Wiederbesetzung der Medizinalratsstelle in außerordentlich glücklicher Weise gelöst. […] Der Senat ist daher gewillt, Physikus Dr. Nocht zum Medizinalrat zu erwählen und beantragt, die Bürgerschaft wolle sich damit einverstanden erklären.[117]

Der Empfehlung entsprechend wurde Bernhard Nocht am 11. Mai 1906 vom Senat zum Medizinalrat gewählt.[118] Nochts Nachfolger als Hafenarzt wurde Dr. Karl Heinrich Sannemann vom Kaiserlichen Gesundheitsamt in Berlin, der dieses Amt fast drei Jahrzehnte lang bis zum 30. Juni 1934 ausfüllte.[119] Sannemanns Büro verblieb im Tropeninstitut, womit der Hafenarzt mit dem Institut – er führte den Briefkopf »Hafenarzt, Tropeninstitut« – weiterhin aufs Engste verflochten blieb.[120]

115 Ebd.
116 Ebd.
117 Ebd.
118 StaHH 352-3_I B 16 (Band 1), Abschrift, Protokolle des Senats, Hamburg, den 11. Mai 1906.
119 BNI-Archiv, Jahresberichtsblätter 1906.
120 StaHH 352-3_I K 2, Jahresbericht des Medizinalkollegiums für das Jahr 1906, S. 1.

Bernhard Nocht besaß innerhalb Hamburgs in Bezug auf das Medizinalsystem nun bedeutende Gestaltungsmacht. Das betraf auch die Besetzung von Stellen. So lautet ein Auszug aus dem Protokoll der wissenschaftlichen Abteilung des Medizinalkollegiums vom 24. Juli 1906:

> Herr Medizinalrat Dr. Nocht legt vor ein Bewerbungsschreiben des Herrn Physikus Dr. Maes für die Stelle eines Polizeioberarztes. Herr Präses ersucht um eine gutachterliche Aeußerung der ärztlichen Mitglieder des Medizinalkollegiums, ob Herr Physikus Dr. Maes für die Stelle empfohlen werden könne oder ob ihre Ausschreibung für nötig erachtet werde. Es wird die Ausschreibung der Stelle nicht für nötig erachtet und Herr Physikus Dr. Maes als die geeignete Persönlichkeit in Vorschlag gebracht.[121]

Die Ernennung erfolgte postwendend. Nocht konnte künftig hohe bis höchste Stellen gleichsam auf dem kurzen Dienstweg besetzen und sich so ein tragfähiges Netzwerk aus Loyalitäten schaffen. Insgesamt ist seine Ernennung zum Medizinalrat als ein bedeutender Schritt in Nochts Biografie zu bewerten. So hat er von dem Amt des Hafenarztes aus, das in Hamburg keineswegs subaltern, aber doch im Wesentlichen lokaler Natur war, das Hamburger Institut für Schiffs- und Tropenkrankheiten konzipiert, vorgeschlagen und angeschoben und so das Amt des Hafenarztes mit den wissenschaftlichen und administrativen Eliten der Kolonial- bzw. Tropenmedizin – sowie dem internationalen tropenmedizinischen Netzwerk – verbunden. Gleichsam von unten, aus der Sicht des Hafenarztes gesehen, hat sich Nocht so eine höhere Position von wissenschaftlicher Bedeutung, national und international, selbst geschaffen.

Mit seiner Ernennung zum Medizinalrat drehte sich Nochts Position gleichsam um: Fortan schaute er von oben, aus Sicht

121 StaHH 352-3_I B 34, Auszug aus dem Protokoll der wissenschaftlichen Abteilung des Medizinalkollegiums, Hamburg, Dienstag, den 24. Juli 1906.

des Leiters des Medizinalamts und damit als operativer Chef des gesamten Hamburger Medizinalsystems, auf das Tropeninstitut, das er mit allen Netzwerken und Strukturen als sein eigener Dienstvorgesetzter weiter leitete. Damit avancierte Nocht zum Gesundheitsmanager und Spitzenbeamten von nationaler Bedeutung.

Parallel stieg die Dienstzeit, die Nocht mit Verwaltungs- und Managementaufgaben verbrachte, exponentiell an, was auf Kosten der Zeit für eigenständige Forschungen ging. Diese wurden – unter Nochts Aufsicht – nun mehr und mehr von Forschern des Instituts auch zu den von Nocht angeregten oder priorisierten (Zukunfts-)Themen[122] vorgenommen, während er selbst für das Gesundheitsmanagement der gesamten Hansestadt zuständig war und im Tropeninstitut nurmehr die großen Linien festlegte.[123]

Am 31. Mai 1906 erhielt Nocht ein Gratulationsschreiben vom Chef des Kaiserlichen Marinesanitätsdienstes. Darin quittierte die Marine den Aufstieg von Nocht als einem der ihren zum medizinischen Spitzenbeamten an der Elbe mit wohlwollender Genugtuung:

> Euer Hochwohlgeboren beehre ich mich zur Ernennung zum Medizinalrat und zum Leiter des hamburgischen Medizinalamts die aufrichtigsten Glückwünsche zu übersenden und gebe meiner Freude darüber Ausdruck, dass durch die Belassung der Leitung des Seemannskrankenhauses und des Instituts für Schiffs- und Tropenkrankheiten eine Aenderung in den Beziehungen Euer Hochwohlgeboren zu den Marine-Sanitätsoffizieren nicht eingetreten ist.[124]

122 Dazu gehörten etwa die Untersuchung von Fleckfiebererregern, klinische Tests von »Bayer 205« sowie zur Weimarer Zeit Studien über synthetische Malariamittel in Kooperation mit der Pharmakologischen Entwicklungsabteilung von Bayer in Elberfelde.

123 LSHTM Archives, Ross Collection, GB 0809, Ross/176/03/122, Hafenarzt Physikus Dr. Nocht an Ronald Ross, Hamburg den 30.10.1902.

124 StaHH 352-10-350 (Band 1), Personalakte Nocht, Generalstabsarzt der Marine an Bernhard Nocht, Berlin, den 31. Mai 1906.

Wenige Wochen später wurde Nocht eine weitere Würdigung zuteil: Gleichsam als Reaktion auf seine Ernennung zum Medizinalrat in Hamburg wurde der 49-Jährige in Berlin zum Kaiserlichen Professor ernannt, wahrscheinlich auf Initiative der Kolonialabteilung des Auswärtigen Amts, von der Nocht in einem Schreiben vom 9. August 1906 über die Verleihung des Professorentitels informiert wurde:

> Ergebenst [freue ich mich] Euer Hochwohlgeboren mitteilen zu können, daß der Herr Reichskanzler mit Ermächtigung seiner Majestät des Kaisers Ihnen in Rücksicht auf Ihre hervorragenden wissenschaftlichen Leistungen das Prädikat eines Kaiserlichen Professors verliehen hat.[125]

Eine Woche später erlaubte der Hamburger Senat seinem Medizinalrat, den auswärtigen Professorentitel offiziell zu führen;[126] knapp ein Jahr später erfolgte dann auch Nochts Ernennung zum hamburgischen Professor.[127]

Ereignisreiche Jahre als kolonialer Gesundheitsmanager

Ab 1906 forcierte Bernhard Nocht, nun Medizinalrat und Kaiserlicher Professor, die wissenschaftliche und bauliche Erweiterung seines Instituts. Dabei kam ihm zugute, dass er als Leiter des Hamburgischen Medizinalamts gleichsam sein eigener Vorgesetzter als Direktor des Tropeninstituts war. Dies

125 StaHH 352-10-350 (Band 1), Personalakte Nocht, Auswärtiges Amt, Kolonialabteilung. An den Medizinalrat Professor Dr. Nocht, Hochwohlgeboren. 9. [August] 1906. Am selben Tag informierte die Kolonialabteilung des Auswärtigen Amts auch den Hamburger Senat; vgl. StaHH 352-10-350 (Band 1), Personalakte Nocht, Auswärtiges Amt, Kolonialabteilung an die Senatskommission für Reichs- und Auswärtige Angelegenheiten, Berlin, den 9. August 1906.

126 StaHH 352-10-350 (Band 1), Personalakte Nocht, Aktennotiz, Hamburg, den 15. August 1906.

127 BNI-Archiv 1-67, CV.

ermöglichte es ihm, seine wissenschaftlichen Projekte als Direktor des Tropeninstituts in seinem parallelen Amt als Leiter des Hamburger Medizinalamts selbst zu begutachten und dann zu bewilligen. So wurde etwa die erste bauliche Erweiterung des Tropeninstituts 1906 – so zumindest Erich Martini – von Nocht selbst autorisiert und gebilligt.[128]

Ziel der Erweiterung um einige Räume des Seemannshauses (»Vergrösserung des Kursussaales, Schaffung von Laboratorien für Schaudinn« sowie »von Verwaltungsräumen durch H[i]nzunahme eines Teils des Seemannshauses«)[129] war der Aufbau einer Protozoologischen Abteilung, unter anderem zur Malariaforschung, durch Fritz Schaudinn, den weltbekannten Entdecker des Syphilis-Erregers *Treponema pallidum*.[130] Diesen hatte Nocht an das Tropeninstitut in Hamburg berufen. Als Schaudinn nach einer Kongressreise aus Lissabon im Frühjahr 1906 schwer krank zurückkehrte und bald darauf verstarb,[131] wurde Schaudinns Schüler Stanislaus von Prowazek sein Nachfolger am Tropeninstitut.

Im Jahr darauf etablierte Nocht interne Vortragsabende für die Institutsmitglieder. Diese fanden alle drei Wochen mittwochsabends im Institut statt und die Themen werfen ein Schlaglicht auf die Arbeitsfelder und Zuständigkeiten der Institutsmitglieder:

> Sannemann: Quarantäne, Schiffshygiene.
> Fülleborn: Helminthen und Helminthenkrankheiten, stechende Insekten, Gifttiere.

128 Martini: Nocht, S. 47. Martini formuliert: »Für das junge Institut war es eine selten günstige Lage, daß sein Chef sein eigener Vorgesetzter war und seinen klaren Einsichten über die Bedeutung und Notwendigkeiten des Instituts selbst zustimmen […] konnte« (ebd.).

129 BNI-Archiv, Jahresberichtsblätter 1906; vgl. auch Mannweiler: Geschichte, S. 31.

130 Zu Fritz Schaudinn vgl. BNI-Archiv, Jahresberichtsblätter 1906, Eduard Reichenow: Fritz Schaudinn zum Gedächtnis, o. D.

131 Ebd.

> Giemsa: Farbchemie, physiologische Chemie, Pharmakologie, Nahrungs- und Genussmittel.
> v. Prowazek: Protozoen, Allgemeines.
> Otto: Gelbfieder, gerichtliche Medizin.
> Werner: Tropenhygiene, Schwarzwasserfieber, Amöben, Piroplasmen, Spirochäten, Lepra, Framboesie, Chirurgie.
> Bohne: Malaria, Trypanosomen, Pest, Cholera, Typhus, Dengue, Tollwut, Maltafieber, Blut.[132]

In diesen Jahren nahmen auch die Bemühungen um die Gründung einer Hamburger Universität zu,[133] denn Hamburg als die zweitgrößte Stadt des Reiches besaß noch immer keine eigene Universität als Kristallisationspunkt der Wissenschaft in der Hansestadt. Treibende Kraft hinter der Universitätsgründung war der Hamburger Jurist und Senatsbeamte Werner von Melle, der 1900 vom Senatssyndikus zum Senator für das Allgemeine Vorlesungswesen aufgestiegen war:

> Von Melle war nicht nur Befürworter einer Universitätsgründung in Hamburg – er verstand diese geradezu als Lebensaufgabe. Beständig versuchte er, den Kreis der »Universitätsfreunde« zu vergrößern und die wissenschaftlichen Einrichtungen auszubauen.[134]

132 BNI-Archiv, Jahresberichtsblätter 1907, Verteilung der zu referierenden Gebiete an die einzelnen Referenten, 9. November 1907. Die Liste zeigt, dass Karl Heinrich Sannemann, Nochts Nachfolger als Hafenarzt, in das Tropeninstitut wissenschaftlich direkt eingebunden war. Nocht selbst hielt dabei als Direktor keine Vorträge.

133 Zu den historischen Hintergründen der äußerst späten Universitätsgründung in Hamburg vgl. Nicolaysen, Rainer: Wandlungsprozesse der Hamburger Universität im 20. Jahrhundert, in: Zur Geschichte der Hamburger Universität, Hamburg 2008, unter https://www.uni-hamburg.de/einrichtungen/zentrale-einrichtungen/arbeitsstelle-fuer-universitaetsgeschichte/geschichte.html (4.2.2024).

134 Ebd. Zur Biografie Werner von Melles vgl. Richter, Myriam Isabell: Der Mann und die Stadt. Hamburg, Werner von Melle und ein Jahrhundert-Lebenswerk (Mäzene für Wissenschaft, Bd. 18), Hamburg 2016.

Hierzu regte Melle 1907 die Gründung der angesehenen Hamburgischen Wissenschaftlichen Stiftung an.[135] Im selben Jahr stiftete der Kaufmann Edmund Siemers »ein adäquates Zentrum für die wissenschaftliche Bildung«, das spätere Hauptgebäude der Universität Hamburg, das zunächst jedoch das 1908 eröffnete Kolonialinstitut beherbergte:[136]

> Teils hitzig wurden die bekannten Argumente für und wider eine Universität vorgebracht. Von den Gegnern wurde erneut die »geniale Einseitigkeit« Hamburgs als Kaufmannsstadt beschworen. [...] Ressentiments gegen eine Universität waren jedoch nicht nur in der Kaufmannschaft verbreitet, sondern auch unter Angehörigen des Bildungsbürgertums, die ihr Sozialprestige in der Stadt gefährdet sahen.[137]

Bernhard Nocht war in dieser Konstellation ein dezidierter Gegner einer Universitätsgründung in Hamburg, von der er als Medizinalrat und Direktor des Instituts für Tropenmedizin kaum etwas zu gewinnen hatte. Entsprechend publizierte er in den *Hamburger Nachrichten* vom 5. März 1908 einen Artikel, in dem er klar gegen eine Universitätsgründung Stellung bezog.[138]

Parallel gelang ihm 1907 auf nationaler Ebene mit der Gründung der Deutschen Tropenmedizinischen Gesellschaft (DTG) ein für das Tropeninstitut bedeutsamer wissenschaftspolitischer Erfolg. Die Gründungssitzung der DTG als Fachgesellschaft

135 Nicolaysen: Wandlungsprozesse.
136 Ebd.
137 Ebd. Fritz Schumacher, der spätere Architekt des Tropeninstituts, schrieb: »Als ich 1909 nach Hamburg kam, mußte man in den meisten Kreisen sehr vorsichtig von einer Universität sprechen; sehr einflußreiche Leute sahen in ihr nicht nur etwas Überflüssiges, sondern ein Bleigewicht für die wirtschaftliche Stoßkraft Hamburgs, das alle seine Mittel dem Hafen zuwenden sollte. Daneben spielte als Unterton eine Art Eifersucht mit, denn man fürchtete, dass die geistige Führerschaft des Gemeinwesens von einer selbstbewußten Gelehrtenkaste angefochten werden könnte« (zitiert nach ebd.).
138 Martini: Nocht, S. 122.

fand am 25. September 1907 auf dem 14. Internationalen Kongress für Hygiene und Demographie in Berlin statt, unter dem Vorsitz Bernhard Nochts. In den Vorstand der neuen Gesellschaft wurden Erwin Baelz (1. Vorsitzender), Bernhard Nocht (2. Vorsitzender), Friedrich Fülleborn (Schriftführer) sowie Carl Anton Mense aus Kassel gewählt.[139] Mit der Ausarbeitung der Satzung der DTG wurden Albert Plehn, Reinhold Ruge, Emil Steudel und Hans Ziemann betraut.[140]

Nocht hatte bei der Besetzung des führenden Personals überaus geschickt agiert. Der Vorsitzende Erwin Baelz war in den 1870er-Jahren als ordentlicher Professor für Innere Medizin an die Universität Tokio berufen worden und später auch Leibarzt des japanischen Kronprinzen gewesen.[141] 1905 wieder nach Deutschland zurückgekehrt, widmete er sich primär anthropologischen Studien. Obwohl die DTG unter Nocht gegründet wurde, 1908 erstmals in Nochts Tropeninstitut in Hamburg tagte und mit ihm als stellvertretendem Vorsitzenden und Fülleborn als Schriftführer zwei der Protagonisten aus dem Tropeninstitut kamen, erweckte die Personalie Baelz, der der alten Generation der Tropenärzte angehörte, den Anschein, dass die DTG nicht zu sehr von Hamburg dominiert wurde. Dabei fungierte Nocht – so die Aktenlage – de facto als Vorsitzender, übernahm wesentliche Korrespondenzen und Protokolle selbst

139 BNI-Archiv, Jahresberichtsblätter 1907, Gründung einer Deutschen und einer Internationalen Tropenmedizinischen Gesellschaft. Vgl. auch Hansen, Friedrich: Geschichte der DTG. Vom Kolonialismus zur Geomedizin, Hamburg o. J., unter: https://www.dtg.org/index.php/ueber-die-dtg/geschichte.html (2.1.2024).

140 BNI-Archiv, Jahresberichtsblätter 1907, Gründung einer Deutschen und einer Internationalen Tropenmedizinischen Gesellschaft. Die Idee einer internationalen Gesellschaft ist nicht auf viel Gegenliebe gestoßen und wurde auf einer Vorstandssitzung am 16. April 1913 endgültig fallen gelassen; vgl. BNI-Archiv 2-165, Protokoll der Vorstandssitzung der Deutschen Tropenmedizinischen Gesellschaft zu Berlin am 16. April 1913. Eine internationale tropenmedizinische Gesellschaft gibt es bis heute nicht.

141 BNI-Archiv 2-151, Geschichte der Deutschen Tropenmedizinischen Gesellschaft, vorgelegt 1943/1944, S. 9.

und war dem DTG-Schriftführer Fülleborn als Vorgesetzter in der hamburgischen Beamtenhierarchie dienstlich weisungsbefugt.[142]

Nocht nutzte die DTG auch als Versuch der Wiederannäherung an Robert Koch. Ein knappes halbes Jahr nach der Gründung, am 11. Februar 1908, schrieb Nocht an Koch:

> Euer Exzellenz beehre ich mich ganz ergebenst mitzuteilen, dass sich im Herbst v. Js. eine deutsche Tropenmedizinische Gesellschaft gebildet hat. [...] Die Zahl der Mitglieder beträgt ungefähr 50; darunter befinden sich fast alle deutschen Forscher, die auf dem Gebiet der Tropenmedizin und -Hygiene tätig sind. Eure Exzellenz beehrte ich mich nun im Auftrage der Gesellschaft zu bitten, Ehrenmitglied der Gesellschaft werden zu wollen. Mit Ausdruck der vorzüglichsten Hochachtung Euer Exzellenz aufrichtig ergebener Dr. Nocht[143]

Nobelpreisträger Robert Koch sagte zu, auch wenn er, so der spätere Tropeninstitutsdirektor Ernst Georg Nauck aus der Rückschau, »in den Verhandlungen der Gesellschaft nicht hervorgetreten ist« und Nocht innerhalb der DTG das Feld überließ.[144] Die wissenschaftlichen Sphären blieben also nach dem Bruch von 1899 getrennt. Bedeutsam ist, dass an der ersten Jahrestagung der Fachgesellschaft in Hamburg[145] auch der Sekretär der Deutschen Kolonialgesellschaft teilnahm, was zeigt, dass die DTG in engem Austausch mit der deutschen Kolonialbewegung stand.[146]

Die Etablierung der Fachgesellschaft schloss die Disziplingenese der deutschsprachigen Tropenmedizin als letzten Schritt

142 Ebd.
143 HU-Archiv, Nachlass Robert Koch, Nr. 250.
144 BNI-Archiv 2-151, Geschichte der Deutschen Tropenmedizinischen Gesellschaft, vorgelegt 1943/1944, S. 9.
145 BNI-Archiv 2-165, Programm für die Tagung.
146 BNI-Archiv 2-165, Der Sekretär der Deutschen Kolonialgesellschaft an Bernhard Nocht, Berlin, 21. März 1908.

der Institutionalisierung ab. Gleichzeitig markierte dies für Nocht einen wissenschaftlichen Fokuswechsel auf die Tropenmedizin, den er mit der Abgabe des Amtes des Hafenarztes und nach der Publikation seiner »Vorlesungen für Schiffsärzte« eingeleitet hatte.[147] Die sich in den Folgejahren intensivierende Kooperation zwischen der Deutschen Tropenmedizinischen Gesellschaft und der Deutschen Kolonialgesellschaft, die dazu führte, dass Nocht die Jahrestagung der DTG auf den Deutschen Kolonialkongress 1910 in Berlin verlegte, ist noch weiter zu erforschen.[148]

Gleichzeitig verstärkte Nocht die Bemühungen, Expeditionen des Instituts in den globalen Süden zu organisieren. Im Juli 1903 war Friedrich Fülleborn in Vertretung Nochts zu einem Kongress nach Liverpool gereist und hatte anschließend in der britischen Hauptstadt auch die London School of Tropical Medicine besucht. Obwohl Fülleborn im »Grossen und Ganzen« den Eindruck gewonnen hatte, dass das »Hamburger Institut eine[n] Vergleich mit den englischen Tropenschulen nicht zu scheuen brauche«, machte sich bei ihm in Bezug auf die internationalen Schlafkrankheits-Expeditionen der Briten eine gewisse wissenschaftliche Alarmstimmung bemerkbar.[149]

Nocht vertraute auf Fülleborns Gespür und um diese leichten Rückstände aufzuholen, begaben sich Friedrich Fülleborn und Martin Mayer 1906 auf eine größere Studienreise nach Ägypten, Ceylon (heute: Sri Lanka), Indien und Ostafrika.[150]

147 Nocht, Bernhard: Vorlesungen für Schiffsärzte der Handelsmarine über Schiffshygiene, Schiffs- und Tropenkrankheiten, Leipzig 1906.

148 BNI-Archiv 2-165, An die Vorstandsmitglieder der Deutschen Tropenmed. Gesellschaft, Hamburg, den 10. Februar 1910, [Friedrich Fülleborn]. Nach der für das Institut erfolgreichen Beteiligung am Deutschen Kolonialkongress 1905 war das Hamburger Institut für Schiffs- und Tropenkrankheiten auch wesentlich beteiligt an der »Deutschen Armee-, Marine-, und Kolonialausstellung« in Berlin 1907; vgl. BNI-Archiv, Jahresberichtsblätter 1907.

149 BNI-Archiv, Jahresberichtsblätter 1903, Kongresse und Reisen.

150 BNI-Archiv, Jahresberichtsblätter 1906, Expeditionen und Studienreisen, Fülleborn-Mayer (Forts.). Nicht untersucht werden kann

Die Reise zielte darauf ab, »tropische Erkrankungen an Ort und Stelle zu studieren, Untersuchungsmaterial für die Kurse des Instituts zu erwerben und Beziehungen mit den Aerzten und Forschern in den bereisten Gebieten anzubahnen«. Ermöglicht wurde diese Reise durch die Unterstützung der Kolonialabteilung des Auswärtigen Amtes »und dadurch, dass der Norddeutsche Lloyd und die Deutsch-Ostafrikalinie in liberalster Weise freie Passage auf ihren Linien gewährten«.[151]

Die Expedition startete am 11. Februar 1906 in Hamburg. Zunächst ging es über Rom nach Neapel, wo sich die beiden Forscher mit Professor de Giaxa, »einem Bekannten von Nocht vom Kochschen Institut«, trafen sowie mit dem Hafenarzt von Neapel.[152] Dann führte die Route über Alexandria und Kairo bis auf die Halbinsel Sinai, wo Fülleborn und Mayer in El Tor die »Quarantäneanlagen« für die Pilgerschiffe besichtigten, die 14.000 Pilger gleichzeitig unterbringen konnten:

> 3 Desinfektionsanlagen können zusammen in einem Tage 1.500-1.600 Pilger desinfizieren. […] Von Suez, wo der Dampfer nach Indien erwartet werden musste, wurde noch die Malaria-Assanierung in Ismailia besucht.[153]

hier eine Gelbfieber-Expedition des Tropeninstituts nach Brasilien, zu der 1904 Moritz Otto und Rudolf Neumann aufbrachen und die »aus Mitteln der am Kaffeehandel beteiligten Hamburger Firmen« finanziert war; vgl. BNI-Archiv, Jahresberichtsblätter 1904. Das gilt auch für eine Reise von Otto 1905/06 nach Togo zur Gelbfieberforschung, die das Reichskolonialamt finanziert hatte; vgl. Nocht, Bernhard: Das neue Institut für Schiffs- und Tropenkrankheiten, in: Beihefte zum Archiv für Schiffs- und Tropenhygiene 18 (1914), Beiheft 7, S. 22.

151 BNI-Archiv, Jahresberichtsblätter 1906, Abschrift.

152 BNI-Archiv, Jahresberichtsblätter 1906, Expeditionen und Studienreisen, Fülleborn-Mayer (Forts.).

153 Ebd. Zu den Anlagen in El Tor vgl. die Internetausstellung von Christian Promitzer: Mekka-PilgerInnen aus Bosnien und Herzegowina: Einblicke in das Verhältnis zwischen dem »Westen« und dem Islam, unter: https://drive.google.com/file/d/1qh_oxBZnp2I-PR1tIunzrgZECv-FtYr4d/view (4.10.2024).

Nach acht Tagen auf Ceylon mit Lepra- und Frambösiestudien ging es weiter nach Indien; am 21. Mai kamen Fülleborn und Mayer in Bombay (heute: Mumbai) an, »wo gerade eine grössere Pestepidemie herrschte«, deren Letalität 84 Prozent betrug.

> Von Bombay ging die Fahrt weiter über Mombasa und Zansibar nach Daressalam. In Mombasa fügte es der Zufall, dass fast gleichzeitig die deutsche Schlafkrankheitsexpedition unter Prof. Robert Koch dort eintraf, die schon einige Wochen in Amani zugebracht hatte.[154]

Es folgte ein reger Austausch mit der (konkurrierenden) Expedition unter Leitung des Nobelpreisträgers. Koch, so die interne Dokumentation des Tropeninstituts, »konnte hochinteressante Mitteilungen machen über die bisherigen Resultate seiner Untersuchungen«, während Fülleborn und Mayer ihm »über ihre Erfahrungen in Indien« berichteten. Beim Erfahrungsaustausch ebenfalls dabei waren unter anderen Prof. Friedrich Karl Kleine und Dr. Robert Kudicke von der kochschen Schlafkrankheits-Expedition.[155] Das Treffen zwischen den Medizinern wird sicherlich kollegial verlaufen sein, war aber forschungspolitisch keineswegs so unbedenklich, wie es in den »Jahresberichtsblättern« klingt, denn die beiden Forscher Fülleborn und Schaudinn vom Tropeninstitut waren von Kochs Expedition kurzfristig, sicher auch auf Betreiben Robert Kochs, wissenschaftlich ausgeschlossen worden.

Fülleborn und Mayer setzten ihre Reise nach Tanga fort, wo sie einen früheren Assistenten des Instituts, einen Dr. Ollwig, und außerdem »einen alten afrikanischen Freund Fülleborns, Bezirksamtmann Zache«, trafen.[156] Nach einem Besuch auf Sansibar blieben Fülleborn und Mayer zwei Wochen in Daressalam, wo sie im Europäerhospital arbeiteten:

154 Ebd.
155 Ebd.
156 Ebd.

> Die dort tätigen Schwestern vom »Deutschen Frauenverein für Krankenpflege in den Kolonien« waren grösstenteils Schülerinnen der Schwesternkurse des Instituts und den Herren persönlich bekannt.[157]

Ebenfalls in Daressalam bei der Mückenbekämpfung bzw. Assanierung tätig war der frühere Laborgehilfe des Tropeninstituts Ziegler, während der ehemalige Laborgehilfe Berger in den Pugubergen in einem Bahnlager als Sanitätsgehilfe arbeitete. Es folgte ein Ausflug »mit Reittieren durch herrlichsten Urwald zu dem von Geheimrat Stuhlmann geleiteten Laboratorium in Amani«. Von Tanga aus traten die beiden Forscher dann die Heimreise an und trafen Ende Juli 1906 wieder in Hamburg ein.[158]

Nocht gelang es durch die ersten wissenschaftlichen Expeditionen des Tropeninstituts, das Institut durch Feldforschungen weiter wissenschaftlich zu professionalisieren. Parallel war das nochtsche Institut, wie aus den Reiseberichten ersichtlich, zumindest in der größten deutschen Kolonie Deutsch-Ostafrika, durch Schüler und Absolventen im kolonialen Medizinalsystem (u.a. Kolonialschwestern und Sanitätsgehilfen) vielfach vertreten – ein tropenmedizinisches personelles Netzwerk des Tropeninstituts in den formell etablierten deutschen Kolonien.

Weitgehend ausgeschlossen dagegen waren Nocht und das Hamburger Institut von der Bekämpfung der Afrikanischen Schlafkrankheit (*Afrikanische Trypanosomiasis*). Sie entwickelte sich zum zentralen Projekt der deutschen Tropenmedizin. Dies lag zum einen daran, dass die Schlafkrankheit in den Seegebieten der wichtigsten deutschen Kolonie Deutsch-Ostafrika grassierte, zum anderen daran, dass die unbehandelt immer tödliche, mit schweren psychischen Symptomen (Somnolenz und Koma) einhergehende und in Europa nicht vorkommende Schlafkrankheit als gefährlich-fremdartige Tropenkrankheit par excellence diskursiviert war. Die Schlafkrankheit, die schon für die Antike belegt ist, wird von der Tsetsefliege bei der Blutmahl-

157 Ebd.
158 Alle Angaben ebd.

zeit übertragen; die ersten großen europäischen Trypanosomiasis-Expeditionen führte ab 1902 die Liverpool School of Tropical Medicine mit Joseph Everett Dutton und John Lancelot Todd durch.[159] Der bedeutendste deutschsprachige Akteur im Kampf gegen die Trypanosomiasis war bis 1910 Robert Koch.[160]

In den Jahren 1905 und 1906/07 brach Koch zu seinen berühmten Schlafkrankheits-Expeditionen nach Deutsch-Ostafrika auf, die sich auf den Sese-Inseln im Viktoriasee schnell zu einem stehenden Lager verfestigten. Robert Koch formulierte in seinem Bericht zur zweiten Expedition:

> Die Zahl der Kranken, welche sich in unserem Lager einfinden, um ärztliche Hilfe zu suchen, hat beständig zugenommen. Sie beträgt jetzt schon nahezu eintausend. Manche davon, welche nicht an Schlafkrankheit leiden oder sonst für die Behandlung ungeeignet sind, mußten ausgeschieden werden. Es blieben dann noch 907 an Trypanosomiasis resp. Schlafkrankheit Leidende übrig, welche in die Liste aufgenommen und mit Atoxyl behandelt wurden.[161]

159 Die Reise führte die beiden 1902 zunächst nach Senegambien. Nachdem die »Sleeping Sickness Commission of the Royal Society« die Schlafkrankheit im benachbarten Uganda entdeckt hatte, lud der belgische König Leopold II. Dutton und Todd zu einer Schlafkrankheits-Expedition in dem von ihm brutal ausgebeuteten Freistaat Kongo ein, wohin Dutton und Todd im September 1903 aufbrachen. Die Expeditionen machten Todd zu einem Verteidiger und Verfechter des Kongo-Kolonialismus; Kirk Arden Hoppe beschreibt die Einladung der britischen Forscher durch König Leopold II. zumindest teilweise auch als »a public relations maneuver in the face of the growing controversy over colonial atrocities in the Congo Free State« (Hoppe: Lords of the Fly, S. 13).

160 Nach seiner Rückkehr aus Deutsch-Ostafrika verlieh Kaiser Wilhelm II. Koch den Titel Excellenz; vgl. StaHH 352-8/9-4438, Reichsgesundheitsrat, Aufzeichnung über die Sitzung des Reichs-Gesundheitsrats (Ausschuss für Schiffs- und Tropenhygiene und Unterausschuss für Cholera) vom 18. November 1907, Vertraulich, S. 5.

161 Koch, Robert: Zweiter Bericht über die Tätigkeit der deutschen Expedition zur Erforschung der Schlafkrankheit. Sese bei Entebbe,

Koch verwendete neben dem Atoxyl, einem Wirkstoff auf Arsenbasis, auch weitere Präparate, »welche sich bei Versuchen an Tieren den Trypanosomen gegenüber wirksam erwiesen hatten«, hier vor allem »arsenige Säuren« subkutan oder als Tabletten verabreicht, wobei »mehrere Kranke« das Mittel »in Maximaldosis, zum Teil auch in noch größeren und wiederholten Dosen« erhielten:[162]

> Zwei arsenhaltige Präparate, das Nucleogen von H. Rosenberg (Berlin) und das Arsenferratin von C.F. Boehringer u.S. (Mannheim), zeigten entsprechend ihrem geringen Arsengehalt keinen merklichen Einfluss auf die Trypanosomen. Von den Farbstoffen wurden bisher geprüft: Typanrot (ein verbessertes Präparat, welches Geheimrat Ehrlich [vom Staatsinstitut für experimentelle Therapie in Frankfurt; MH] zur Verfügung gestellt hatte), und Afridol blau (Dichlorbenzidin) aus der Farbenfabrik von Fr. Bayer & Co., Elberfeld.[163]

So entstand ein Netzwerk aus Robert Kochs Preußischem Institut für Infektionskrankheiten, dem Staatsinstitut für experimentelle Therapie (heute: Paul-Ehrlich-Institut) in Frankfurt sowie den Pharmafirmen H. Rosenberg, C.F. Boehringer u.S und Bayer. Nobelpreisträger Koch führte in seinem Lager auf den Sese-Inseln im Viktoriasee also systematisch kolonialmedizinische Therapieversuche am Menschen mit Präparaten der zu dieser Zeit boomenden deutschen Pharmaindustrie durch und ging im kolonialen Kontext deutlich und konsequent über die »Maximaldosis« hinaus.

Parallel entfaltete sich im Zuge von Kochs Schlafkrankheitsbekämpfung in Deutsch-Ostafrika ein koloniales Hygieneregime mit einer Institution neuen Typs, dem »Schlafkran-

den 27. November 1906, in: Deutsche Medizinische Wochenschrift 33 (1907), S. 525.

162 StaHH 352-8/9-4438, Abschrift, Bericht über die Tätigkeit der Schlafkrankheitsexpedition bis zum 25. April 1907.

163 Ebd.

ken-Concentrationslager«.[164] Bislang für Deutsch-Ostafrika namentlich bekannt sind die sechs Lager Niansa, Usumbura und Udjiji am Tanganjikasee sowie Schirati, Kigarama und Utegi am Viktoriasee.

Entscheidender Akteur vor Ort war Stabsarzt Oskar Feldmann, der wohl von Robert Koch eingesetzt, zumindest aber im Amt gehalten wurde.[165] 1906/07 sandte Feldmann eine Serie von Berichten an das Gouvernement in Daressalam sowie an seinen Förderer Robert Koch, in denen er zuerst auf die Verbreitung des Schlafkrankheits-Überträgers, der Tsetsefliege *Glossina palpalis*, einging. »In praxi«, so Feldmann, bewohne diese das gesamte Gebiet von Urundi, wo sie sich am Seerand im »Schilfrohrgebüsch« dicht am Wasser aufhalte.[166] Da er, Feldmann, wisse, »daß Schlafkranke aus Furcht vor einer Deportation in Isolierstationen« von ihren Angehörigen »bei Seite geschafft zu werden pflegen«, habe er »darauf verzichtet, ausschließlich nach Kranken zu suchen«:

> Ich habe vielmehr […] die ganze Bevölkerung, soweit ich deren habhaft werden konnte, auf das Vorhandensein punktierbarer Nackendrüsen untersucht und im Anschluss daran bei allen mit Drüsenvergrößerung behafteten Leuten die Punktion der Drüsen und die Untersuchung des so gewonnenen Drüseninhalts auf Trypanosomen vorgenommen.[167]

Feldmann untersuchte über 500 Personen; »alle übrigen hatten sich durch die Flucht der Untersuchung entzogen«:

164 StaHH 352-8/9-4438, Skizze des Schlafkranken-Concentrationslagers für Usumbura. Nach dem Stande am 1.8.08, gez. Dr. Breuer.

165 Feldmann äußerte sich im ersten überlieferten Bericht als »Arzt der Residentur Bukoba« am Tanganjikasee über die Verbreitung der Tsetsefliege; vgl. StaHH 352-8/9-4438, Abschrift, Arzt der Residentur Bukoba. J.-Nr. 284, Usumbura, den 26. Oktober 1906.

166 StaHH 352-8/9-4438, Expedition zu Untersuchungen über die Trypanosomiasis des Menschen an der Westgrenze, Udjidji, den 28. November 1906, S. 2.

167 Ebd., S. 3.

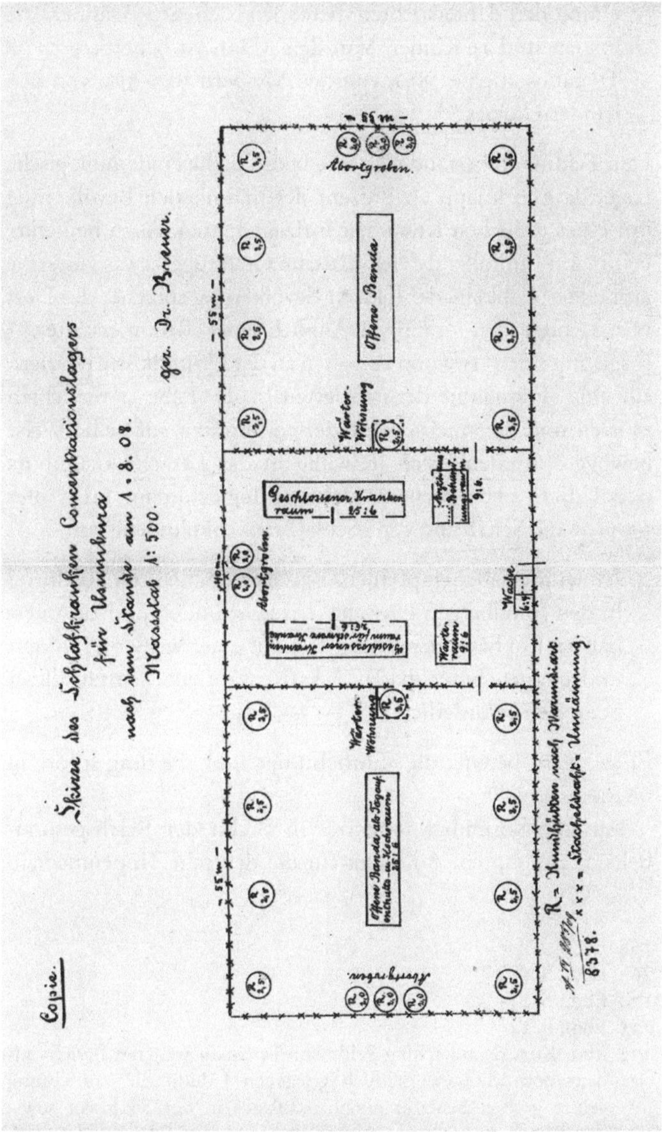

Skizze des Schlafkranken-Konzentrationslagers für Usumbura, um 1908; angefertigt von Stabsarzt Dr. Breuer.

> Unter den Untersuchten befanden sich 210 Männer, 315 Frauen und 15 Kinder. Von den Männern beherbergten 38 Trypanosomen = 18 %, von den Weibern 10 = 3 %, von den Kindern keines.[168]

Laut Feldmann bestand also eine bedrohliche epidemiologische Lage, da sich knapp 20 Prozent der männlichen Bevölkerung mit einer tödlichen Krankheit infiziert hatten. Auch bemerkte Feldmann »auffallend« viele »frische Grabhügel«, was für »eine große Sterblichkeit« der lokalen Bevölkerung spreche; das Dorf Niansa biete den »traurigen Anblick einer Trümmerstätte«.[169] Insgesamt seien etwa 400 Personen an der Urundiküste infiziert, auf eine »Festnahme der infizierten Leute« habe er verzichten müssen und die »meisten Infizierten konnten auf keine Weise bewogen« werden, »sich freiwillig in das Lazarett Usumbura oder Udjidji zu begeben«.[170] Daher schlug Feldmann im Winter 1906/07 die Schaffung von »Schlafkrankenkolonien« vor:

> Ich würde daher empfehlen, 2-3 solcher Schlafkrankendörfer in den Randbergen Urundis [...] zu gründen und zu unterhalten. Ein besonderer Arzt [...] mit einer weißen Hilfskraft und einigen brauchbaren Askaris, wäre zur Leitung dieser Stationen erforderlich.[171]

Er sei »gern bereit«, die »Einrichtung« und »Leitung sofort zu übernehmen«.[172]

Am 18. November 1907 trat in Berlin der Reichsgesundheitsrat zusammen. An dieser für die deutsche Tropenmedizin

168 Ebd.
169 Ebd., S. 12.
170 Ebd., S. 13.
171 Ebd., S. 14.
172 Ebd. Kurz darauf schlug Feldmann in einem weiteren Bericht aus dem 200 Kilometer südlich gelegenen Udjidji die Einrichtung »einer großen Schlafkrankenhausanlage« in der Stadt vor sowie die Anstellung eines weiteren Arztes; vgl. StaHH 352-8/9-4438, Bericht über die Schlafkrankheit im Bezirk Udjidji am Tanganika-See, [o. D.], S. 23.

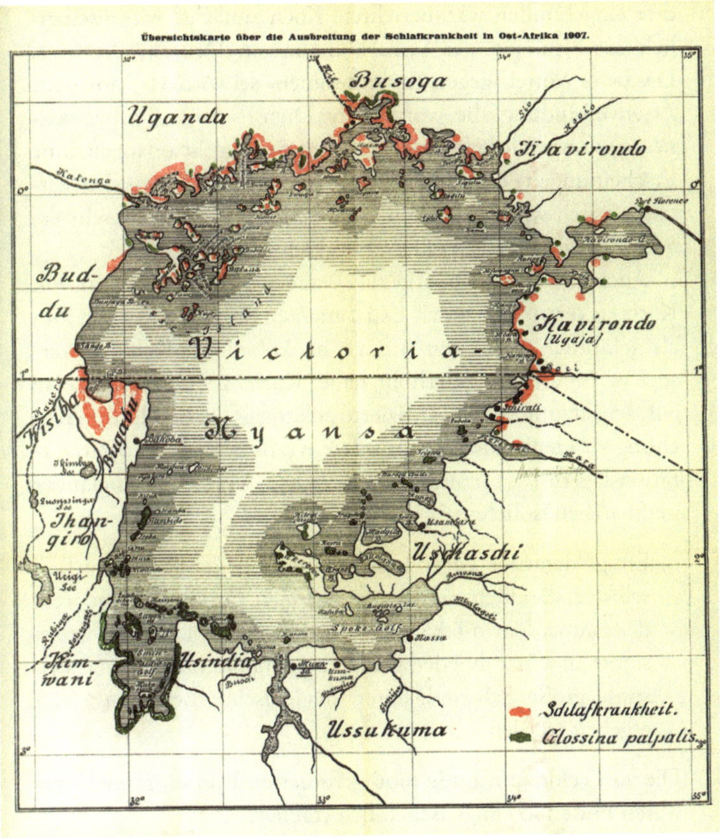

Übersichtskarte über die Ausbreitung der Schlafkrankheit in Ost-Afrika, 1907.

bedeutsamen Sitzung nahmen neben Robert Koch und Kolonialminister Bernhard Dernburg unter anderen Georg Gaffky, Friedrich Loeffler, Friedrich Karl Kleine, Reinhold Ruge und Emil Steudel teil.[173] Aus Hamburg angereist war auch Bernhard Nocht. Zu Beginn der Sitzung, in die Nocht qua Amt zumin-

173 StaHH 352-8/9-4438, Reichsgesundheitsrat, Sitzung vom 18. November 1907, S. 3 u. 4.

dest eingebunden war, berichtete Koch zunächst wissenschaftlich zur Situation der Schlafkrankheit in Deutsch-Ostafrika. Das beste Mittel »gegen Trypanosomen« sei »Atoxyl«, eine neue Arsenverbindung, die »vorzügliche Dienste« leiste,[174] aber »keineswegs ungefährlich« sei. So hätten sich »recht unangenehme Erscheinungen« eingestellt, »als man einmal die Dose des Mittels versuchsweise erheblich gesteigert habe, nämlich schwere Sehstörungen, die zu völliger Blindheit führten«.[175]

Auch hier fast beiläufig die Bemerkung, dass man in von Koch zu verantwortenden Experimenten die Dosis des von ihm als gefährlich erkannten Atoxyls im kolonialen Kontext »versuchsweise erheblich« erhöht habe. Kochs zentraler Vorschlag auf der Sitzung war es, Infizierte zukünftig durch Blutuntersuchung zu identifizieren und »diese Kranken dann in Konzentrationslagern […] (concentration camps, wie sie die Engländer nennen)« zu isolieren:[176]

> Einige derartige Lager seien bereits eingerichtet; sie dürften selbstverständlich nur an fliegenfreien Orten angelegt werden, außerdem müsse die Zahl der Kranken auf höchstens 1.000 in einer Niederlassung beschränkt bleiben, da sich sonst große Schwierigkeiten hygienischer Beziehung […] ergeben würden.[177]

Die von Feldmann Ende 1906 geforderten Konzentrationslager waren Ende 1907 augenscheinlich etabliert:

> Da in den Konzentrationslagern eine genaue Beobachtung während längerer Zeit möglich sei, könne man hier am besten den empfehlenswertesten Modus der Atoxylbehandlung ausfindig machen und beispielsweise auch eine etappenmäßige Therapie erproben, die darin bestünde, daß zwei Monate lang regelmäßig gespritzt, dann einen Monat lang

174 Ebd., S. 6.
175 Ebd.
176 Ebd., S. 9.
177 Ebd.

> pausiert, darauf wieder zwei Monate lang die Injektionskur fortgesetzt würde u. s. f.[178]

In den Lagern sollten also kolonialmedizinische Humanexperimente mit Präparaten der deutschen Pharmaindustrie durchgeführt werden.[179] Das in Schirati »bereits bestehende Konzentrationslager« sei »gegenwärtig verwaist«; Koch empfahl, dieses Friedrich Karl Kleine »anzuvertrauen«.[180] Für die »Ostküste des Tanganjika-Sees« sei das fliegenfreie Udjidji ins Auge gefasst, »wo Stabsarzt Feldmann gegenwärtig bereits tätig sei«, ein weiteres »Konzentrationslager« müsse in Usumbura eingerichtet werden, »wo Oberarzt Breuer zur Verfügung« stünde.[181] Koch konzipierte also grundsätzlich das System der kolonialen »Konzentrationslager« für Schlafkranke und machte im Reichsgesundheitsrat Personalvorschläge, die später auch umgesetzt wurden oder Ende 1907 bereits umgesetzt waren.

Stabsarzt Oskar Feldmann etablierte derweil am Tanganjikasee ein hygienisch inspiriertes, kolonialmedizinisches Gewaltsystem, das sich immer mehr verdichtete. Für die »Ermittlung der Infizierten« in der Umgebung bedürfe es, so Feldmann, »der Autorität der Station«:

> Wenn […] dem Unverstand einzelner Leute, wie in Udjidji, der feste Wille der Regierung entgegengestellt wird, wenn hie und da die Maßnahmen von einem sanften Druck begleitet werden, dann ist die Untersuchung der Bevölkerung

178 Ebd.

179 Als unterstützende Maßnahmen gegen die Trypanosomiasis waren »die Abholzung« der »Uferpartien« und die »Ausrottung der Blutlieferanten, besonders der Krokodile«, im Gespräch; vgl. ebd., S. 10.

180 Ebd., S. 11.

181 Ebd. Anschließend wurde auf Vorschlag von Kolonialminister Dernburg die »Bildung eines Unterausschusses« für die Schlafkrankheit mit den Mitgliedern »Koch, Gaffky, Kirchner, Nocht, Ruge, von Stein« beschlossen (ebd., S. 14), dessen Protokolle sich in den Hamburger Senatsakten finden; vgl. StaHH 352-3_III H 7, Heft 14 (Band 1).

> überall an den Küsten ohne jede bedenkliche Konsequenz zu ermöglichen.[182]

Entsprechend forderte Feldmann zur »Internierung und Überweisung der Infizierten in das Expeditionslager« einen stehenden militärischen Wachdienst; ihm, Feldmann, müssten die »Machtmittel gewährt werden«, um der

> Expedition das äußere Ansehen und den Rückhalt zu geben, der allein hinreichen wird, ohne besonderen Zwang die Leute zu einer Monate dauernden Behandlung im Lager willig zu machen. […] Ich bitte daher das Gouvernement, 50 Askari der 11. Kompagnie unter einem älteren Unteroffizier in das Expeditionslager zu detachieren.[183]

Anfang 1909 hatte das Schlafkrankenlager Utegi – die Lager waren in der offiziellen Korrespondenz in Schlafkrankenlager umbenannt worden – 276 Insassen; Stabsarzt Robert Kudicke, der später eine tragische Rolle bei der Administration des Warschauer Gettos spielte,[184] hatte durchaus Verständnis für das Misstrauen der lokalen Bevölkerung gegenüber den deutschen Kolonialärzten:

> Die Leute haben gesehen, daß ein großer Teil der Kranken, die sie selbst noch nicht als krank erkannt hatten, trotz der Behandlung sich verschlimmerten und starben. Sie haben gesehen, daß fast alle Kranke[n], die sie selbst für krank hielten – Kranke des dritten Stadiums –, doch vor dem Tode nicht bewahrt werden konnten. Sie haben endlich in vielen Fällen beobachten können, daß Kranke, die sich bei der Beendigung der Behandlung in gutem Zustande befanden, sich im Laufe der Beobachtung verschlechterten und vielfach

182 StaHH 352-8/9-4438, Schlafkrankheitsexpedition am Tanganika, Niansa, den 22. März 1908, S. 5.
183 Ebd., S. 6.
184 Hedrich: Zwischen Spitzenforschung und kolonialem Erbe, S. 814-820.

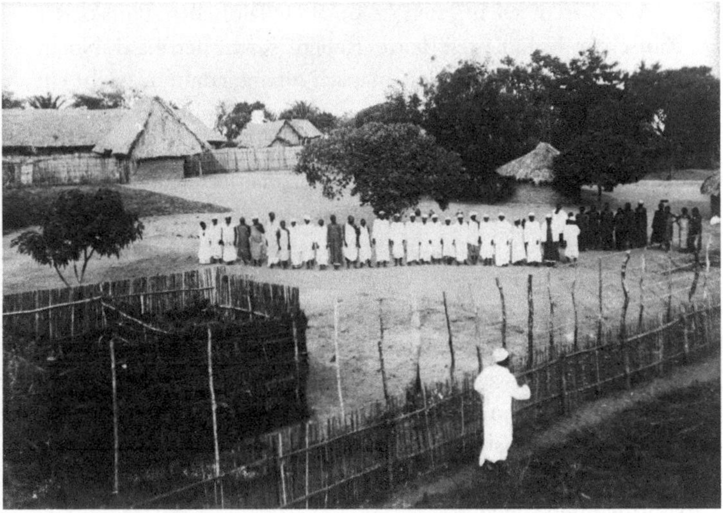

Das Schlafkrankenlager Udjiji in Deutsch-Ostafrika, 1908/09.

nach Wiederaufnahme der Behandlung in kurzer Zeit zu Grunde gingen.[185]

Es sei deshalb, so Kudicke weiter, »kaum zu verwundern«, dass dies in dem Sinne ausgelegt werde, »daß die Leute erst im Lager krank geworden seien und daß am Tode der Leute« nicht »die Krankheit, sondern die Behandlung [...] schuld sei«.[186]

Insgesamt entstand mit den »Schlafkranken-Concentrationslagern« eine neue infektionsmedizinische (Zwangs-)Institution, in der auch klinische Humanexperimente durchgeführt wurden und die erkrankte Kolonisierte zugleich kolonialrassistisch segregierte.[187]

185 StaHH 352-8/9-4438, Bericht über die Schlafkrankenlager Kigarama und Kishanje für die Zeit vom 1.7. bis 30.9.1910, S. 2.

186 Ebd. [o. A.]

187 Studien zeigen, dass ähnliche Praktiken in französischen Kolonien ab den 1920er-Jahren das Vertrauen in die europäische Medizin untergraben haben; vgl. Lowes, Sara/Montero, Eduardo: The Legacy

Aus diesem wichtigsten kolonialmedizinischen Projekt der deutschen Kolonialzeit hatte Robert Koch Bernhard Nocht und das Tropeninstitut systematisch hinausgedrängt. Nicht ein einziges wissenschaftliches Mitglied des Hamburger Instituts war bei der Schlafkrankheitsbekämpfung in Deutsch-Ostafrika auch nur subaltern involviert. Dementsprechend beantragte Bernhard Nocht am 14. Juni 1907 bei der Hamburgischen Wissenschaftlichen Stiftung eine eigene Expedition in direkter Konkurrenz zu Robert Koch, wobei er in seinem Antrag argumentierte, »das Reich« habe die »ärztliche Tropenforschung, soweit dabei Expeditionen in Frage kommen, gewissermassen monopolisiert«, weshalb die »deutschen ärztlichen Expeditionen in die Tropen bisher fast ausschliesslich von Mitgliedern des Reichskolonialamtes, des Kaiserlichen Gesundheitsamtes und des preussischen Instituts für Infektionskrankheiten ausgeführt worden« seien.[188]

> An der jetzt von Robert Koch ausgeführten Expedition zur Erforschung der Schlafkrankheit sollten allerdings ursprünglich auch 2 Mitglieder des hamburgischen Instituts teilnehmen (Schaudinn und Fülleborn). Im letzten Augenblick aber wurde dieser Plan noch geändert und auch diese Expedition besteht ausschliesslich aus Berliner Herren.[189]

Geheimrat Dr. Franz Stuhlmann, der Leiter der Versuchsstation Amani in Deutsch-Ostafrika, habe – so hieß es in dem Antrag weiter – »den lebhaften Wunsch ausgesprochen«, dass Institutsmitglieder die Station zu Forschungszwecken besuchten:

> Da die Hamburgische wissenschaftliche Stiftung ihre Aufgabe gerade darin erblickt, für solche wissenschaftlichen Forschungsreisen Mittel zur Verfügung zu stellen, für die der

of Colonial Medicine in Central Africa, in: American Economic Review 111 (2021), 4, S. 1284-1314.

188 StaHH 352-3_II N 10, [Antrag Nocht an die Hamburgische Wissenschaftliche Stiftung], S. 2.

189 Ebd.

> Staat nicht eintreten kann, so wage ich es, die hochlöbliche Stiftung um die Gewährung der Mittel für die Entsendung zweier Assistenten des Instituts nach Amani [...] zu bitten.[190]

Nochts Antrag wurde bewilligt und Mayer und Keysselitz reisten nach Ostafrika, wo sie in Amani und Daressalam forschten.[191] Hierzu bedarf es weiterer Forschung.

In diesen ereignisreichen Jahren hatten sich für Nocht auch im Privaten einige positive Veränderungen ergeben. Die mit seinem Aufstieg zum hamburgischen Medizinalrat verbundenen repräsentativen Pflichten erforderten eine Erweiterung des Hausstandes. Nun bezog die vierköpfige Familie Nocht Anfang März 1907 eine repräsentative Stadtvilla in der Brahmsallee 107 im Hamburger Nobelviertel Rothenbaum.[192] Dort gaben die Nochts Empfänge und Gesellschaften, wobei nicht ganz klar ist, ob sie die Villa (oder eine Wohnung in dieser) erwarben oder nur mieteten, da das Haus in der Erbmasse im Abschiedsbrief nicht auftaucht. Die Zeit in der Brahmsallee bezeichnete Nocht später als seine glücklichste, denn in dieser Zeit stand abermals Nachwuchs an: Am 5. Juni 1907 wurde Maria und Bernhard Nochts zweiter Sohn Peter geboren.[193]

Am 4. November 1907 feierte Bernhard Nocht seinen 50. Geburtstag, der – so wenigstens die Aktenlage – in Hamburg noch nicht so groß begangen worden zu sein scheint wie die späteren Festakte zu Nochts Ehren.

190 Ebd., S. 3.

191 StaHH 352-3_II N 10, Die Amani-Expedition der Hamburgischen Wissenschaftlichen Stiftung, in: Hamburger Fremdenblatt, 8. Januar 1909.

192 StaHH 361-6-I 0094, Personalbogen; vgl. auch Martini: Nocht, S. 42.

193 BNI-Archiv 2-104, Personalbogen.

Nochts Reise nach Deutsch-Ostafrika

Am 10. Mai 1910 verstarb Robert Koch in Baden-Baden. Sein Tod löste in tropenmedizinischen Kreisen Trauer aus und hinterließ ein Vakuum auf dem Feld der Schlafkrankheitsbekämpfung in Deutsch-Ostafrika. Wohl auch um dieses auszufüllen, unternahm Nocht auf Anregung des Reichskolonialamts 1911/12 dorthin eine fünfmonatige Reise, die, soweit bekannt, die erste – und letzte – Reise Bernhard Nochts in einen Teil des formalen deutschen Kolonialreiches darstellte, wenn man von seinem kolonialen Kommando auf der SMS Iltis absieht. Zum Auftakt der für Nocht bedeutsamen Reise traf er sich zunächst mit dem Erfinder Eugen Abresch. Dieser hatte einen »Apparat zur Vertilgung von Insekten« entwickelt, der die Tiere nachts mit UV-Licht anlockte und dann durch einen »starken Luftstrom in einen Trichter« sog, wo sie verschwanden.[194] Da Nocht den Apparat gegen »Schlafkrankheit und Tsetsefliegen« in Deutsch-Ostafrika erproben wollte, begleiteten ihn zunächst Abresch, dessen Schwager, ein Mediziner sowie ein »Elektrotechniker« auf seiner Reise.[195]

Am 4. November 1911, Nochts 54. Geburtstag, traf die Reisegesellschaft in Marseille ein, wo man sich »auf dem Dampfer der Deutschen Ostafrika-Linie Kronprinz« einschiffte.[196] Am 22. November legten die Reisenden in Mombasa im heutigen Kenia an, zwei Tage später reisten sie mit der Bahn ins »Ugandagebiet« und erreichten am folgenden Tag Port Florence, heute die drittgrößte kenianische Metropole Kisumu, am Viktoriasee:

> Der Dampfer, der uns nach Schirati bringen sollte, hatte aber Port Florence schon am 25. verlassen. Es gelang mir indessen, einen kleinen englischen Privatdampfer zu mieten,

194 BNI-Archiv 2-8, Reise nach Ostafrika, Manteufel. Handschriftlicher Vermerk: »Reise nach Deutsch-Ostafrika nicht von Manteufel, sondern von Bernhard Nocht!«, S. 1 und 2.

195 Ebd., S. 2. Die Kosten für »die Versuche mit dem Apparat in Ostafrika« trug dabei der Erfinder Abresch; vgl. ebd.

196 Ebd.

> mit dem ich am 27. abends nach Schirati, der ersten Station am Ostufer [des] Viktoria Sees auf deutschem Gebiete, abreiste. […] In Schirati nahm mich der Vorsteher der Bezirksamtsnebenstelle, Herr Schulz, sehr freundlich auf und liess sofort durch Eilboten den Vorstand des mehrere Stunden entfernten Schlafkrankenlagers Utegi, Stabsarzt Dr. Breuer, von meiner Ankunft benachrichtigen.[197]

Breuer, der sein Amt Robert Koch verdankte, kam tags darauf. Gemeinsam mit ihm und »den nötigen Trägern« marschierten Nocht und seine Gesellschaft nach Utegi, wo sie zwei Tage blieben und das Schlafkrankenlager sowie die Abholzungsarbeiten an den umliegenden Flüssen besichtigten.[198] Nocht formuliert zum Lager Utegi:

> In den ersten Monaten seit der Errichtung des Schlafkrankheitlagers Utegi am Morifluss (Juni 1908) wurden dort 332 Kranke aufgenommen, in den nächsten 12 Monaten (bis Ende März 1910) kamen 267 neue Kranke, vom 1. April 1910 bis Ende März 1911 123 neue Kranke hinzu, vom 1. April bis Ende November 1911 nur noch 24 Zugänge. Dabei handelte es sich gerade in letzter Zeit immer um mehr fortgeschrittene Erkrankungen, die schon lange infiziert sein mussten. Der letzte im November hinzugekommene Fall war eine junge Frau, die bis zu einem bisher überhaupt von mir noch nicht gesehenen Grade abgemagert und dabei mit durchgelegenen Stellen und Geschwüren bedeckt war. Die Kranke war sicher schon monatelang, wenn nicht länger infiziert. Sie ist am Tage nach meiner Abreise aus dem Lager gestorben.[199]

197 Ebd.

198 Ebd., S. 4.

199 Ebd., S. 8. Nocht fährt fort: »Dass auch diese leichteren Kranken ihrem Schicksal nicht entgehen, konnte ich an einem jungen Mädchen beobachten, das ich noch des Morgens und Mittags im besten Wohlbefinden munter und elastisch schreitend unter der Zahl der Wasserträgerinnen gesehen hatte und das gegen Abend gelähmt und in bewusstlosem Zustande zu uns gebracht wurde. Das Mäd-

Zur Zeit von Nochts Besuch waren nur noch »26 Schwerkranke im Lager«. »63 Kranke wohnten noch in ihren Dörfern bei den Angehörigen; sie müssen sich mindestens alle 14 Tage einmal vorstellen.«[200] Die zunächst »harten« kolonialen (Konzentrations-)Lager hatten sich mittlerweile zu offenen Freikliniken für chronisch Kranke entwickelt.

Dass die Schlafkrankheit »im Schiratibezirk« zum »Stillstand« gekommen war, schrieb Nocht »nicht den therapeutischen Massnahmen [zu], sondern im wesentlichen den Abholzungen« unter anderem an den Seeufern, die die Brutstätten der krankheitsübertragenden Tsetsefliegen vernichtet hatten.[201]

Nach Tests mit der abreschen Lampe, die sich als vollständig unbrauchbar erwies, da die Tsetsefliegen tagaktiv waren,[202] reiste Nocht zurück nach Mombasa und von dort aus in einem deutschen Gouvernementsdampfer nach Tanga, wo er die Fortschritte im Kampf gegen die Malaria begutachtete und resümierte, dass die von Koch vorgeschlagene Methode einer »Chininbekämpfung der Malaria« nicht so erfogreich verlief, »wie sich das Rob. Koch gedacht hatte«.[203] Denn eine andauernde Chininprophylaxe mit ihren erheblichen Nebenwirkun-

chen hatte sich schon vor längerer Zeit infiziert beim Wasserholen am Fluss, wohin sie die Mutter immer begleitet hatte« (ebd.).

200 Ebd.

201 Ebd., S. 9. Eigentlich hatte die koloniale Reisegesellschaft noch das nahe gelegene Schlafkrankenlager Kigarama unter Robert Kudicke besuchen wollen, doch Nocht glaubte den »unerhörten Preis« für die Schiffspassage von 860 Mark »nicht verantworten zu können«. Aus diesem Grunde habe man auf die Inspektion des Lagers verzichtet; vgl. ebd., S. 5.

202 Ebd., S. 12. Dass die Tsetsefliegen tagaktiv waren, hatte bereits Robert Koch in seinem Bericht vor dem Reichsgesundheitsrat im November 1907 erläutert. Sie fliegen »nur bei Sonnenschein [...] – etwa von 8 oder 9 Uhr morgens bis 4 oder 5 Uhr nachmittags« (StaHH 352-8/9-4438, Reichsgesundheitsrat, Aufzeichnung über die Sitzung des Reichs-Gesundheitsrats vom 18. November 1907, S. 8).

203 Ebd., S. 14.

gen war in »dem rasch aufblühenden Tanga« nicht durchzusetzen.

Nach einem Abstecher ins Inland, gemeinsam mit dem Medizinalreferenten der Schutztruppe Emil Steudel, begann der letzte Abschnitt von Nochts großer kolonialer Reise: der Besuch Sansibars und der tansanischen Metropole Daressalam. »Der wundervolle Anblick, den Daressalam für den Schiffsreisenden bei der Einfahrt in den Hafen bietet«,[204] bestätigte sich in der Stadt selbst nicht. Dort sei es, so Nocht, »mit der öffentlichen Reinlichkeit nicht überall tadellos bestellt«.[205]

Zentrales Thema für Nocht war aber in Daressalam das von ihm aus hygienisch-bakteriologischen Gründen vorgeschlagene und bereits 1900 mit Ronald Ross in einer wissenschaftlichen Korrespondenz diskutierte *racial zoning* – die Gliederung von (kolonialen) Räumen inklusive der Großstädte nach der Kategorie »Rasse«. Auf seiner Reise nach Deutsch-Ostafrika kam Nocht nun, Anfang 1912, auf seine damaligen Überlegungen zurück. Am 8. Dezember 1900 hatte er in einem Brief an Ross nicht nur Kochs Plan der Malariaausrottung (Test und Chininbehandlung aller latenten Fälle) intern und hinter den Kulissen abgelehnt:

> I agree with you that it is an immense task to fight against Malaria after Kochs method in thickly populated, but not civilized countries. There is a difference between New Guinea, where Koch tried his method and where there are only a few villages at the coast […] on the one side and on the other side the West Coast of Africa with large towns with thousands of negroes and continuous coming and going between the different stations. I think it absolute impossible under such circumstances to examine every person, every child and every

204 Ebd., S. 21.

205 Ein aktueller Pestfall in Daressalam ermunterte Nocht, dem Gouvernement den Erwerb eines der von ihm entwickelten Apparate zur Rattenvertilgung vorzuschlagen; vgl. ebd., S. 25.

> new arriving negro if they have malaria parasites and treat them with Chinine until the parasites are destroyed.[206]

Die Ausrottung der Malaria nach Kochs Plänen würde, so Nocht weiter, mindestens 30 Jahre dauern:

> Meantime we are obliged to do something for the present generation and I agree with you, that it is not enough to advise people to live mosquito-proof, but that it is of the greatest importance to drain and dry every pool in the neighborhood of houses and to segregate the houses of Europeans from the huts of the natives.[207]

Mit ihrem Eintreten für ein nach infektionsmedizinischen Kriterien implementiertes kolonialrassistisches *racial zoning* legten Ross und Nocht sehr früh die Leitlinien der europäischen Tropenmedizin in Westafrika fest, und zwar durch die ethnische Gliederung bzw. Segregation der kolonisierten Räume, wobei sich damals schon antislawische und kolonialrassistische Aspekte (Osteuropäer übertragen Fleckfieber, Afrikaner Malaria) in der Tropenmedizin verknüpften.[208] Dabei ist die Bedeutung des Raumes bzw. der räumlichen Trennung in Bezug auf die Hervorbringung der Kategorie »Rasse« bedeutsam. Denn die »machtvolle Ziehung« von räumlichen »Grenzen«, und zwar zwischen »Individuen wie zwischen Kollektiven«, ist ein wesentlicher Bestandteil auf dem Weg zur diskursiven Herstellung der Kategorie »Rasse«. Claudia Bruns formuliert:

> Rassistische Diskurse haben insofern einen Differenzeffekt als sie soziale Grenzen hervorbringen, welche sich als Teil

206 LSHTM Archives, Ross Collection, GB 0809, Ross/146/02/122, Bernhard Nocht an Ronald Ross am 8.12.1900.

207 Ebd.

208 Vgl. zu diesem Themenkomplex auch Zimmerer, Jürgen: Die Geburt des »Ostlandes« aus dem Geiste des Kolonialismus. Die nationalsozialistische Eroberungs- und Beherrschungspolitik in (post-)kolonialer Perspektive, in: Zimmerer, Jürgen: Von Windhuk nach Auschwitz? Beiträge zum Verhältnis von Kolonialismus und Holocaust (Periplus-Studien, Bd. 15), Münster 2011, S. 254-289.

> einer räumlich-topologischen Ordnung lesen lassen, die sich zu materiellen Grenzarchitekturen verdichten kann (Ghetto, Lager, Gefängnis, Grenzzäune usw.).[209]

»Rassentrennung« wurde zum »hygienischen« Instrument einer nach ethnischen Kategorien segregierenden kolonialrassistischen Infektionsmedizin, die gefährliche Infektionskrankheiten mit bestimmten Ethnien als Krankheitsüberträger identifizierte und diese dann räumlich segregierte – was die Kategorie »Rasse« und die binäre kolonialrassistische Konstruktion (Europäer/lokale Bevölkerung) wiederum durch die räumliche Anordnung bzw. Segregation verstärkte. Der verheerende diskursive Konnex von Ethnien und Infektionskrankheit, der 30 Jahre später über das Fleckfieber unter anderem den Bau der angeblichen »Seuchenmauer« um das Warschauer Getto legitimierte, war also bereits in der Kolonial- bzw. Tropenmedizin von vor 1914 angelegt.

Am 20. Februar machte sich Nocht mit dem Dampfer General auf die Heimreise und traf am 26. März 1912 wieder in Hamburg ein.[210] Er zeigte sich zufrieden mit der Expedition und dankte »dem Hohen Kolonialamt für die Anregung zu dieser Reise«.[211]

Ebenfalls (kolonial-)rassistisch war in mehrfacher Hinsicht die berühmte Hygieneausstellung in Dresden 1911. Ziel der Ausstellung war es, »jeden Einzelnen für die Prävention von Krankheiten zu sensibilisieren und zur umfassenden Einführung

209 Bruns, Claudia: Rasse und Raum: Überlegungen zu einer komplexen Relation, in: Bruns, Claudia (Hg.): »Rasse« und Raum. Topologien zwischen Kolonial-, Geo- und Biopolitik: Geschichte, Kunst, Erinnerung, Wiesbaden 2017, S. 2. Bruns formuliert, dass »Regierungstechniken« »gerade dadurch produktiv« würden, »dass sie durch ›Regulation und Kontrolle die Grenze zwischen legitimen, lebbaren Körpern und illegitimen, anomalen Körpern mitkonstruieren und damit diese selbst‹« (ebd., S. 3).

210 BNI-Archiv 2-8, Reise nach Ostafrika, Manteufel. Handschriftlicher Vermerk: »Reise nach Deutsch-Ostafrika nicht von Manteufel, sondern von Bernhard Nocht!«, S. 7.

211 Ebd., S. 30.

hygienischer Praktiken im Alltag aufzurufen«.[212] Die Hygieneausstellung, die über die Sektion »Fortpflanzung Vererbung Rassenhygiene« rassenhygienisches Gedankengut popularisierte, wurde unter anderem von dem Gesundheitsunternehmer Karl August Lingner (»Odol«) auf den Weg gebracht.[213] Ziel der involvierten Dresdener Unternehmer und (Medizinal-)Eliten war von Anfang an auch die Gründung eines Hygienemuseums in Dresden.[214] Zu diesem Zweck wurde dann auch die Hygieneausstellung in Dresden konzipiert, an der sich vielfältige internationale Experten beteiligten.

Auch Bernhard Nocht war als Hamburger Medizinalrat und Direktor des Hamburger Tropeninstituts in die Planung der Hygieneausstellung involviert, wobei er die Teilnahme Hamburgs an der Ausstellung persönlich vorantrieb. So informierte er den neuen Präses des Medizinalkollegiums, Bürgermeister Dr. Carl August Schröder, am 13. Januar 1910, dass »die Ausstellung nach allem, was ich bisher […] dazu gehört habe«, recht »bedeutend zu werden verspreche« und dass er, Nocht, »gebeten worden« sei, den Vorsitz der Gruppe Tropenhygiene

212 Radtke, Julia: Das Deutsche Hygiene-Museum und die frühe Popularisierung der Rassenhygiene, 4.11.2015, unter: https://lernen-aus-der-geschichte.de/Lernen-und-Lehren/content/12608 (24.8.2024).

213 Lingner hatte »sein wenig innovatives, aber in einer Porzellanflasche mit seitlichem Spritzverschluss modern verpacktes Produkt«, das Mundwasser Odol, erfolgreich vermarktet; vgl. Osten, Philipp: Hygieneausstellungen: Zwischen Volksbelehrung und Vergnügungspark, in: Deutsches Ärzteblatt 102 (2005), 45, A-3085/B-2607/C-2449, unter: https://www.aerzteblatt.de/archiv/49036/Hygieneausstellungen-Zwischen-Volksbelehrung-und-Vergnuegungspark (22.8.2024).

214 In der sächsischen Hauptstadt Dresden, damals die viertgrößte Stadt Deutschlands, war bereits 1903 unter Mitwirkung Lingners die Sonderausstellung »Volkskrankheiten und ihre Bekämpfung« gezeigt worden, um speziell die neuen Erkenntnisse der modernen Bakteriologie für breite Schichten auch mit modernsten Werbetechniken zugänglich zu machen; vgl. Steller, Thomas: Volksbildungsinstitut und Museumskonzern. Das Deutsche Hygiene-Museum 1913-1930, Dissertation, Bielefeld 2014, S. 44.

»zu übernehmen«.[215] Nocht schlug Schröder vor, einen Kommissar einzusetzen, um ein »planmäßiges Vorgehen bei der evtl. Beteiligung Hamburgs« an der Hygieneausstellung Dresden zu koordinieren.[216] Kurz darauf wurde Nocht mit diesem Amt betraut[217] und am 12. Februar 1910 nahm er als Vertreter Hamburgs an einer Tagung des Direktoriums der Internationalen Hygieneausstellung an der TU Dresden teil.[218] Schon einige Wochen zuvor hatte er Kontakt zu dem Medizinischen Direktor der US-amerikanischen Panama Canal Zone, Dr. William C. Gorgas, aufgenommen:

> At the request of the Directors of the International Exhibition of Hygiene, to be held in Dresden in 1911, I have taken charge of the section »Hygiene for the Tropics«. As chairman of this section, and in the name of the Directors, I beg to invite you to become a member of the committee which is now being formed.[219]

215 StaHH 111-1_5257, Bernhard Nocht an den Präses des Medizinalkollegiums. Hamburg, den 13. Januar 1910. Stellvertretende Vorsitzende waren Ruge, Steudel und Paul Schmidt, Privatdozent für Hygiene an der Universität Leipzig. Einfache Mitglieder waren unter anderen Fülleborn und Gaffky, Giemsa, Mühlens, Ollwig, mittlerweile als Oberstabsarzt der Schutztruppe ans Reichskolonialamt kommandiert, Gorgas, Kleine, Ziemann, mittlerweile »Medizinalreferent von Kamerun (Schutztruppe), sowie Zubitza, Oberstabsarzt kommandiert zum Generalgouvernement in Togo; vgl. StaHH 111-1_5257, Internationale Hygiene-Ausstellung Dresden 1911, Gruppen-Ausschüsse, Innere Organisation! Vertraulich!

216 StaHH 111-1_5257, Bernhard Nocht an den Präses des Medizinalkollegiums, Hamburg, den 13. Januar 1910.

217 StaHH 111-1_5257, Das Medizinalkollegium an den Hohen Senat, Hamburg, den 20. Mai 1910.

218 StaHH 111-1_5257, Internationale Hygiene-Ausstellung Dresden 1911, Mai bis Oktober, S. 6. Die dort gehaltenen Reden und Vorträge finden sich abgedruckt in: Offizielle Reden gehalten auf der Tagung des Direktoriums und der Gruppen-Vorsitzenden der Internationalen Hygiene-Ausstellung Dresden 1911.

219 Library of Congress, Manuscript Division, MSS23143, Box 14, Bernhard Nocht an William C. Gorgas am 1.11.1909.

Gorgas antwortete am 4. Dezember 1909:

> Yours of November 1st has just been received. I shall very gladly act as a member of the committee referred to, though you understand that my duties here at Panama will not allow me to take an active part in the matter.[220]

Auch wenn William C. Gorgas nicht nach Dresden kommen konnte, so bot die Hygieneausstellung Nocht doch die Möglichkeit, Kontakte zu knüpfen, die spätere Reisen der Mitglieder des Hamburger Tropeninstituts in die Kanalzone in Panama ermöglichten (Reise Fülleborns 1912; Reise Martinis 1913/14) und die auch, etwa 1914, zu Gegenbesuchen von US-Tropenmedizinern in Hamburg führten.

Die Hygieneausstellung Dresden war, wie der Historiker Günther Heidel treffend bemerkt hat, mit den »Zielen der bürgerlichen Sozialhygiene« eng verwoben.[221] Die Ausstellung wurde am 6. Mai 1911 eröffnet und lief bis zum 31. Oktober desselben Jahres; sie »erreichte mit 5,2 Millionen Besuchern ein Rekordergebnis«; die »über 50 überwiegend neu errichteten Gebäude mit etwa 75.000 qm Ausstellungsfläche waren verteilt auf eine Gesamtfläche von circa 320.000 qm«.[222]

220 Library of Congress, Manuscript Division, MSS23143, Box 14, William C. Gorgas an Bernhard Nocht am 4.12.1909.

221 Heidel, Günther: Die Internationale Hygiene-Ausstellung in Dresden und die Gründung des Deutschen Hygiene-Museums, in: Zeitschrift für die gesamte Hygiene 33 (1987), 8, S. 411-415, zitiert nach Steller: Volksbildungsinstitut und Museumskonzern, S. 48. Der Arzt, Medizinhistoriker und Museumsdirektor Philipp Osten formuliert: »Ärzte, Forscher, Statistiker und wohltätige sowie staatliche Organisationen erhielten Gelegenheit, mit allen Mitteln, die Fotografie, Film und Werbung boten, Inhalte und Ziele ihrer wissenschaftlichen oder gemeinnützigen Arbeit dem Publikum in ansprechender Form vorzuführen. In losem Wechsel dazu präsentierten Industrieunternehmen ihre Waren, die im Idealfall genau dem Kontext der als ›Wissenschaftliche Abteilungen‹ bezeichneten Themenkomplexe der Ausstellung entsprachen« (Osten: Hygieneausstellungen).

222 Steller: Volksbildungsinstitut und Museumskonzern, S. 47.

Während die Ausstellung vielfältige Themen aus dem Feld der Hygiene wie »Luft, Licht, Erde, Wasser«, Siedlungen und Städte, Ernährung, Kleidung und Körperpflege, Arbeitsmedizin, Infektionskrankheiten, Militärmedizin sowie Tropenhygiene (kuratiert von Nocht) thematisierte,[223] war die in Dresden gezeigte Sektion zur Rassenhygiene ein wesentlicher Schrittmacher zur Popularisierung des medizinischen Rassismus und speziell der negativen Eugenik. So propagierten der Mediziner Ernst Rüdin sowie der Münchener Ordinarius für Hygiene auf dem Lehrstuhl Max von Pettenkofers, Max von Gruber – ein hoch angesehener Wegbereiter der modernen Serologie –, in ihrem Ausstellungskatalog zur »Qualitativen Rassenhygiene« unter anderem die Methode der »selektorischen Elimination, Ausmerzung, Ausjätung, der Ausschaltung der Untüchtigen aus dem Leben der Rasse«.[224] Philipp Sarasin schrieb über Alfred Ploetz, auf dessen Werk »Grundzüge der Rassenhygiene« die Sektion »Rassenhygiene« in Dresden nicht unwesentlich basierte:

> Ploetz war das Symptom eines Zweifels, einer langsamen Verschiebung und schließlich eines Bruchs. Ploetz kündigte der aufklärerischen Utopie von der Notwendigkeit und Machbarkeit der *perfectibilité de l'homme* […] den Glauben auf und führte mit dem Konzept der »Gesundheit« der Rasse ein Prinzip ein, das die alte *hygiène privée* in die Defensive drängte. Diese verschwand zwar nicht, im Gegenteil, aber seit dem Beginn des 20. Jahrhunderts wurde sie für einige Jahrzehnte ins gleißende Licht einer auf das Volk oder die »Rasse« bezogenen eugenischen Verbesserung der Körper gerückt.[225]

223 Library of Congress, Manuscript Division, MSS23143, Box 14, Booklet »International Hygiene Exhibition«, S. 13-22.

224 Gruber, Max von/Rüdin, Ernst: Fortpflanzung Vererbung Rassenhygiene. Illustrierter Führer durch die Gruppe Rassenhygiene der Internationalen Hygieneausstellung 1911 in Dresden, München 1911, S. 122.

225 Sarasin, Philipp: Reizbare Maschinen. Eine Geschichte des Körpers 1765-1914, Frankfurt a. M. 2001, S. 450.

Das Verhältnis von Tropenmedizin und Rassismus ist komplex. Die Forschung geht davon aus, dass die damals auch in der deutschsprachigen Tropenmedizin verbreitete rassistische Akklimatisationsthese (Europäer könnten sich in den Tropen nicht akklimatisieren und würden dort verkümmern oder »degenerieren«) den einen Pol bildete und den Gegenpol dazu die Bakteriologie.[226] Allerdings war auch diese offen für Rassismen. Ein Beispiel dafür ist etwa Robert Kochs Malariaforschung um 1900. So formulierte Koch zur Malaria:

> Es gibt keine Menschenrasse, die von Haus aus immun ist. Ich habe Malaria gesehen bei Negern und Europäern, bei Indern und Chinesen und doch treffen wir ganze Bevölkerungsgruppen, die unter dem Tropenfieber in den Tropen nicht merklich zu leiden haben. Diese müssen also – man kann sich das nicht anders erklären – eine Art von Immunität, aber auf natürlichem Wege erworben haben.[227]

Koch argumentiert hier nicht rassistisch (spezifische »Rassen« tragen spezifische Infektionskrankheiten aufgrund ihrer »rassenphysiologischen« Unterschiede), vielmehr würden, so Koch, alle Ethnien gleich auf die Malaria reagieren und nach gleichen Mechanismen langsam eine Immunität erwerben. Dennoch können Rassismen an Kochs Theorie ansetzen. Denn die »in Malariagegenden Geborenen« könnten, nachdem sie »vier bis fünf Jahre unter Malaria« gelitten und anschließend eine vollständige »Immunität« erworben hätten, in andere malariaverseuchte Orte gehen, ohne zu erkranken.[228] Da sich die Erreger, so Koch, aber »gerade bei solchen Kranken, die ich als latente Fälle bezeichnen möchte«, fänden, seien diese besonders »eine

226 Eckart: Von der Idee eines »Reichsinstituts«, passim.
227 Koch: Ärztliche Beobachtungen in den Tropen.
228 Koch, Robert: Ergebnisse der vom Deutschen Reich ausgesandten Malariaexpedition. Vortrag, gehalten in der Abteilung Berlin-Charlottenburg der Deutschen Kolonial-Gesellschaft am 5. November 1900, unter: https://edoc.rki.de/handle/176904/5207 (24.7.2024), S. 441.

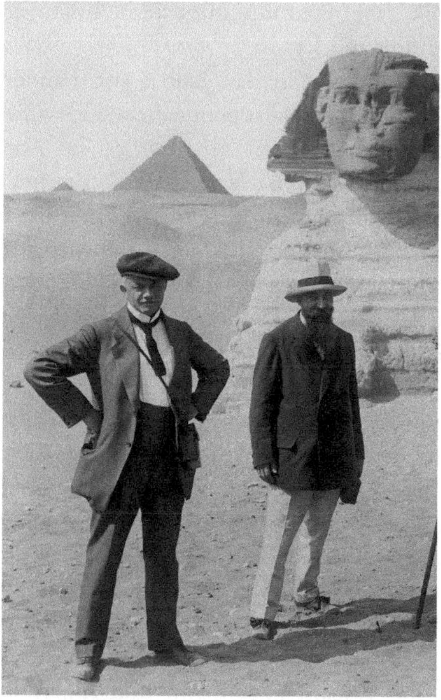

Bernhard Nocht (links) auf Expeditionsreise in Ägypten, 1913.

Gefahr für ihre Umgebung«.[229] Kurz: Immune, die als »latente Fälle« Parasiten tragen, ohne zu erkranken (Indigene), infizieren Nicht-Immune, also primär die, so Koch, für die Malaria sehr empfänglichen Europäer.[230] Interessant ist, dass Robert Koch gerade nicht ethnisch kategorisiert, sondern nach »immun/nicht immun«, wobei die koloniale Dichotomie (immun:

229 Ebd., S. 442.

230 Ebd. Die Malaria (Erreger: der Einzeller Plasmodium) wird von der Anophelesmücke übertragen. Genaueres bei Löscher, Thomas/ Burchard, Gerd-Dieter: Tropenmedizin in Klinik und Praxis, 4., komplett überarb. u. erw. Aufl., Stuttgart 2010, S. 554-557.

lokale Bevölkerung/nicht immun: externe Kolonisten) bei ihm aber implizit mit angelegt ist.

Nocht konsolidierte in den Jahren vor dem Ersten Weltkrieg seine Stellung in der Tropenmedizin und wurde mehrfach ausgezeichnet. Am 4. April 1912 trat er die Nachfolge des schwer erkrankten Erwin Baelz als erster Vorsitzender der Deutschen Tropenmedizinischen Gesellschaft an,[231] die damals 204 Mitglieder zählte. Im Vorstand waren nun neben dem neuen Vorsitzenden der Marinegeneralarzt Prof. Dr. Reinhold Ruge aus Kiel (stellvertretender Vorsitzender) und der Schriftführer Friedrich Fülleborn sowie Mense und Plehn und auch Georg Gaffky und Emil Steudel vertreten.[232] Vor Steudel, Gaffky und Ruge war nun Bernhard Nocht der Vorsitzende der DTG und fungierte als erster Repräsentant der deutschen Tropenmedizin und verbandsintern als Gaffkys und Steudels »Präsident«.

Am 30. September 1908 war Nocht zum Mitglied der »Prüfungskommission für die Physikatsprüfung«[233] ernannt und am 22. März 1910 in das angesehene Kuratorium der renommierten Hamburgischen Wissenschaftlichen Stiftung gewählt worden,[234] dem auch Edmund Siemers, Werner von Melle, Max Warburg, Eduard Woermann und Albert Ballin angehörten.[235] Ebenfalls 1910 erhielt er für seine Verdienste um die Tropenmedizin die Mary Kings Medal der Liverpool School of Tropical Medicine.[236]

Am 9. Dezember 1911 informierte die Senatskommission für Reichs- und Auswärtige Angelegenheiten den Hamburger

231 BNI-Archiv 2-165, Tagung 1912, in: Archiv für Schiffs- und Tropen-Hygiene, Band 16 (Sonderdruck), Beiheft 4, Leipzig 1912, S. 7.

232 Ebd., S. 8-9.

233 StaHH 361-6-I 0094, Abschrift aus der Akte des Medizinalkollegiums, Hamburg, den 30. September 1908.

234 Ebd., S. 29.

235 StaHH 352-3_II N 10, Abschrift, Verzeichnis der Mitglieder des Kuratoriums der Hamburgischen Wissenschaftlichen Stiftung.

236 StaHH 352-10-350 (Band 1), Personalakte Nocht, Liverpool School of Tropical Medicine an Prof. Nocht, 9. Februar 1910.

Bürgermeister Carl August Schröder, dass Nocht das »Kommandeurskreuz 2. Klasse des Königlich Norwegischen Ordens des Heiligen Olaf« verliehen worden war.[237] 1912 wurde Nocht zum Hamburger Obermedizinalrat ernannt, am 15. September 1913 zum Ehrenmitglied der italienischen Gesellschaft zum Studium exotischer Krankheiten.[238] Im Juni 1914 wurde ihm der Preußische Kronenorden II. Klasse verliehen.

Umgekehrt kümmerte sich Nocht auch darum, dass Mitgliedern des Tropeninstituts ebenfalls Ehrungen zuteilwurden. So bat er am 23. März 1911 in einem Schreiben an den Staatssekretär des Reichskolonialamts Friedrich von Lindequist, »hochgeneigtest in Erwägung ziehen zu wollen, daß für den vom Kolonialamt zum Institut kommandierten Oberstabsarzt a. D., Herrn Professor Dr. Fülleborn, eine Auszeichnung durch Verleihung eines Ordens erbeten« werde.[239] Einen Monat später teilte Lindequist dem Medizinalamt der Stadt Hamburg mit, dass der Bitte entsprochen werde und »Seine Majestät« Fülleborn »den Roten Adlerorden vierter Klasse« verleihe.[240]

Die Eröffnung des neuen Tropeninstituts 1914

Am 28. Mai 1914 erfolgte die feierliche Eröffnung des neuen imposanten Institutsgebäudes über der Elbe.[241] Entworfen hatte dieses Fritz Schumacher; das Zustandekommen des sensationellen Bauwerks verdankte sich wohl auch Nocht, der in einem

237 StaHH 361-6-I 0094, Abschrift aus der Akte des Medizinalkollegiums, Senatskommission für die Reichs- und auswärtigen Angelegenheiten, J. No. 13013, Hamburg, den 9. Dezember 1911.

238 Ebd., S. 35.

239 StaHH 352-3_I B 16 (Band 2), Bernhard Nocht an Dr. von Lindequist, 23. März 1911.

240 StaHH 352-3_I B 16 (Band 2), Der Staatssekretär des Reichs-Kolonialamts an das Medizinalamt zu Hamburg, 24. April 1911 (Bl. 81).

241 BNI-Archiv, Jahresberichtsblätter 1914. Zum denkmalgeschützten Bau vgl. etwa Schumacher, Fritz: Hamburger Staatsbauten 1909-

Jahresbericht 1910 auf die Enge in den Räumen des alten Instituts verwiesen hatte.[242] Der Senat beantragte Mittel für den Neubau mit Tropenkrankenhaus und Tierhaus, da die Räumlichkeiten des Instituts »den ständig wachsenden Ansprüchen« nicht mehr genügen würden: »Die Lehraufgaben des Instituts erfahren fortgesetzt, neuerdings insbesondere durch die Errichtung des Kolonialinstituts, erhebliche Steigerungen«:[243]

> In der Außenarchitektur sind handgestrichene Ziegel mit der sparsamen Verwendung von Hausteinen vorgesehen. Das Dach ist mit dunkelgrauen Pfannen gedeckt. Es ist angestrebt, in die vielgstalteten Eindrücke des Hafens eine möglichst ruhige Baumasse zu bringen. Demgemäß ist vor allem Wert auf eine ruhige Dachlinie gelegt, die ihren Abschluß nach vorn durch den turmartigen Eckbau erhält.[244]

Insgesamt besaß das neue Hauptgebäude »158 Zimmer«, davon »45 Laboratorien mit 103 Arbeitsplätzen«;[245] im Erdgeschoss befand sich unter anderem die Institutsverwaltung und der Hafenärztliche Dienst, im ersten Stock war der »Kursussaal mit 17 hellen, großen Fenstern« und mehr als 40 wissenschaftlichen Arbeitsplätzen.[246] Das ebenfalls neu errichtete Tropenkrankenhaus war für 60 bis 70 Krankenbetten ausgelegt. Es besaß einen großen Operationssaal und war unter Nochts Direktorat räumlich nach der Kategorie »Rasse« segregiert, da es »einen nur für farbige Kranke bestimmten Saal« besaß.[247]

1919/21. Eine denkmalpflegerische Bestandsaufnahme, Hamburg 1995.

242 BNI-Archiv, Jahresberichtsblätter 1910.

243 Antrag, betreffend Neubau für das Institut für Schiffs- und Tropenkrankheiten, in: Mitteilung des Senats an die Bürgerschaft, No. 72, Hamburg, den 1. April 1910.

244 Ebd.

245 Nocht: Das neue Institut für Schiffs- und Tropenkrankheiten, S. 16.

246 Ebd., S. 11 u. 16.

247 Ebd., S. 16 u. 17. Obwohl das alte Institut zu klein geworden sei, hätten sie es, so Nocht, »mit geteilten Empfindungen verlassen«, da es »eine liebe Arbeitsstätte« gewesen sei (ebd., S. 20).

Die Eröffnung des neuen Institutsgebäudes war in Hamburg ein Großereignis; zu den Gästen zählten der neue Staatssekretär des Reichskolonialamts Wilhelm Solf, Vertreter »des Senats und der Bürgerschaft« sowie angesehene Wissenschaftler und Mediziner,[248] unter ihnen auch der britische Nobelpreisträger Ronald Ross, den Nocht persönlich zur Institutseröffnung nach Hamburg eingeladen hatte:

> Dear Sir Ronald
> Included I send you an invitation of the Medicinalcollegium, to be present at the Opening of the New Institute for tropical diseases in Hamburg and to partake at the Banquett given in the evening at the Uhlenhorster Fährhaus. […] I would be extremely obliged to you and the Liverpool School, if you and at least some of the members of your school would be kind enough to come over and be present at the Opening Ceremony and Banquett. I am, Dear Sir Ronald, yours sincerely B. Nocht[249]

Kurz darauf verfasste Nocht einen zweiten, persönlicheren Brief an Ross:

> My dear Sir Ronald,
> I thank you very much for your kind letter and am exceedingly glad, that we may hope, you will come over and will be present at the Opening Ceremony of the Institute. […] If your daughter will join you, my wife and other ladies will take care of her with great joy. I much regret, that I can not

248 BNI-Archiv, Jahresberichtsblätter 1914, Jahresbericht des Instituts für Schiffs- und Tropenkrankheiten für die Zeit vom 1. Januar bis 31. Dezember 1914 (gez. Nocht). Nocht wurde zur Vorbereitung der Feierlichkeiten »von der Leitung der Geschäfte des Medizinalamts« kurzzeitig beurlaubt; vgl. StaHH 352-10-350 (Band 1), Personalakte Nocht, Das Medizinalamt an den Präses des Medizinalkollegiums, Herrn Senator Dr. Mumssen, Hamburg, den 14. Februar 1914.

249 LSHTM Archives, Ross Collection, GB 0809, Ross/99/01, Bernhard Nocht an Ronald Ross, 30. April 1914.

offer you my home, but we have not two spare-rooms, but I will arrange that my brother-in-law, who has a big home in Blanken[e]se or Dr. Schaumann will offer you hospitality.[250]

Ross antwortete am 14. Mai 1914:

My dear Nocht,
I am coming over to your opening ceremony, and probably Professor Stevens from Liverpool will come with me. But my daughter cannot come. Will you take a room for me in some hotel which is convenient. I propose to travel by train via Harwich and the Hook of Holland.[251]

Ronald Ross wurde in Hamburg im noblen Hotel Vier Jahreszeiten am Neuen Jungfernstieg einquartiert und von »Prof. Dr. Nocht und Frau Nocht« zu Hause in der Brahmsallee 107 am 27. Mai zu einem Dinner geladen.[252] Am 28. Mai 1914 fand die Eröffnungsfeier »um 11 Uhr vorm. im Hörsaal des Instituts« statt,[253] auf der Ross »two messages of felicitation« überbrachte, davon eine des britischen Kolonialministers:

The first is from His British Majesty's Secretary of State for the Colonies, the Right Honourable Mr. Lewis Harcourt, who authori[z]es me to convey to you on his behalf his congratulations on this great occasion, and his warm interest in, and appreciation of, the invaluable [services] which the Insti-

250 LSHTM Archives, Ross Collection, GB 0809, Ross/99/03, Bernhard Nocht an Ronald Ross, 9. Mai 1914.
251 LSHTM Archives, Ross Collection, GB 0809, Ross/99/07, Ronald Ross an Bernhard Nocht, 14. Mai 1914.
252 LSHTM Archives, Ross Collection, GB 0809, Ross/99/16, Ronald Ross an Bernhard Nocht am 18.5.1914, Einladungskarte o.D. Ross schrieb am 25. Mai 1914 an Nocht in Bezug auf das Dinner: »I gladly accept« (LSHTM Archives, Ross Collection, GB 0809, Ross/99/17, Ross an Nocht am 25.5.1914).
253 LSHTM Archives, Ross Collection, GB 0809, Ross/99/19, Einladung an Ross durch das Hamburger Medicinalkollegium.

> tute für Schiffs- und Tropenkrankheiten has already rendered to the cause of tropical medicine.[254]

Am Abend wurde ein großes Dinner im »Uhlenhorster Fährhaus« gegeben; gereicht wurden als Hors d'œuvre Kaviar und Champagner, worauf unter anderem Helgoländer Hummer, Vierländer Ente und frischer deutscher Landspargel folgten.[255]

Wenig später brach der Erste Weltkrieg aus.

254 LSHTM Archives, Ross Collection, GB 0809, Ross/99/22, Ronald Ross, Notiz, Vier Jahreszeiten Quatre Saisons Four Seasons, [o. D].

255 LSHTM Archives, Ross Collection, GB 0809, Ross/99/21, Einladung, Sir Ronald Ross, 28.5.1914.

Gesundheitsmanager im Ersten Weltkrieg (1914-1918)

Chefarzt des Reservelazaretts V Hamburg-Altona

Durch das »gewaltige militärische und ökonomische Potential, das auf beiden Seiten involviert war«, entwickelte sich der Erste Weltkrieg zu einem »neuartigen Großkrieg« mit »Hekatomben von Abermillionen Toten«, in dessen »psychischen und materiellen Verwüstungen« das »alte Europa unter[ging]«. Der »europäische Mächtekrieg« gewann nicht nur »binnen kurzem einen wahrhaft globalen Charakter«, er entfaltete auch »grundlegende Transformationsschübe«, von denen die militärische Kriegsführung mit Massenheeren in Millionenstärke, wirtschaftliche Langzeittendenzen mit strukturellen Wandlungsprozessen »durch die Kriegswirtschaft«, aber auch »tiefgreifende Prozesse der Mobilisierung und Dynamisierung in den unterschiedlichsten Realitätsbereichen« tangiert waren. So brachte der Erste Weltkrieg auch in Deutschland eine neuartige Form der (Massen-)Propaganda hervor, wobei sich durch den von ihm ausgelösten existenziellen Druck eine sprunghafte »Aufwertung des radikalen Nationalismus«, aber paradoxerweise auch »ein intensiviertes Demokratisierungsverlangen« entfaltete. Nach dem Krieg jedenfalls »war fast alles anders«.[1]

Bernhard Nocht, der zum Militär- bzw. Marinedienst einberufen wurde, avancierte während des Ersten Weltkriegs zum Chefarzt des Reservelazaretts V Hamburg-Altona,[2] das im Hamburger Tropeninstitut eingerichtet wurde. Dieses geschah im Wesentlichen auf Nochts Initiative. Am 4. September 1914,

1 Alle Zitate in: Wehler, Hans-Ulrich: Deutsche Gesellschaftsgeschichte, Bd. 4: Vom Beginn des Ersten Weltkriegs bis zur Gründung der beiden deutschen Staaten 1914-1949, Bonn 2009, S. 3-5.

2 BNI-Archiv, Jahresberichtsblätter 1914.

einen Monat nach Kriegsbeginn, formulierte Nocht in einem Schreiben an den Hamburger Gesundheitssenator Mumßen:

> Ebenso wie Teile der Allgemeinen Krankenhäuser Eppendorf, St. Georg und Barmbek soll auch das Institut für Schiffs- und Tropenkrankheiten als Reservelazarett während des Feldzuges dienen. Es ist in Aussicht genommen, es mit dem von der Polizeibehörde zur Verfügung gestellten Teil des Hafenkrankenhauses und der Volkskaffeehalle an der Reeperbahn als Reservelazarett Nr. V. zusammenzufassen. Als Chefarzt des Reservelazaretts Nr. V. ist der Unterzeichnete in Aussicht genommen. In den Räumen des tropenhygienischen Instituts sollen noch 100 Betten aufgestellt werden. [...] Die Kosten für die notwendige Vermehrung des Personals können aus Ersparungen für Einberufene gedeckt werden.[3]

Nochts Antrag wurde am 28. September durch den Bürgerausschuss genehmigt[4] und anschließend umgesetzt.[5] Durch die Umwandlung des Tropeninstituts in ein Reservelazarett hatte Nocht das Institut gleichsam kriegswichtig gemacht und konnte es so gut über die Zeit des Weltkrieges bringen – zumal der Kontakt zu den deutschen Kolonien aufgrund der britischen Überlegenheit zur See mit Kriegsbeginn nahezu augenblicklich verloren ging.[6]

3 StaHH 111-2_A V k, Bewilligung von Mitteln für den Betrieb eines Lazaretts in den Räumen des Instituts für Schiffs- und Tropenkrankheiten, Bernhard Nocht an den Senat, Hamburg, den 4. September 1914.

4 StaHH 111-2_A V k, Aufstellung über den Mehrbedarf an Budgetmitteln für den Fall der Belegung des Instituts als Reservelazeretts; StaHH 111-2_A V k, Bernhard Nocht an den Senat, Hamburg, den 4. September 1914; StaHH 111-2_A V k, Auszug aus dem Protokoll der Finanzdeputation, Hamburg, den 19. September 1914; StaHH 111-2_A V k, Aktenvermerk, Bl. 5.

5 StaHH 111-2_A V k, Bernhard Nocht an Senator Mumßen, Hamburg, den 17. April 1915.

6 BNI-Archiv, Jahresberichtsblätter 1916 und 1917.

Das deutsche Lazarettwesen im Ersten Weltkrieg gliederte sich in Feld-, Etappen- und Reservelazarette. Die frontnahen Feldlazarette in Bauernhöfen, Klöstern oder Dörfern waren dazu angehalten, »lediglich dringende Operationen und Notamputationen« vorzunehmen; die Kriegs- oder Etappenlazarette lagen weiter hinter der Front im besetzten Gebiet und versorgten die aus den Feldlazaretten dorthin gebrachten Verwundeten medizinisch.[7] Dort war ein »geordneter Krankenhausbetrieb möglich« und die Etappenlazarette konnten als Großkrankenhäuser ganze Stadtteile einnehmen.[8] Die Festungs- und Reservelazarette im Reichsgebiet – also auch das von Nocht geleitete in Hamburg-Altona – wurden militärisch von der Medizinalabteilung des Preußischen Kriegsministeriums verwaltet und waren vor Ort den Sanitätsämtern der Stellvertretenden Generalkommandos unterstellt.[9] In Hamburg zuständig für das Reservelazarett V war dementsprechend das Sanitätsamt des General Commandos Altona.[10]

An der Spitze der lazarettinternen Hierarchie standen als Direktoren die Chefärzte wie Bernhard Nocht:

> Der Chefarzt stand in direktem Kontakt zum Sanitätsamt, dessen Anweisungen er zu befolgen hatte. Nach außen hin trat er als Sprecher oder Repräsentant der ihm unterstellten Laza-

7 Enzensberger, Alina: Übergangsräume. Deutsche Lazarette im Ersten Weltkrieg, Göttingen 2021, S. 30 u. 31.

8 Ebd., S. 31.

9 Ebd., S. 33 u. 36. Die Medizinalabteilung des Preußischen Kriegsministeriums lud regelmäßig zu Vernetzungstreffen in die Kaiser-Wilhelm-Akademie bzw. Pépinière in Berlin ein, an denen auch die Direktoren der Reservelazarette und somit aller Wahrscheinlichkeit nach auch Nocht teilnahm; vgl. ebd., S. 37-38. Außerdem gab es unzählige kleinere Vereinslazarette und Genesungsheime. Die aktuelle Forschung geht deutschlandweit von etwa 10.000 Lazaretten aus: »Manche dieser Kliniken waren kleine Privatpflegestätten mit nur 10 Betten, andere entwickelten sich zu riesigen Lazarettkomplexen mit über 1.000 Schlafplätzen und angegliederten Werkstätten« (ebd., S. 33).

10 Ebd., S. 41 u. 42.

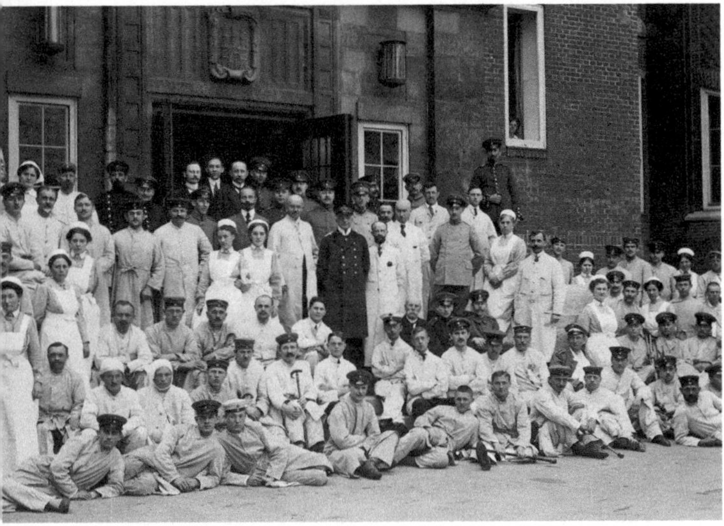

Das Reservelazarett V Hamburg-Altona, um 1915; in der Mitte stehend: Bernhard Nocht.

rette auf, nach innen fungierte er als militärischer Vorgesetzter des gesamten medizinischen, pflegerischen und administrativen Personals und aller dort eingewiesenen Mannschaften.[11]

In den Lazaretten neben den Ärzten tätige Berufsgruppen waren Priester, Schwestern, Pfleger, Verwaltungsbeamte, Köche sowie Feldjäger bzw. Militärpolizisten.[12] Die größte Gruppe aber machten die auch im Lazarett weiter im militärischen Dienstverhältnis stehenden Verwundeten aus. Für sie bildeten die Lazarette eigene »soldatische Erfahrungsräume«;[13] die Einweisungsgründe, so Alina Enzensberger, reichten von »Tuberkulose und Herzinsuffizienz über Cholera, Typhus, Schussverlet-

11 Ebd., S. 44. Außerdem hatte der Chefarzt eines Reservelazaretts meist »mehrere Vereinslazarette gesundheitspolizeilich und disziplinarisch zu überwachen« (ebd.).

12 Ebd., S. 44.

13 Ebd., S. 162.

zungen, Gasvergiftungen, Kieferzertrümmerungen, Erblindung bis hin zu psychischen Erkrankungen mit Stimmverlust, Lähmungserscheinungen und unkontrolliertem Zittern«.[14] Nach Aufnahme, Entlausung und Entkleiden kam das »weiße Bett« in Sälen, die mit Zierschriften wie »Ein feste Burg ist unser Gott« versehen waren.[15] Es folgten Bettlägerigkeit, Lazarettlärm, Fieber, Morphium, Lesewut, Grübeln, »stilles Heldentum«.[16]

Im Hamburger Tropeninstitut, das nun als Reservelazarett V Hamburg-Altona diente, entfiel zunächst der Herbstkursus für Tropenärzte; stattdessen hielt Bernhard Nocht am 2. September 1914 einen Vortrag über »Seuchenbekämpfung« vor »etwa 220 Aerzten auf Veranlassung v. Generalarzt Dr. Herold«.[17] Hatte das Personal des Tropeninstituts im April 1914 noch 122 Personen umfasst, so waren es Ende 1914, also vier Monate nach Kriegsbeginn, 157 Personen;[18] unter den Hinzugekommenen befanden sich auch zehn Krankenschwestern des Roten Kreuzes.[19]

Zentral war in den Reservelazaretten die tägliche »große Visite« am Vormittag, die Nocht als Chefarzt wie in anderen Lazaretten üblich wohl täglich persönlich absolvierte.[20] Nochts ärztlicher Alltag entwickelte sich also mehr Richtung Klinik; parallel blieb für das Reservelazarett V auch eine gewisse tropenmedizinische Spezialisierung bestehen. So führte es die Malariadiagnostik für das gesamte IX. Armeekorps durch und erhielt diverse tropenmedizinische Forschungsaufträge durch die Verwaltung des Heeres.[21]

14 Ebd.
15 Ebd., S. 165 u. 168.
16 Ebd., S. 174-197, Zitat S. 183.
17 BNI-Archiv, Jahresberichtsblätter 1914.
18 Ebd.
19 Ebd.
20 Enzensberger: Übergangsräume, S. 203.
21 BNI-Archiv, Jahresberichtsblätter 1916 und 1917. Erwähnt werden hier »Wissenschaftliche Untersuchungen f. d. Heeresverwaltung (Malaria, Darmparasiten)« sowie eine für das IX. Armeekorps im Institut eingerichtete »Station zur Blutuntersuchung auf Malaria« (ebd.).

Nachdem im September 1914 »die Marne-Schlacht endgültig verloren« und »der Schlieffenplan« gescheitert war, erstarrte die Front im Westen »in einem dreieinhalbjährigen Stellungskrieg«.[22] In den »Jahresberichtsblättern« hieß es:

> Die meisten Angehörigen des Instituts wurden zum Heeresdienst einberufen, seine älteren wissenschaftlichen Mitglieder haben zum Teil hervorragende Stellungen als beratende Hygieniker auf dem Balkan, in der europäischen und asiatischen Türkei bekleidet (*Fülleborn*, *Mühlens*, von früheren Angehörigen *Werner*, *Rodenwaldt*, u.a.) und hatten so Gelegenheit, ihre im Institut gewonnenen Kenntnisse und Erfahrungen zu verwerten.[23]

Am 24. September 1915 bekam Nocht »von Sr. Exzellenz dem stellvertretenden kommandierenden General des IX. Armeekorps persönlich« das Eiserne Kreuz 2. Klasse verliehen.[24] 1916 erfolgte Nochts Beförderung zum »Marine-Generalarzt der Seewehr des Zweiten Aufgebots«;[25] er hatte damit in der damaligen Militärhierarchie die Stufe eines Obersts bzw. Kapitäns zur See

22 Wehler: Deutsche Gesellschaftsgeschichte, Bd. 4, S. 11.

23 BNI-Archiv, Jahresberichtsblätter 1925, Jahresbericht des Instituts für Schiffs- und Tropenkrankheiten 1925, S. 1.

24 StaHH 361-6-I 0094, Abschrift aus der Akte des Medizinalkollegiums, Bl. 36. Nocht erhielt diverse weitere Kriegsauszeichnungen, u.a. den Rot-Kreuz-Orden und das Hanseaten-Kreuz; vgl. StaHH 352-10-350 (Band I), Personalakte Nocht, Orden und Ehrenzeichen, Bl. 15. Eine Liste, die Nocht am 19. August 1916 für den Hamburgischen Landesdelegierten des Kaiserlichen Kommissars und Militärinspektors der Freiwilligen Krankenpflege zusammenstellte, enthielt den »Kronen-Orden 2. Klasse«, den »R.A.O. 4. Klasse«, die »Rote-Kreuz-Medaille für Südwestafrika«, das »Eiserne Kreuz, 2. Klasse«, den Königlich-Sächsischen Albrechtsorden »Kompturkreuz 2. Klasse« sowie den Königlich Norwegischen Olaf-Orden, »Kommand. 2. Klasse«; vgl. StaHH 352-10-350 (Band I), Personalakte Nocht, Bernhard Nocht an Max Schinkel, 19. August 1916.

25 StaHH 361-6-I 0094, Abschrift aus der Akte des Medizinalkollegiums, Bl. 36. Im Verlauf des Kriegs besuchte Nocht Peter Mühlens, den beratenden Armeehygieniker, auf dem Balkan; BNI-Archiv 2-161, Rede Mühlens, Nov. 1941.

erreicht, der höchste militärische Offiziersrang unterhalb der Generalität.

Während des Ersten Weltkriegs hielt Bernhard Nocht am Nocht-Giemsa-Verfahren zur Entrattung von Handelsschiffen fest. So erhielt das Tropeninstitut im August 1915 eine Anfrage der unter einer Rattenplage leidenden Stadt Karlsruhe,[26] die Hafenarzt Sannemann mit Verweis auf das in Hamburg verwendete »Generatorengas« wie folgt beantwortete:

> Wir verwenden das Gas mit vorzüglichem Erfolge auch zur Vernichtung der Ratten und anderer Nagetiere in Gärten, Deichen und sonstigen Schlupfhöhlen im Freien. Bei der Giftigkeit des Gases – auch für Menschen – läßt es sich jedoch nur unter besonderen Vorsichtsmaßregeln anwenden.[27]

Die Stadt Amsterdam zeigte im Krieg ebenfalls Interesse und erhielt nachweislich einen »Nocht-Giemsa-Appara[t] (Stundenleistung ca 3000 c.b.m. Generatorengas)« für den dortigen »sanitären Hafendienst«.[28]

Die beiden Vorgänge zeigen, dass der Nocht-Giemsa-Apparat auch nach 1914 teils international nachgefragt war. Der eigentliche Experte in Sachen (Gift-)Gas war im Ersten Weltkrieg allerdings der Physikochemiker Fritz Haber. Haber hatte mit dem Haber-Bosch-Verfahren zur Ammoniaksynthese aus den Elementen Stickstoff und Wasserstoff ein chemisches Verfahren entwickelt, das die industrielle Herstellung von Kunstdünger ermöglichte, und sich so um die Welternährung und den globalen Bevölkerungszuwachs ungeheure Verdienste erworben (Nobelpreis 1918). Im Weltkrieg avancierte Haber, seit 1911 Direktor

26 StaHH 352-7 I_141, Großherzogliches Landesgewerbeamt an die Hamburg-Amerika-Lin[i]e Hamburg, Karlsruhe, den 17. August 1915. Die Hamburg-Amerika-Linie leitete die Anfrage sogleich an das Tropeninstitut weiter.

27 StaHH 352-7 I_141, Dr. Sannemann, Physikus und Hafenarzt an das Großherzogliche Landesgewerbeamt Karlsruhe, 23. August 1915.

28 StaHH 352-7 I_141, Gemeentelijke Gezondheidsdienst an Herrn Hafenarzt in Hamburg, Amsterdam, 27. November 1915.

des Kaiser-Wilhelm-Instituts für physikalische Chemie und Elektrochemie, zum Abteilungsleiter im Kriegsministerium, da seine Ammoniaksynthese auch die Sprengstoffherstellung ermöglichte und somit äußerst kriegswichtig war.[29]

Neben dem für die chemische Industrie bedeutenden Haber-Bosch-Verfahren erfand Fritz Haber außerdem die »erste Massenvernichtungswaffe der Weltgeschichte«, das Giftgas.[30] Im April 1915 wurde bei der deutschen Ypern-Offensive in Anwesenheit Habers erstmals Chlorgas eingesetzt.[31] Die Ehefrau Habers, die promovierte Chemikerin Clara Immerwahr, »bezeichnete die Arbeit ihres Mannes als ›Perversion der Wissenschaft‹« und beging »mit Habers Dienstwaffe« Selbstmord.[32] Haber jedoch ließ sich nicht beirren und sein Kaiser-Wilhelm-Institut expandierte und beschäftigte 1917 rund 1.500 Mitarbeiter, »so daß das Institut als ›chemisches Manhattan-Projekt‹ des Ersten Weltkriegs gilt«.[33]

Um diesen Großapparat der (Gift-)Gasforschung in die Friedenswirtschaft hinüberzuretten, wurde auf Betreiben Habers am 15. Februar 1917 in Berlin der Technische Ausschuss für Schädlingsbekämpfung (TASCH) aus Staat (u. a. Reichsmi-

29 So gelang es Haber, eine »optimale Position genau an der Schnittstelle zwischen Staat/Militär und Wissenschaft mit engen Verbindungen zur Chemischen Industrie« einzunehmen; Szöllösi-Janze, Margit: Von der Mehlmotte zum Holocaust. Fritz Haber und die chemische Schädlingsbekämpfung während und nach dem Ersten Weltkrieg, in: Kocka, Jürgen/Puhle, Hans-Jürgen/Tenfelde, Klaus (Hg.): Von der Arbeiterbewegung zum modernen Sozialstaat. Festschrift für Gerhard A. Ritter zum 65. Geburtstag. München u. a. 1994, S. 661-662 u. 664.

30 Ebd., S. 658. Die von Fritz Haber oder unter seiner Aufsicht entwickelten Kampfgase waren Chlorgas (lungenschädigend), Senfgas bzw. Lost (hautschädigend), aber auch Blausäure bzw. Cyangas (Unterbrechung der Atmungskette der Körperzellen).

31 Wehler: Deutsche Gesellschaftsgeschichte, Bd. 4, S. 12.

32 Leopoldina. Nationale Akademie der Wissenschaften: Curriculum Vitae Prof. Dr. Fritz Haber, https://www.leopoldina.org/fileadmin/redaktion/Mitglieder/CV_Haber_Fritz_D.pdf (4.4.2024).

33 Szöllösi-Janze: Von der Mehlmotte zum Holocaust, S. 664.

nisterium des Innern), Industrie (Deutsche Gold- und Silber-Scheideanstalt/Degussa) und Wissenschaft (u. a. Kaiserliches Gesundheitsamt) ins Leben gerufen. Um Habers Gaskrieger nach Kriegsende weiterbeschäftigen zu können, forcierte der TASCH eine flächendeckende chemische Schädlingsbekämpfung (Bekämpfung der Mehlmotte als Getreideschädling und der Kleiderlaus als Fleckfieberüberträger) durch eine »großangelegt[e] Einführung der Blausäuredurchgasung«.[34] So wurde im »Schlepptau des Gaskrieges«, so Margit Szöllösi-Janze, »die wissenschaftlich fundierte chemische Schädlingsbekämpfung systematisch in Deutschland eingeführt«.[35] Ab dem 4. Juli 1917 begann man, »die Entlausungsverfahren« zur Fleckfieberbekämpfung »im Bereich der Heeresverwaltung«, einer der Schwerpunkte des Tropeninstituts, »auf Blausäure umzustellen«.[36]

Damit war Nocht mit seinem patentierten Nocht-Giemsa-Verfahren, das mit Kohlenmonoxid arbeitete, ein bedeutender Konkurrent erwachsen, der in Entwesungssachen auf die Verwendung von Cyanid drängte und hinter dem mit dem TASCH wesentliche Teile der deutschen Chemieindustrie sowie die Reichsbehörden standen. Dabei tötete das Cyanidgas, anders als das Kohlenmonoxid, neben Warmblütern wie Schiffsratten auch Insekten wie etwa Rattenflöhe oder Kleiderläuse. Diese fungierten als die eigentlichen Krankheitsüberträger, wodurch das Nocht-Giemsa-Verfahren gleichsam über Nacht veraltet war. Um das Manko der mangelnden Wirksamkeit gegen Insekten auszugleichen, regten Hafenarzt Sannemann und Gustav Giemsa, wohl auf Nochts Initiative hin, Versuche mit einem Schwefelgas-Generator an, der auch »Versuchsobjekte wie Wan-

34 Ebd., S. 665 u. 666.

35 Ebd., S. 666. Margit Szöllösi-Janze interpretiert die »Gründung des TASCH im Jahr 1917« als eine »neue Form der institutionalisierten Zusammenarbeit von Staat/Militär, Wirtschaft und Wissenschaft« (ebd.)

36 Ebd.

zen, Läuse, Flöhe nebst ihrer Brut« zuverlässig töten sollte.[37] Nocht beantragte für Giemsa, der an das Kaiserliche Generalgouvernement in Brüssel eingezogen war, am 22. Oktober 1915 hierfür einen »vierwöchigen Urlaub«, um »Vorrichtungen zur Ungeziefervertilgung im Interesse der Fleckfieber- und Pestbekämpfung« zu optimieren.[38]

Im Ersten Weltkrieg entfaltete sich also eine Konkurrenzsituation zwischen Bernhard Nocht mit seinem Nocht-Giemsa-Verfahren und dem Physikochemiker Fritz Haber, der in der Endphase des Krieges auf den Markt der »Schädlingsbekämpfung« inklusive »Entlausung« gegen Fleckfieber drängte und dessen Cyanidverfahren bald drohte, das Nocht-Giemsa-Verfahren auch im Hamburger Hafen zu ersetzen.

Nochts Aufstieg zur nationalen Identitätsfigur

Der Krieg im Osten hatte für die deutsche Seite zunächst mit einer Serie von Niederlagen begonnen, bis dem »aus seinem Pensionärsleben zurückgeholten« General Paul von Hindenburg bei der Schlacht von Tannenberg Ende August 1914 eine Wende gelang.[39] Im Verlauf der Schlacht wurden rund 92.000 russische Soldaten gefangen genommen. 1915 brach in Galizien dann die russische Front mit der gewaltigen Zahl von 743.000 Toten und Verwundeten zusammen; 895.000 russische Solda-

37 StaHH 352-7 I_141, Julius Pintsch Aktiengesellschaft an Herrn Pöhn & Encke [Ingenieure], 15. September 1915.

38 StaHH 352-7 I_141, Bernhard Nocht an das Kaiserliche Generalgouvernement, Hamburg, den 22. Oktober 1915. – Etwa einen Monat später informierte Sannemann die Herstellerfirma des Nocht-Giemsa-Apparates Julius Pintsch in Berlin über das Testergebnis. Demnach konnten durch das Schwefelgasverfahren versuchsweise platzierte Läuseeier (Nissen) als »Testobjekte« vollständig »als tot nachgewiesen werden«; vgl. StaHH 352-7 I_141, Dr. Sannemann an die Firma Julius Pintsch, 27. November 1915.

39 Wehler: Deutsche Gesellschaftsgeschichte, Bd. 4, S. 12.

ten gerieten in die Gefangenschaft, Warschau, Brest-Litowsk und Wilna wurden von den Mittelmächten besetzt.[40]

Militärmedizinisch stand an der Ostfront im Ersten Weltkrieg die Behandlung des Fleckfiebers im Vordergrund, eine von Kleiderläusen übertragene bakterielle Infektionskrankheit, die seit dem 19. Jahrhundert als »Ost- und Armutskrankheit« klassifiziert war und die, wie oben erwähnt, seit dem 19. Jahrhundert einen Schnittpunkt von rassistischen Diskursen bildete:

> Schmutzige, arme und noch dazu verschlagene Juden bilden die Grundtöne eines antisemitischen Seuchendiskurses und antisemitischer Stereotypien, die bei keiner anderen epidemischen Krankheit so allgegenwärtig waren wie beim Fleckfieber.[41]

In Bezug auf die gefährliche Infektionskrankheit gelang dem Hamburger Tropeninstitut einer seiner größten, bis heute nicht ausreichend gewürdigten wissenschaftlichen Erfolge: die Entdeckung des Fleckfiebererregers *Rickettsia prowazekii*. An diesem hatte Nocht als bestimmender Akteur im Hintergrund einen nicht zu unterschätzenden Anteil, indem er aus seinem Institut jenes Personal mit der Forschung beauftragte, das schließlich den wissenschaftlichen Durchbruch schaffte.

Die russischen Kriegsgefangenen wurden im Deutschen Reich in sogenannten Russenlagern interniert, in denen das Fleckfieber eine ständige Gefahr darstellte. Bald nach Kriegsbeginn entsandte Nocht seine Mitarbeiter Stanislaus von Prowazek und Henrique da Rocha Lima in das Kriegsgefangenenlager Merzdorf bei Cottbus, wo kurz zuvor eine Fleckfieber-Epidemie ausgebrochen war.[42] Die Forscher kamen um den Jahreswechsel 1914/15 in dem Lager in der Niederlausitz an. Am 5. Januar 1915

40 Ebd.

41 Eckart, Wolfgang U.: Medizin und Krieg. Deutschland 1914-1924, Paderborn 2014, bes. S. 173-195, Zitat S. 194.

42 Sackmann, Werner: Fleckfieber und Fleckfieberforschung zur Zeit des Ersten Weltkrieges. Zum Gedenken an Henrique da Rocha Lima (1879-1956), in: Gesnerus Vierteljahrsschrift der Schweizerischen

schrieb Henrique da Rocha Lima in einem Brief an Nocht, die »Entlausungen« – also das systematische Waschen und Scheren der Insassen und die Desinfektion der Kleider durch Heißdampf (und bald auch Cyanid) zur Abtötung der die Krankheit übertragenden Kleiderläuse – hätten zwar »begonnen«, im Lager selbst herrsche allerdings »noch große Verwirrung« und die dortigen Militärbefehlshaber erließen immer »strengere und zwecklosere Verfügungen«, da sie nicht zu überzeugen seien, »dass Läuse die ausschliesslichen oder fast die ausschliesslichen Überträger« des Fleckfiebers seien.[43]

Der noch nicht eindeutig geklärte Übertragungsweg des Fleckfiebers führte zu hektischen Quarantänemaßnahmen im Lager; zehn Tage später charakterisierte Prowazek die Fleckfieberlage in dem Quarantänelager gegenüber Nocht dann als bedrohlich: »So sterben die Russen nach wie vor – heute starben 7, gestern waren 120 neuerkrankt. Es dürfte jetzt die Hälfte der 10.000 durchseucht sein, und so erübrigt sich fast eine Bekämpfung!«[44]

Zentral ist ein weiterer Brief von Ladislaus von Prowazek an Bernhard Nocht, der vom 25. Januar 1915 datiert:

> Der Stand der Seuche ist ungefähr folgender: Von 10.000 Mann sind bereits gegen 4.000 verseucht, ungefähr 250 sind gestorben. […] Wir selbst schützen uns gegen die Läuse durch enge Mäntel, dicht abschließende Gummihandschuhe und durch Bestreichen der Schuhe mit Chinosol in Ringform.[45]

Im selben Brief vom 25. Januar 1915 folgte dann der Hinweis auf die wegweisende medizinische Entdeckung:

Gesellschaft für Geschichte der Medizin und Naturwissenschaften 37 (1980), 2, S. 116.

43 StaHH 352-8/9-4429, Henrique da Rocha Lima an Bernhard Nocht am 5.1.1915.

44 StaHH 352-8/9-4429, Ladislaus von Prowazek an Bernhard Nocht am 15.1.1915 (Abschrift).

45 StaHH 352-8/9-4429, Ladislaus von Prowazek an Bernhard Nocht am 25.1.1915 (Abschrift).

> Im Darmtraktus der infizierten Läuse finden wir in großen Mengen kleine, polar färbbare, kokkoide Körperchen, die zur Haufenbildung neigen, nach Giemsa sich zart, nach Löffler stark wie Bakterien färben. Bis jetzt gelang es uns nicht, sie zu züchten.[46]

Der Verweis auf die »färbbaren kokkoiden Körperchen« stellt die wissenschaftliche Entdeckung des Fleckfieberbakteriums *Rickettsia prowazekii* dar. Trotz aller Schutzmaßnahmen starb Ladislaus von Prowazek kurz darauf an einer Fleckfiebererkrankung (Laborinfektion), woraufhin da Rocha Lima die Erreger nach seinem verstorbenen Kollegen benannte.[47] Bei diesen Arbeiten – klassische Bakteriologie nach Robert Koch – war Nocht beständig als Dienstvorgesetzter im Hintergrund tätig und so mittelbar doch noch an einer großen bakteriologischen Entdeckung beteiligt.

1917 machte Henrique da Rocha Lima dann den wegweisenden Vorschlag, aus den Fleckfieberbakterien einen Tot-Impfstoff herzustellen, was dem polnischen Bakteriologen Rudolf Weigl gelang.[48] Dieser weiglsche Fleckfieberimpfstoff war relativ wirksam, da er die Infektion abschwächte, und rettete auf diese Weise in den folgenden Jahrzehnten unzählige Leben.[49]

Auch an der Einsetzung von zivilen Besatzungsärzten in der seit 1915 besetzten polnischen Metropole Warschau war Nocht beteiligt. Am 26. September 1915 informierte der Reichskanzler die deutschen Staaten, dass sich für das deutsch besetzte War-

46 Ebd.

47 BNI-Archiv, Jahresberichtsblätter 1925, Jahresbericht des Instituts für Schiffs- und Tropenkrankheiten 1925, S. 1.

48 Sackmann: Fleckfieber und Fleckfieberforschung, S. 123; da Rocha Lima, Henrique: Die Schutzimpfung gegen das Fleckfieber, in: Medizinische Klinik 13 (1917), S. 1147-1150.

49 Das American Red Cross führte ab 1921 unter anderem durch den ehemaligen Liverpooler Forscher John Lancelot Todd eine Fleckfieber-Expedition nach Polen durch, die wohl als Reaktion auf die deutsche Tropenmedizin mit ihrem Fokus auf den Osten während des Ersten Weltkrieges zu werten ist; vgl. Wellcome Collection, Expedition to Poland to study Typhus, MS. 4806.

schau die »Einstellung einer größeren Zahl von Kreisärzten« als »unbedingt erforderlich herausgestellt« habe.[50] Andernfalls drohe ein »Umsichgreifen von Seuchen«, womit vor allem das Fleckfieber gemeint war. Nocht schlug daraufhin den »an der Irrenanstalt Friedrichsberg tätige[n] Dr. med. Rautenberg« als »geeignet« vor,[51] der aber wohl als unabkömmlich eingestuft wurde.[52] Ein Jahr später ersuchte das Innenministerium abermals um Hilfe[53] und nun brachte Nocht sogar Hafenarzt Sannemann in Vorschlag, der eine Versetzung nach Warschau jedoch ablehnte.[54] Ein auswärtiger Arzt, ein gewisser Dr. Schreiber, stellte sich jedoch bei Nocht vor, der dann als Kreisarzt »in die Zivilverwaltung Warschau« berufen wurde.[55]

Nocht war als Leiter des Hamburger Medizinalamts also in die Besetzung von Stellen in der Gesundheitsverwaltung des besetzten Warschaus involviert – wo auch Henrique da Rocha Lima im Ersten Weltkrieg unter Nochts Diensthoheit tätig war. Diesem Themenkomplex ist dringend weiter nachzugehen, da sich hier längere historische Linien entwickeln, die zu der bislang nicht ausgeforschten Warschauer Fleckfieberforschungsstelle des Hamburger Tropeninstituts zur Zeit des Nationalsozialismus ab Januar 1940 führen, in der sich NS-Besatzungsmedizin, Fleckfieberdiskurs (u.a. die Herstellung eines Fleckfieber-Lehrfilms im Warschauer Getto) und

50 StaHH 352-3-I c18, Der Reichskanzler an den Senat der Freien und Hansestadt Hamburg, Berlin W 8, den 26. September 1915, Bl. 152.

51 StaHH 352-3-I c18, Das Medizinalamt. J. No. A 6459, Hamburg, den 30. September 1915, Bl. 153.

52 StaHH 352-3-I c18, Auszug aus dem Protokolle des Senats, Hamburg, den 15. Oktober 1915, Bl. 154.

53 StaHH 352-3-I c18, Der Reichskanzler. (Reichsamt des Innern), Berlin W 8, den 30. August 1916. Bl. 157.

54 StaHH 352-3-I c18, Das Medizinalamt A 5009, Hafenarzt an Medizinalamt, 11. September 1916, Bl. 158.

55 StaHH 352-3-I c18, Das Medizinalamt an den Präses des Medizinalkollegiums, Hamburg, den 13. September 1916, Bl. 159 mit handschriftl. Vermerk vom 30. Oktober 1916 auf der Rückseite.

Forschungen zur Optimierung des weiglschen Impfstoffs für die Wehrmacht verbanden.[56]

In der Krise gegen Ende des Krieges wurde Nocht zu einem wissenschaftlichen Repräsentanten des Kaiserreiches sowie zu einer kollektiven Identifikationsfigur aufgebaut und avancierte zum Kristallisationspunkt von Diskursen der kollektiven Vergemeinschaftung, indem er, der Direktor des Hamburger Instituts für Schiffs- und Tropenkrankheiten, in der Presse ab 1918 mehr und mehr popularisiert wurde. Im Sinne einer »kompensierenden Bedeutung« wurde die leistungsfähige und international anerkannte »deutsch[e]Wissenschaft« zu einem Nationalstolz befördernden Element erhoben, als die nationale Schmach der drohenden Kriegsniederlage das deutsche Ansehen unterminierte.[57] So wurde Nocht ab der Schlussphase des Ersten Weltkriegs zu einer bekannten öffentlichen Persönlichkeit; ein Prozess, der allmählich einsetzte und der später bis zu höchsten Ehrungen durch Reichspräsident Paul von Hindenburg und Hitler führte.

Am 1. April 1918 feierte Nocht sein 25-jähriges Dienstjubiläum als hamburgischer Beamter.[58] Die Feierlichkeiten, über die die Presse ausführlich berichtete, bildeten den eigentlichen Auftakt dieses Prozesses der Popularisierung Nochts zum Aus-

56 Vgl. Wulf: Hamburger Tropeninstitut; Hedrich: Zwischen Spitzenforschung und kolonialem Erbe. Nocht selbst war noch auf andere Weise in den Weltkrieg eingebunden: Seine letzte in diesem Zusammenhang belegbare Aktion war im September 1918 ein Vortrag in Budapest vor der ärztlichen Abteilung der »Waffenbrüderlichen Vereinigung«; vgl. StaHH 352-10-350 (Band I), Personalakte Nocht, Abschrift, Hamburg, den 27. August 1918; StaHH 352-10-350 (Band I), Personalakte Nocht, Zeitungsausschnitt aus dem Hamburger Correspondent, No. 488.

57 Kirchhoff, Jochen: Wissenschaftsförderung und forschungspolitische Prioritäten der Notgemeinschaft der Deutschen Wissenschaft 1920-1932, Dissertation, Ludwig-Maximilians-Universität zu München, München 2003, S. 55. König Friedrich Wilhelm III. soll 1807 »angesichts der Niederlage gegen Napoléon gesagt haben«, man »müsse nun versuchen, ›durch geistige Kräfte dem Staat zu ersetzen, was er an physischen verloren habe‹« (ebd.).

58 StaHH 361-6-I 0094, Personalbogen.

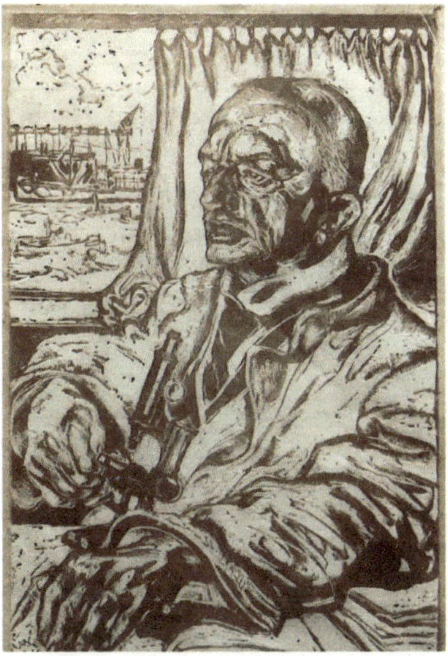

Bernhard Nocht; Grafik von 1915.

hängeschild der deutschen Wissenschaft. Zugleich half Nocht dabei tatkräftig mit.

Der erste Hinweis auf das anstehende Dienstjubiläum findet sich in den Akten am 3. Januar 1918.[59] Ab diesem Zeitpunkt wurde im Hamburger Tropeninstitut eine Laudatio vorbereitet. Nochts »Initiative und Tatkraft«, so der interne Entwurf, sei die »Entstehung einer ganzen Reihe von segensreichen hygienischen Einrichtungen« zu verdanken, die als »mustergültig« zu bewerten seien und die »in anderen Ländern weitgehendste Nachahmung gefunden« hätten,[60] darunter das Hamburger Institut für Schiffs- und Tropenkrankheiten, das »Schutztruppen-

59 StaHH 352-10-350 (Band I), Personalakte Nocht, Institut für Schiffs- und Tropenkrankheiten an das Medizinalamt Hamburg, 3. Januar 1918.

60 StaHH 352-10-350 (Band I), Personalakte Nocht, Amtsjubiläum [o.A. o.D.], Bl. 105.

und Kolonialärzten Gelegenheit zum eingehenden Studium« der Tropenkrankheiten biete:[61]

> Bei Ausbruch des Krieges übernahm Nocht neben seinen bisherigen Ämtern noch die Leitung des Res.Laz. V, welches in dem neuerbauten Tropeninstitut eingerichtet wurde. Die Anstalt konnte so auch während des Krieges zahlreichen Heeresangehörigen und aus Zivilgefangenschaft zurückgekehrten Kolonialdeutschen Genesung von Tropenkrankheiten bringen.[62]

Über die »besonderen Aufgaben« von Nocht und dem Tropeninstitut »im Interesse des Heeres« während des Krieges könne »naturgemäß jetzt einzelnes noch nicht gesagt werden«:

> Möge es dem Jubilar vergönnt sein, seine erfolgreiche Tätigkeit noch recht lange zum Heile Hamburgs und des gesamten Vaterlandes in gewohnter körperlicher und geistiger Frische ausüben zu können und sein Lieblingskind, das Tropeninstitut, recht bald wieder seinem eigentlichen großzügigen Zweck zuzuführen, der Erforschung und Heilung der Tropenkrankheiten, denn ohne diese Pionierarbeit ist an eine Erschließung und Besiedelung unseres Kolonialbesitzes nicht zu denken.[63]

Der professionelle Text stilisierte Nocht zu einem modernen Gesundheitsmanager von Tatkraft und internationalem Rang, der mit dem Aspekt der kolonialen Expansion zudem eng verwoben war:

> Wenn sich letzterer [unser Kolonialbesitz] zur Zeit auch in den Händen des Feindes befindet, so läßt der Siegeslauf unserer Armeen doch keinen Zweifel darüber, daß dieser Zustand nur ein vorübergehender ist, und daß wir in absehbarer

61 Ebd.
62 Ebd.
63 Ebd.

> Zeit auf die Wiedergeburt eines neuen und vielleicht noch größeren Kolonialreiches rechnen dürfen.[64]

Der Text wurde von Gustav Giemsa am 28. März 1918 »mit der Bitte um gefällige Aufnahme« mit dem Briefkopf des Instituts für Schiffs- und Tropenkrankheiten an sieben Zeitungen versandt, darunter die *Hamburger Nachrichten*, das *Hamburger Fremdenblatt*, der *Hamburger Correspondent* sowie das *Hamburger Echo*.[65] Die drei zuletzt genannten brachten die Pressevorlage am 30. und 31. März 1918 fast wortgleich, ohne allerdings den letzten Absatz zur baldigen Wiedererlangung der Kolonien zu übernehmen.[66]

Die Episode zeigt, wie Nocht über die Presseabteilungen seiner Behörden an seinem eigenen Mythos arbeitete, der sein wissenschaftliches Werk »zum Heile Hamburgs« geschickt mit den Kriegsanstrengungen 1918 verknüpfte.

Über Nochts Jubiläumsfeier bei ihm zu Hause berichtete die lokale Presse ebenfalls ausführlich. Die *Hamburger Nachrichten* schrieben:

> Die Beamten und Angestellten des Medizinalamts, des Tropenhygienischen Instituts, des Instituts für Geburtshilfe und des Staatskrankenhauses in Bergedorf überbrachten im Laufe des Vormittags durch Abgeordnete ihrem beliebten und hochgeachteten Vorgesetzten die herzlichsten Glückwünsche, die auch von nah und fern überaus zahlreich dem Jubilar zuteilgeworden waren.[67]

64 Ebd.

65 StaHH 352-10-350 (Band I), Personalakte Nocht, Institut für Schiffs- und Tropenkrankheiten, Nr. 528, Hamburg, den 28. März 1918.

66 StaHH 352-10-350 (Band I), Personalakte Nocht, Zeitungsausschnitte, Bl. 108, 109 u. 110.

67 StaHH 361-6-IV 0743, Obermedizinalrat Prof. Dr. med. Bernhard Nocht, Bl. 8, Jubiläum des Obermedizinalrats Prof. Dr. Nocht, in: Hamburger Nachrichten, 3. April 1918.

Mittags fand bei Nocht in der Brahmsallee 107 dann eine Feier statt, bei der die Mitglieder des Medizinalkollegiums und der Generalarzt des IX. Armeekorps anwesend waren, als Senator Dr. Mumßen dem Jubilar eine eiserne Ehrenmedaille überreichte.[68]

Nocht wurde hier erstmals in Ansätzen zu einer kollektiven Identitätsfigur und einem Kristallisationspunkt von Vergemeinschaftung, der die kaiserzeitliche Ordnung repräsentierte, was sich in der Weimarer Republik und der NS-Zeit unter veränderten Diskursbedingungen fortsetzte.

Ab September 1918 wurde die deutsche Niederlage »nach dem gesteigerten Überwältigungsdruck der alliierten Kriegsführung«[69] unabwendbar und ab dem 26. Oktober 1918 überstürzten sich die Ereignisse durch den Zusammenbruch Österreich-Ungarns. Während das Kriegsministerium den »Einsatz aller Kräfte für den bevorstehenden Endkampf« forderte, floh der Kaiser am 29. Oktober aus Berlin. Die Marineleitung befahl, »die gesamte Hochseeflotte« gegen die übermächtige Royal Navy auslaufen zu lassen, woraufhin, ausgehend von revoltierenden Matrosen der Kieler Flotte angesichts der bevorstehenden »Todesfahrt«, die Novemberrevolution ausbrach, die das Kaiserreich in seiner »autoritäre[n] Verformung« hinwegfegte.[70] Im »Fegefeuer des Ersten Weltkriegs«, so Hans-Ulrich Wehler, »ging das alte Europa unter«,[71] das das kaiserzeitliche Europa Nochts gewesen war. Nun musste sich Nocht als renommierter Repräsentant der monarchischen Eliten des Kaiserreich in einer demokratischen Ordnung völlig neu positionieren.

68 Ebd.

69 Wehler: Deutsche Gesellschaftsgeschichte, Bd. 4, S. 175.

70 Ebd., S. 182, 183, 191 u. 215. Zur Novemberrevolution vgl. Meyer-Lenz, Johanna/Kopitzsch, Franklin/Hedrich, Markus (Hg.): Hamburg in der Novemberrevolution von 1918/19. Dynamiken der politischen und gesellschaftlichen Transformation in der urbanen Metropole, Bielefeld 2022.

71 Wehler: Deutsche Gesellschaftsgeschichte, Bd. 4, S. 222.

Der Nationalliberale in der Weimarer Republik (1919-1932)

Kolonialrevisionismus und die Rettung des Tropeninstituts

In der »Götterdämmerung des Kaiserreiches«[1] entfalteten sich Desorientierung und Angst, es entstanden aber auch revolutionäre Dynamiken der Demokratisierung. Am 6. November 1918 schlossen sich im Hamburger Hafen einige Marineeinheiten der Revolution an und besetzten den Alten Elbtunnel, den Hauptbahnhof und das Gewerkschaftshaus.[2] Nach tödlichen Schüssen an einer Kaserne in der Bundesstraße formierte sich in Hamburg am selben Tag ein erster Arbeiter- und Soldatenrat. 40.000 Menschen versammelten sich zu einer Massenkundgebung auf dem Heiligengeistfeld und zogen von hier aus zum Kaiserlichen General Commando Altona, dessen kommandierender General jedoch bereits geflohen war.[3] Am 9. November 1918 rief der Sozialdemokrat Philipp Scheidemann in Berlin die demokratische Republik aus.

In Hamburg wehte die Rote Fahne über dem Rathaus; am 12. November 1918 wurde der Senat abgesetzt, sechs Tage später aber von USPD-nahen Revolutionären zur Aufrechterhaltung der Verwaltung wieder eingesetzt.[4] Bei den Wahlen zur Nationalversammlung am 19. Januar 1919 erhielt die SPD 51,3 Prozent der Stimmen und bei den Bürgerschaftswahlen vom 16. März

1 Ebd., S. 189.
2 Ewald, Christina: Die Revolution 1918 in Hamburg, in: Digitales Hamburg Geschichtsbuch, https://geschichtsbuch.hamburg.de/epochen/weimarer-republik/aufbruch-in-die-demokratie-utopien-werden-erprobt/ (30.5.2024).
3 Ebd.
4 Ebd.

1919 ebenfalls mehr als die Hälfte (die revolutionäre USPD, eine Linksabspaltung der SPD, dagegen nur 8,1 %), womit sich die SPD langfristig politisch gegen den Arbeiter- und Soldatenrat und die USPD durchsetzte.[5] Am 26. März übertrug der Arbeiter- und Soldatenrat die politische Macht in Hamburg auf die verfassunggebende Bürgerschaft unter Alterspräsidentin Helene Lange, womit die Revolution in Hamburg beendet war.[6]

Gleichzeitig waren mehr als zwölf Millionen »deutscher Soldaten« im Ersten Weltkrieg »jahrelang der Grenzsituation zwischen akuter Lebensgefahr und kurzlebiger Scheinruhe ausgesetzt« gewesen und kehrten nun, »an das Töten gewöhnt«, »erleichtert, verbittert, das Kriegserlebnis in ihr Gedächtnis tief eingebrannt« in die Heimat zurück.[7] Arbeitslose und desorientierte Massen in einem geschlagenen Land. Am 9. Mai 1919 ordnete die Reichsregierung angesichts der Verkündung der Friedensbedingungen eine einwöchige Staatstrauer an.[8] Tief gedemütigt, aber insgesamt kaum in seinem bedeutenden industriellen Potenzial beschnitten, war Deutschland nach der Niederlage und dem politischen Systemwechsel nun demokratisch, und auf den Trümmern des Kaiserreiches, »eines fürstenstaatlichen Systems mit hochmodernen Elementen«, gelang »die kurzlebige Stabilisierung einer parlamentarischen Demokratie«.[9]

Wie Nocht als Repräsentant der »alten Ordnung« und als hoher Marineoffizier die vom Kieler Flottenstützpunkt ausgehende Revolution und Niederlage empfand, verdeutlichen einige wenige Quellen. So sprach Nocht Ende 1926 als Rektor der Universität Hamburg in Bezug auf diese Zeit von »tausend

5 Ebd.

6 Ebd. Zur Novemberrevolution vgl. auch Ewald, Christina: Revolution und Ordnung. Aushandlungsprozesse zwischen Politik, Verwaltung und Gesellschaft in Hamburg 1918/19 (Beiträge zur Geschichte Hamburgs, Bd. 70), Göttingen 2024.

7 Wehler: Deutsche Gesellschaftsgeschichte, Bd. 4, S. 6-7.

8 StaHH 111-2_U d., Telegramm an den Senat, Hamburg, 9. Mai 1919.

9 Wehler: Deutsche Gesellschaftsgeschichte, Bd. 4, S. 229.

Wunden, aus denen wir noch bluten«.[10] Nocht war offensichtlich tief erschüttert angesichts des Zusammenbruchs des Kaiserreiches, dessen Oberhaupt ihn 1911 noch zur Kieler Woche eingeladen hatte, aber auch von der Demobilisierung und von der nunmehr viel geringeren Wertschätzung des Militärischen, die ihm als ehemaligen Karriereoffizier schwer zu schaffen machte.[11] Am stärksten hat ihn sicherlich der Verlust sämtlicher deutscher Kolonien getroffen, der im Friedensvertrag von Versailles verfügt war. Hiermit wurde den deutschen Tropenmedizinern gleichsam ihr Arbeitsgebiet genommen bzw. entrissen, und die erzwungene Dekolonisierung, die in Deutschland einen kollektiven Phantomschmerz auslöste, führte bei Nocht zu einem konsistenten, sich bis an sein Lebensende fortsetzenden Kolonialrevisionismus, auf den weiter unten noch zurückgekommen wird. Auf den Zeitzeugen Erich Martini machte Nocht direkt nach dem Weltkrieg den Eindruck eines »sehr gealterten und bedrückten« Mannes:

> Doch war die Begrüßung für seine Art warm und herzlich. Gespräche der nächsten Zeit verrieten, daß ihn der Zusammenbruch Preußens, seines Königshauses und des ganzen Deutschen Reiches durch und durch erschüttert hatten.[12]

Parallel zu den inneren »Erschütterungen« erlebte Nocht zu Beginn der jungen Republik auch einen tiefgreifenden äußeren

10 BNI-Archiv 2-6, Nocht als Rektor, 26.3.27, gelegentlich d. Empfanges [unleserlich] amerik. univ. [unleserlich].

11 Zu Nochts Einladung beim Kaiser vgl. Martini: Nocht, S. 48. Nocht und seine Frau waren 1911 in Kiel zehn Tage Gäste des Kaisers.

12 Martini: Nocht, S. 126. Ähnlich auch Wulf: Hamburger Tropeninstitut, S. 6. In diesem Sinne hatte auch der Hamburger Bankier Max Warburg reagiert, der als Wirtschaftsvertreter Mitglied der deutschen Delegation bei der Verkündung des Versailler Friedensvertrages in Frankreich gewesen war. Anschließend hatte Warburg in Bezug auf die Versailler Verträge formuliert: »Unsere vollkommene Niedergeschlagenheit über die darin enthaltenen Zumutungen lässt sich überhaupt nicht schildern« (zitiert nach Wildt, Michael: Die zerborstene Zeit. Deutsche Geschichte 1918-1945, München 2022, S. 102).

Wandel seiner Karriere. Dieser geschah – teils freiwillig, teils unfreiwillig – durch die Abgabe von Ämtern, die Nochts Leben bis dahin geprägt hatten. Hier zu nennen ist einmal Nochts Abschied aus der Marine, um den er am 5. Mai 1919 ersuchte: »Der Unterzeichnete, der in diesem Jahre sein 62. Lebensjahr vollendet, bittet um seine Verabschiedung als Marine-Generalarzt« der »Seewehr, zweites Aufgebot«.[13]

Der zweite, lebensgeschichtlich wesentlich wichtigere Einschnitt war bereits kurz zuvor erfolgt: Nochts Ablösung als Medizinalrat auf Antrag des neuen Senats. Über die Gründe der Ablösung Nochts als Leiter des Medizinalamts und damit als höchstem ärztlichen Beamten der Hansestadt geben die Akten leider keinen Aufschluss. Nocht wurde aber von den neuen Machthabern in seinem Amt als Direktor des Tropeninstituts bestätigt:

> [D]ie Bürgerschaft beschließt, daß mit dem 1. April d. J. […] die Stelle eines *Direktors des Instituts für Schiffs- und Tropenkrankheiten* mit dem Gehalte der Klasse 24 A. G. geschaffen und unter Uebertragung dieser Stelle auf *Prof. Dr. Nocht* diesem neben dem Höchstgehalt dieser Amtsstelle bei konsultativer Praxis eine persönliche pensionsfähige Zulage von M 6.000 gewährt und somit das Gehalt dieser Stelle nebst persönlicher Zulage mit *M 19.000* in den Staatshaushaltsplan eingestellt werde.[14]

Hinzukommen sollten in den folgenden Jahren noch neue Ämter auf Universitätsebene, sodass sich Nochts Karriere in der Weimarer Republik zwar wandelte, aber fortsetzte.

Nocht war durch die gesamte Zeit der Weimarer Republik hindurch ausgesprochen kolonialrevisionistisch eingestellt.

13 StaHH 352-10-350 (Band 1), Personalakte Nocht, Abschrift! Betrifft: Abschiedsgesuch des Marine-Generalarztes d. S. II Professor Dr. Nocht.

14 StaHH 352-10-350 (Band 1), Personalakte Nocht, Mitteilung der Bürgerschaft an den Senat aus ihrer 12ten Sitzung am 10. März 1920, betreffend die Schaffung einer Behörde für das Gesundheitswesen.

Nach dem Krieg waren die deutschen Kolonien durch den Friedensvertrag von Versailles als Mandatsgebiete den Siegermächten übergeben worden, was, so Michael Wildt, »im Übrigen noch einmal den unverändert europäisch-imperialistischen Charakter der Pariser Nachkriegsordnung unterstreicht«.[15] Als Grund für die Wegnahme nannten die Alliierten ein moralisches Argument: »Deutschlands Versagen auf dem Gebiete der kolonialen Zivilisation«.[16] Dies wurde in Deutschland »als ›koloniale Schuldlüge‹ bezeichnet«, was, so Horst Gründer, den »Eckpfeiler« des »gesamten Revisionssyndroms« im geschlagenen Deutschland bildete.[17]

In der Entwertung seines kolonialmedizinischen Lebenswerkes durch die alliierte Behauptung der deutschen Kolonialunfähigkeit liegt die intellektuelle Anschlussstelle Nochts an den Weimarer Kolonialrevisionismus. Wie zentral dieser Aspekt bei Nocht war, verdeutlicht der kurze Artikel »Zur Abwehr!«, den er 1919 im *Archiv für Schiffs- und Tropenhygiene* publizierte. »Unsere Feinde«, so Nocht, »trachten« danach, die »unparteiische Schlichtung aller kolonialen Ansprüche« zu unterminieren, indem sie »durch eifriges Sammeln von Material« einen »Beweis« der deutschen »kolonialhistorischen Unfähigkeit« erbringen wollten.[18] Hierbei würden einige »Mißgriffe unserer kolonialen Erstlingszeit« auf dem Gebiet der »Eingeborenenbehandlung« zum Nachteil Deutschlands ausgeschlachtet:

15 Wildt: Zerborstene Zeit, S. 102.

16 Gründer: Geschichte der deutschen Kolonien, S. 258.

17 Ebd. Gründer formuliert: »Auch in Zukunft sollte die koloniale Revisionsforderung – wenn auch weitgehend nur noch verbal – von einem einmütigen politischen Konsensus der politischen Parteien der Weimarer Republik, mit Ausnahme der KPD und der USPD, getragen werden, der in dieser Breite vor 1914 nie erreicht worden ist« (ebd.). Als Beleg dafür führt Gründer an, dass die deutsche Nationalversammlung am 1. März 1919 mit 414 zu 7 Stimmen »die Wiedereinsetzung Deutschlands in seine kolonialen Rechte« gefordert hat (zitiert nach ebd.).

18 Nocht, Bernhard: Zur Abwehr! Der Vorstand der Deutschen Tropenmedizinischen Gesellschaft, in: Archiv für Schiffs- und Tropenhygiene 23 (1919), S. 101.

> Mit Staunen sieht auch der Tropenarzt sein berufliches Arbeitsfeld, das jedem Vergleiche mit ausländischen Kolonien mühelos standhält, nach Argumenten für den feindlichen Verleumdungsfeldzug durchwühlt: offenbar nur deshalb, weil auf diesem Wege am ehesten eine demagogische Massenwirkung im eigenen Volke und bei den Neutralen zu erzielen ist. Selten zwar sind die direkten Anschuldigungen gegen die deutschen Tropenärzte, um so häufiger aber die in ihrer Grundlosigkeit nicht weniger verletzenden mittelbaren; *denn jede Verleumdung wegen mangelhafter Eingeborenenfürsorge schließt ja die Anklage der Pflichtvergessenheit gegen den berufenen Wächter der Eingeborenenhygiene ein!*[19]

Die »Wächter der Eingeborenenhygiene«, wie Nocht die deutschen Tropenmediziner mit binär-rassistischem Weltbild bezeichnete, würden von den Siegermächten in Verruf gebracht:

> [I]n dem Bewußtsein, ihre kolonisatorische Pflicht in jeder Beziehung, auch den Eingeborenen gegenüber, voll und ganz erfüllt zu haben, protestieren sie aufs schärfste gegen die der deutschen Kolonialverwaltung und damit auch ihnen widerfahrene Verleumdung.[20]

Nocht, der den Artikel im Auftrag des Vorstands der Deutschen Tropenmedizinischen Gesellschaft, der er selbst vorsaß, verfasste, wurde zu einer der wichtigen deutschsprachigen Stimmen für die Kolonial*fähigkeit* des Reiches und einer der zentralen Vertreter des Weimarer Kolonialrevisionismus. Dies markiert eine fundamentale Wendung Bernhard Nochts ins Politische.

Ab September 1919 geriet das weltbekannte Hamburger Tropeninstitut dann plötzlich in Gefahr, nachdem das »Deutsche Reich [...] aus dem Ensemble der Kolonialstaaten ausgeschieden« war. Denn damit »war grundsätzlich die Existenzberechtigung der deutschen Tropenmedizin und somit auch des In-

19 Ebd. (Hervorhebung im Original).
20 Ebd., S. 103.

stituts für Schiffs- und Tropenkrankheiten in Frage gestellt«.[21] Ein Schreiben des Reichskolonialamts an den Hamburger Senat vom 2. September 1919 machte klar, dass es Zweifel an einer weiteren Finanzierung gebe:

> Nach Unterzeichnung des Friedensvertrages ist hinsichtlich der deutschen Schutzgebiete eine Lage geschaffen worden, die es fraglich erscheinen läßt, ob das Deutsche Reich ein weiteres Interesse daran haben wird, die bisherigen jährlichen Zuwendungen in der Höhe von zuletzt 10 000 M an das dortige Institut für Schiffs- und Tropenkrankheiten für Bereitstellung von Arbeitstischen aufrechtzuerhalten und den als externen medizinischen Assistenten an das Institut entsandten Professor Dr. Fülleborn noch dort zu belassen.[22]

Für das Jahr 1919 sei der Zuschuss »noch sichergestellt«, für 1920 könnten aber »keine Zusicherungen« mehr gemacht werden, zumal »noch nicht einmal« feststehe, ob es für dieses »Rechnungsjahr« noch »einen besonderen Haushaltsplan für das Reichskolonialministerium geben« werde:

> Bei dieser Sachlage bin ich zu meinem Bedauern gezwungen, darauf aufmerksam zu machen, daß evtll. vom 1. Januar 1920 ab die bisherigen Zuwendungen ganz eingestellt oder zum mindesten stark eingeschränkt werden und daß Professor Fülleborn am 1. April 1920 evtll. vom Institut zurückgezogen wird und seine Spezialkenntnisse anderweitig verwendet werden.[23]

Hiermit stand das Hamburger Institut für Schiffs- und Tropenkrankheiten plötzlich in seiner Gesamtheit zur Disposition, denn die Argumente des Reichskolonialamtes, das am 1. April 1920 in das Reichsministerium für Wiederaufbau eingegliedert (und damit aufgelöst) wurde, galten im Kern auch für die Kolo-

21 Wulf: Hamburger Tropeninstitut, S. 5.

22 StaHH 361-5 II_W b 5, Reichskolonialamt an die Senatskommission für die Reichs- und Auswärtigen Angelegenheiten, Hamburg, 2. September 1919.

23 Ebd.

nialmetropole Hamburg, für die die Ausgaben für das Tropeninstitut, bei gleichzeitigem Wegfall der Kolonien, noch steigen würden. Die existenzielle Bedrohung einer Auflösung – in Gestalt der Übereignung des neuen imposanten Gebäudes an das Hygienische Staatsinstitut, in dem das Tropeninstitut, so Stefan Wulf, »als bloße Abteilung« weiterexistieren sollte[24] – schwebte bis 1924 als Damoklesschwert über dem Tropeninstitut.

Nocht reagierte auf die Gefahr zunächst lokal in Hamburg, aber wissenschaftspolitisch auch im nationalen Rahmen. In Hamburg unterzeichnete er, unter anderem mit dem HAPAG-Vorsitzenden und späteren Reichskanzler Wilhelm Cuno sowie dem Bankier Max Warburg, eine sicher auch von ihm mitverfasste Denkschrift an die finanzkräftige Hamburger Kaufmannschaft:

> Der […] Verleumdungs- und Blockadekrieg wird nach Friedensschluß […] gegen die deutsche Wissenschaft […] von einer großen Zahl unserer früheren Feinde fortgesetzt. […] Gegenüber derartigen Angriffen und Blockadeversuchen dürfen und werden wir nicht schweigen. Die deutsche Wissenschaft lässt sich nicht in Fesseln legen. Insbesondere dürfte gerade die medizinische Wissenschaft dazu berufen sein, im Abwehrkampfe voranzugehen. […] Das Hamburger Institut für Schiffs- und Tropenkrankheiten […] hat nach dem Kriege […] seine Verbindungen mit dem Ausland trotz des Raubes unserer Kolonien nach manchen Richtungen hin erweitert. […] Das Hamburger Tropeninstitut ist ein Institut von Weltruf, in seiner Art das größte und schönste der Welt![25]

24 Wulf: Hamburger Tropeninstitut, S. 8.

25 BNI-Archiv 2-1, Für das Hamburger Institut für Schiffs- und Tropenkrankheiten, Vertrauliche Denkschrift [1921]. Auch Friedrich Schmidt-Ott, der erste Präsident der Notgemeinschaft der Deutschen Wissenschaft, betonte bei allen »Wissenschaftsunternehmungen ihr außen- und kulturpolitisches Gewicht«, um »allmählich das durch unseren Zusammenbruch verlorene Ansehen zurück[zu]gewinnen« (Kirchhoff: Wissenschaftsförderung, S. 64). Einige überschaubare

Die anglo-amerikanische Tropenmedizin drohe der deutschen den Rang abzulaufen, und um dies zu verhindern, so Nocht, sei das Hamburger Institut entscheidend:

> Das Hamburger Tropeninstitut darf nicht untergehen. Deshalb haben Freunde der deutschen Wissenschaft und speziell des Hamburger Tropeninstituts eine Hilfsaktion für dieses Institut durch eine ›Vereinigung der Freunde des Hamburger Tropeninstituts‹ beschlossen […]. [Es ist] unsere Aufgabe, über die jetzige kritische Zeit u.a. auch das Institut für Schiffs- und Tropenkrankheiten unter allen Umständen zu erhalten.[26]

Nochts Strategie hatte Erfolg und noch im Krisenjahr 1921 erfolgte die Gründung der »Vereinigung der Freunde des Hamburger Tropeninstituts« als spezieller Förderverein, dem wichtige Persönlichkeiten der Hamburger Kaufmannschaft beitraten und der das Tropeninstitut in der Krisenzeit stabilisierte.

National hatte Nocht auf die drohende Abkommandierung Friedrich Fülleborns durch das sich in Auflösung befindliche Reichskolonialamt zunächst reagiert, indem er – auch mit dem Argument der Malariagefahr durch Kriegsrückkehrer – anfragte, ob »die für das Institut bisher bestimmten Mittel nicht in den Haushalt des Auswärtigen Amts übernommen« werden könnten.[27] Dies beschied der Reichsminister für Wiederaufbau

Sachbeihilfen wurden dann in den Jahren bis 1924 bewilligt; vgl. BArch R 73/16717, Sachbeihilfe (Aktenzeichen: 2646 (3398), 1922 bewilligt), Fachausschuss: Medizin, nach: https://gepris-historisch.dfg.de/fall/130254 (25.5.2024); BArch R 1501/116308, Sachbeihilfe (1923 bewilligt), Fachausschuss: Medizin, nach: https://gepris-historisch.dfg.de/fall/130255 (25.5.2024).

26 BNI-Archiv 2-1, Für das Hamburger Institut für Schiffs- und Tropenkrankheiten, Vertrauliche Denkschrift [1921]. Stefan Wulf meint, »Organisator und treibende Kraft beim Zustandekommen dieser Aktion war Peter Mühlens gewesen« (Wulf: Hamburger Tropeninstitut, S. 11).

27 StaHH 361-5 II_W b 5, Abschrift, Das Medizinalamt, 13. Oktober 1919 (Bl. 3).

am 18. Dezember 1920 »mit Rücksicht auf die Finanzlage des Reiches« abschlägig.[28] Hierauf wurde der Hamburger Senat wegen der drohenden Versetzung Fülleborns auch beim Reichsministerium des Innern und beim Auswärtigen Amt »vorstellig«, wo man abermals eine »ablehnende Erwiderung« erhielt. Diese wurde am 21. Februar 1921 im Hamburger Senat diskutiert, wo man beschloss, »Herrn Senator Strandes« zu ersuchen, »bei der Beratung des Reichshaushaltsplans für 1921 im Reichsrate den Antrag zu stellen, daß die dem Professor Dr. Fülleborn vom Reiche bisher gewährte Besoldung darin aufgenommen« werde.[29] Eine Woche später informierte die Hamburgische Gesandtschaft in Berlin den Senat, dass das Reichsministerium des Innern einen Posten von 30.000 Reichsmark für Fülleborn bereithalte, allerdings unter »einmalige Ausgaben«.[30] Bei der Gelegenheit des Gesprächs in Berlin sei er aber auch, so der Hamburger Gesandte, auf einen Posten von fünf Millionen Reichsmark aus dem Reichshaushalt hingewiesen worden, der »zur Förderung wissenschaftlicher und künstlerischer Zwecke« vorhanden sei.[31]

Damit verband sich der Kampf um den Erhalt des Tropeninstituts mit der entstehenden »Notgemeinschaft der Deutschen Wissenschaft«, der Vorläuferorganisation der heutigen Deutschen Forschungsgemeinschaft. Nachdem die Wissenschaftseliten mit »einer geschickten rhetorischen Anlehnung an die Sprache der Arbeiterbewegung« die »Not der geistigen Arbeiter« in den Krisenjahren der Republik unterstrichen hatten, war am 30. Oktober 1920 die »Notgemeinschaft der Deutschen Wissenschaft« begründet worden.[32] Treibende Kräfte hinter dieser

28 StaHH 361-5 II_W b 5, Auszug aus dem Protokolle des Senats, Hamburg, den 30. Dezember 1920 (Bl. 5).

29 StaHH 361-5 II_W b 5, Auszug aus dem Protokolle des Senats, Hamburg, den 21. Februar 1921 (Bl. 6).

30 StaHH 361-5 II_W b 5, Die Hamburgische Gesandtschaft in Berlin, 28. Februar 1921 (Bl. 8).

31 Ebd.

32 Ebd. Adolf von Harnack, erster Präsident der Kaiser-Wilhelm-Gesellschaft (heute: Max-Planck-Gesellschaft zur Förderung der

Gründung waren der preußische Ex-Kultusminister Friedrich Schmidt-Ott sowie der Physikochemiker und Nobelpreisträger Fritz Haber:

> Die deutsche Wissenschaft befindet sich infolge der gegenwärtigen wirtschaftlichen Verhältnisse in einer außerordentlichen Notlage. […] In den wissenschaftlichen Bibliotheken können die früher gehaltenen ausländischen Zeitschriften wegen des niedrigen Standes der deutschen Mark nicht fortgesetzt, die großen durch den Krieg entstandenen Lücken in den Beständen, namentlich von ausländischer Literatur, mit den vorhandenen Mitteln nicht aufgefüllt werden. Der Druck neuer wissenschaftlicher Werke und die Fortsetzung zahlreicher wissenschaftlicher Zeitschriften ist ohne Gewährung erheblicher Zuschüsse unmöglich.[33]

Da die Einstellung der wissenschaftlichen Produktion unmittelbar bevorstehe, habe »die deutsche Wissenschaft« sich »zu einer ›Notgemeinschaft‹ zusammengeschlossen, in der die Akademien, Universitäten, Technischen Hochschulen, Bibliotheken und großen wissenschaftlichen Gesellschaften vereinigt sind«. Hierzu habe das Reich eine »Summe von 20 Millionen Mark« beigesteuert.[34] Ob und wie die Notgemeinschaft, wie bei dem Gespräch in Berlin angedeutet, half, das Tropeninstitut in den Krisenjahren zu stabilisieren, gilt es weiter zu erforschen.

Bernhard Nocht organisierte erfolgreich den Kampf um den Erhalt des weltbekannten Instituts, indem er sich an die relevanten Schaltstellen in Hamburg und Berlin wandte. Gleichzeitig wurde er durch die deutsche Niederlage im Weltkrieg zutiefst politisiert, was im kaiserzeitlichen Deutschland, als seine wilhelminische Grundeinstellung gesellschaftlicher

Wissenschaften), erklärte noch im Herbst 1922 angesichts des internationalen Wissenschaftsboykotts und der Hyperinflation: »Erst wütete der Krieg, dann noch schlimmer der Frieden« (zitiert nach ebd., S. 60).

33 StaHH 361-5 II_W b 5, Bl. 9 (Auszug).

34 Ebd.

Konsens war, in dieser Form nicht vonnöten gewesen war. Insgesamt teilte Nocht die von einem breiten gesellschaftlichen Konsens getragene Kritik am Friedensvertrag von Versailles und, wie im Folgenden immer wieder zu zeigen sein wird, auch eine Zurückhaltung gegenüber der neuen Republik und der parlamentarischen Demokratie. Für Nocht, der den kaiserzeitlichen Obrigkeitsstaat, das System, in dem er in vielerlei Hinsicht reüssiert hatte, bevorzugte, blieb Weimar zeitlebens ein Symptom des deutschen Machtverlusts und insgesamt eine »ungeliebte Republik«.[35]

Universität und Völkerbund: Karriereschub in der schwierigen Nachkriegszeit

Die Novemberrevolution von 1918/19 brachte in Hamburg auch die »erste demokratische Universitätsgründung in Deutschland« mit sich.[36] Nachdem die alte Bürgerschaft ein Universitätsgesetz am 18. März 1919 noch abgelehnt hatte, brachte die SPD den Antrag auf eine Universitätsgründung am 28. März 1919 erneut in die Hamburger Bürgerschaft ein, wo er »mit großer Mehrheit als ›Notgesetz‹ verabschiedet« wurde. Damit war der Weg frei zur Gründung der heutigen Universität Hamburg.[37]

Nocht war von der Entscheidung einer Universitätsgründung allem Anschein nach wenig angetan. Erich Martini be-

35 Schildt, Axel: Die ungeliebte Republik: Die Erinnerung an die Novemberrevolution und die Weimarer Republik, in: Meyer-Lenz, Johanna/Kopitzsch, Franklin/Hedrich, Markus (Hg.): Hamburg in der Novemberrevolution von 1918/19. Dynamiken der politischen und gesellschaftlichen Transformation und der urbanen Metropole, Bielefeld 2022, S. 321-337.

36 Nicolaysen: Wandlungsprozesse.

37 Ebd. Rainer Nicolaysen schreibt: »Als erste durch ein parlamentarisches Gesetz geschaffene Universität in Deutschland war die Hamburgische Universität eine Errungenschaft der ›neuen Zeit‹. Erst die Sozialdemokraten hatten der Institution zum Durchbruch verholfen, und zwar […] ausdrücklich als Reformuniversität« (ebd.).

richtet über Bernhard Nochts Telefonat mit dem Hamburger Pulmologen und späteren Chefarzt des Hamburger Universitätskrankenhauses Eppendorf, Ludolph Brauer, aller Wahrscheinlichkeit nach der Moment, in dem Nocht klar wurde, dass die Universitätsgründung nicht mehr zu verhindern war:

> Die Selbstbeherrschung, die [Nocht] beim Militär gelernt hatte, hat ihn durchs ganze Leben begleitet, selbst wenn es einmal in ihm kochte, z. B. als Brauer in der Universitätssache umgefallen war und Nochts Angehörige seine Haltung am Telephon beobachteten und sahen, wie das Spiel seiner rechten Hand in krassem Gegensatz zu der ruhigen Rede stand, und hörten, wie er sich, als der Hörer hing, in ein paar kurzen kräftigen Worten Luft machte.[38]

Dies steht auf den ersten Blick in einem seltsamen Kontrast zu Nochts nun einsetzender Universitätskarriere. Doch vor vollendete Tatsachen einer Universitätsgründung gestellt, hatte Nocht durchaus Interesse daran, sich mit der neuen Institution gut zu stellen, wie umgekehrt auch die Universitätsbefürworter ein Interesse daran hatten, den mächtigen Kontrahenten, der maßgeblich an der modernen Organisation des hamburgischen Gesundheitssystems beteiligt gewesen war, in die Universität und speziell die neue Medizinische Fakultät mit einzubeziehen. In dieser Konstellation liegen – neben Nochts unzweifelhafter Qualifikation als einer der führenden Tropenmediziner Europas – sicher auch die Gründe für seinen schnellen Aufstieg innerhalb der Universität: 1919 zum Ordinarius für Tropen-

38 Martini: Nocht, S. 160. Zu Brauer, dem statt einer Universität eine »Hamburgische Gelehrtenschaft«, eine Art Ensemble von Spitzenforschungseinrichtungen mit Promotionsrecht, aber ohne Staatsexamina und damit regulärem wissenschaftlichem Ausbildungsbetrieb auf dem Fundament des Kolonialinstituts vorschwebte, vgl. Weisser, Ursula: Die Vorgeschichte: Das Eppendorfer Krankenhaus und die Medizinische Fakultät bis zur Weltwirtschaftskrise, in: Bussche, Hendrick von den (Hg.): Medizinische Wissenschaft im »Dritten Reich«. Kontinuität, Anpassung und Opposition an der Hamburger Medizinischen Fakultät, Berlin/Hamburg 1989, S. 20.

hygiene und Tropenmedizin, 1922 zum Dekan der Medizinischen Fakultät und 1926/27 zum Rektor der Hamburgischen Universität.

Die deutschen Universitäten erlebten in der Weimarer Republik einen ungekannten Boom. Waren im Sommer 1914 noch 79.000 Studenten eingeschrieben, so waren es 1932 mehr als 138.000, ein Anstieg um 80 Prozent.[39] Die größten Fakultäten waren die philosophischen, gefolgt von den medizinischen und juristischen;[40] dennoch waren die Universitäten noch vergleichsweise elitär und keine Massenuniversitäten heutigen Zuschnitts.

Am 5. Mai 1919 ernannte der Senat Bernhard Nocht »zum ordentlichen Professor in der medizinischen Fakultät der Hamburgischen Universität«.[41] Nocht hatte künftig das »Fach der Tropenmedizin« mit mindestens »6 Semesterwochenstunden zu vertreten«.[42] Damit war er eingebunden in die Gestaltung des Faches Tropenmedizin sowie in den Aufbau der neu gegründeten Medizinischen Fakultät als Ganzes[43] und rückte, ohnehin bereits Institutsdirektor, nun auch formal in die höchste wissenschaftliche (Führungs-)Schicht der Stadt auf, was mit erheblichem Sozialprestige und wissenschaftlichen Weihen verbunden war. Die »übergroße Mehrheit« der Universitätsprofessoren

39 Wehler: Deutsche Gesellschaftsgeschichte, Bd. 4, S. 463.

40 Ebd., S. 464.

41 StaHH 361-6-I 0094, Herrn Prof. Dr. Nocht, Hamburg, Juli 1919. Zur überstürzten Gründung der medizinischen Fakultät vgl. Weisser: Die Vorgeschichte, S. 21-22.

42 Auch andere Mitarbeiter des Tropeninstituts wurden Mitglieder der neuen Hamburgischen Universität: »Prof. Fülleborn (a.o. Prof.), Prof. Giemsa, Dr. Martini, Prof. Mayer, Prof. Mühlens, Dr. Reichenow«; vgl. Das Institut für Schiffs- und Tropenkrankheiten zu Hamburg, Hamburg 1921, S. 18. Zu Nochts Berufung und Lehrdeputat vgl. StaHH 361-6-I 0094, Hochschulbehörde, Hamburg, den 5. Oktober 1923.

43 Wie Bernhard Nocht die neue Medizinische Fakultät in ihrer Formierungsphase mitgestaltete und als einer der ersten Ordinarien und als Dekan prägte, liegt bislang im Dunkeln; hier wären weitere Forschungen wünschenswert.

gehörte, so Hans-Ulrich Wehler, zur »Grundsatzopposition« gegen die Weimarer Demokratie,[44] was, wie seine späteren Rektoratsreden zeigen, auch für Bernhard Nocht zu konstatieren ist. Bei den Studenten führte eine »Politisierung« bis 1923 ebenfalls zu »einem nachhaltigen Rechtsruck«.[45]

Die krisenhafte Anfangszeit der ersten deutschen Demokratie kulminierte in der Hyperinflation im Jahr 1923. Michael Wildt hat das in die knappen Worte gefasst: »Eine Inflation zerfrisst die Gesellschaft.«[46] Während diejenigen »zu Gewinnern« wurden, die über Sachwerte verfügten, litten die »sozial Schwachen, Rentner oder Kriegsinvaliden«, aber auch alle anderen, die nominale Einkommen bezogen:

> Die totale Entwertung des Geldes traf ebenso die lohnabhängig Beschäftigten, deren Entlohnung, zusätzlich um die Steuer dezimiert, kaum mit der Inflation Schritt halten konnte. Schon am Zahltag war der Lohn nur noch einen Bruchteil dessen wert, was einmal vereinbart worden war, und wer sich nicht beeilte, um mit den Millionenscheinen in der Hand Brot, Milch und andere Grundnahrungsmittel zu kaufen, hatte am nächsten Tag das Nachsehen.[47]

Aufgrund der inflationären Entwicklung mit ihrer rasanten Geldentwertung holten auch »die Universitätsprofessoren ihr monatliches Gehalt selbst an der Kasse der Universität ab«. Der Physiker und Nobelpreisträger Max Planck etwa wurde zu dieser Zeit einmal »mit einem Rucksack voller Banknoten« von der Gehaltsauszahlung vor der Berliner Universität angetroffen.[48]

44 Wehler: Deutsche Gesellschaftsgeschichte, Bd. 4, S. 470.
45 Ebd., S. 466. Wehler formuliert: »Fanatisierte Studenten waren es, die Eisner und Landauer, Erzberger und Rathenau ermordeten; eine Marburger Studenteneinheit brachte im März 1920 15 Arbeiter in einer thüringischen Kleinstadt kaltblütig um; überhaupt sollen nahezu 50.000 Studenten beim Kapp-Putsch in Freiwilligenverbänden mitgemacht haben« (ebd.).
46 Wildt: Zerborstene Zeit, S. 131.
47 Ebd.
48 Kirchhoff: Wissenschaftsförderung, S. 73.

Parallel dazu destabilisierten Umsturzversuche die junge Republik. Bereits am 13. März 1920 hatte eine rechte Kamarilla um den hochrangigen rechten Verwaltungsbeamten Wolfgang Kapp geputscht, unterstützt von General Erich Ludendorff, vormals die rechte Hand General Paul von Hindenburg in der Obersten Heeresleitung, sowie vom »Chef des Reichswehrkommandos in Berlin, General Walther Freiherr von Lüttwitz«.[49] Von den Putschisten kontrollierte Marineeinheiten marschierten in Berlin ein, die Regierung floh nach Stuttgart und Kapp erklärte sich zum Reichskanzler; doch der Putsch scheiterte am zivilgesellschaftlichen Widerstand durch Generalstreiks und an einer abwartenden Bürokratie.[50] Am 8. November 1923 schließlich wagte Adolf Hitlers antisemitische, rechtsradikal-völkische Splittergruppe, die Nationalsozialistische Deutsche Arbeiterpartei (NSDAP) in München, ebenfalls unterstützt von dem mittlerweile zivilisatorisch entgleisten Ludendorff, nach dem Vorbild von Mussolinis »Marsch auf Rom« einen »Marsch auf die Feldherrnhalle«, der einen Tag später im Kugelhagel unterging, woraufhin unter anderem Hitler, Ernst Röhm und Hermann Göring verhaftet wurden.[51]

Bernhard Nocht reagierte auf die vielfältigen Herausforderungen der Zeit wesentlich zivilisierter: auf bürgerliche Weise. 1922 trat er in die rechtsliberale Deutsche Volkspartei (DVP) ein. Bereits im Kaiserreich hatte Nocht der Nationalliberalen Partei nahegestanden und war wahrscheinlich deren Mitglied gewesen; die einzige Quelle dafür ist eine Mitgliedskarte zum Nationalliberalen Wahlverein aus dem Jahre 1912.[52]

Von 1922 bis 1925 war Nocht dann nach eigener Auskunft ordentliches Mitglied der Deutschen Volkspartei, der Partei

49 Wildt: Zerborstene Zeit, S. 109.
50 Ebd., S. 109-110.
51 Ebd., S. 138-140.
52 StaHH 352-10-350 (Band I), Personalakte Nocht, Mitgliedskarte, Nationalliberaler Verein für das Hamburgische Staatsgebiet, für 1912.

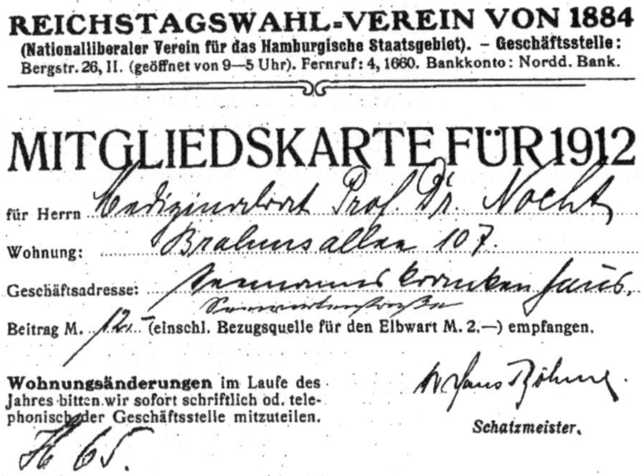

REICHSTAGSWAHL-VEREIN VON 1884
(Nationalliberaler Verein für das Hamburgische Staatsgebiet). – Geschäftsstelle:
Bergstr. 26, II. (geöffnet von 9–5 Uhr). Fernruf: 4, 1660. Bankkonto: Nordd. Bank.

MITGLIEDSKARTE FÜR 1912

für Herrn Medizinalrat Prof. Dr. Nocht
Wohnung: Brahmsallee 107.
Geschäftsadresse:
Beitrag M. 12.– (einschl. Bezugsquelle für den Elbwart M. 2.–) empfangen.

Wohnungsänderungen im Laufe des Jahres bitten wir sofort schriftlich od. telephonisch der Geschäftsstelle mitzuteilen.

Schatzmeister.

Mitgliedskarte Bernhard Nochts für den Nationalliberalen Verein für das Hamburgische Staatsgebiet, 1912.

Gustav Stresemanns.[53] Die DVP, in der sich die Nationalliberalen des Kaiserreiches organisierten, verhielt sich der Republik gegenüber »indifferent bis ablehnend« und vertrat als »Partei der Schwerindustrie« »vornehmlich die Interessen des Großbürgertums und des gewerblichen Mittelstands«. Die DVP war noch in »der Gedankenwelt des Obrigkeitsstaats verhaftet« und »befürwortete« den »Aufbau einer starken Zentralgewalt«. »Außenpolitisch strebte sie eine Revision des Versailler Vertrags an. Unter dem Vorsitz Gustav Stresemanns arrangierte sich die Partei dann mit dem demokratischen System und schwenkte auf einen Kurs der Verständigung mit den Siegermächten ein.«[54]

53 Die einzig vorliegende Quelle hierzu ist Nochts Angabe im »Fragebogen zur Durchführung des Gesetzes zur Wiederherstellung des Berufsbeamtentums vom 7. April 1933«. Auf die Frage »Welchen politischen Parteien haben Sie bisher angehört?« antwortete er: »Deutsche Volkspartei 1922-1925« (StaHH 361-6-I 0094, Fragebogen zur Durchführung des Gesetzes zur Wiederherstellung des Berufsbeamtentums vom 7. April 1933).

54 Deutscher Bundestag: Parlamentshistorische Ausstellung. Die Parteien der Weimarer Republik, März 2006, https://www.bundestag.

Stresemann, am 10. Mai 1878 geboren, war 20 Jahre jünger als Bernhard Nocht. In kleinbürgerlichen Verhältnissen eines Bierhändlers in Berlin geboren, besuchte er das Gymnasium, studierte Literatur, Geschichte, Nationalökonomie, heiratete wohlhabend und erlangte 1907 einen Sitz im Reichstag.[55] Stresemann war Mitglied des Deutschen Flottenvereins sowie der Deutschen Kolonialgesellschaft. Auf einer Rede in Gera formulierte er: »Wenn ganze Länder und Erdteile verteilt werden, müssen auch wir unsere Rechte wahren, sonst stehen wir am Rande des Abgrunds. Wenn wir uns nicht aufraffen, werden wir für immer unseren Platz an der Sonne einbüßen.«[56] Der Kolonialapologet Stresemann war bekannt mit dem Hamburger Bankier Max Warburg und dem Reeder Albert Ballin, die Nocht aus den gemeinsamen Sitzungen des Kuratoriums der Hamburgischen Wissenschaftlichen Stiftung kannte, und 1919 erklärte er: »Für mich war die Zeit des kaiserlichen Deutschlands die Zeit höchster Erhebung und Freude.«[57]

Trotz des generationellen Unterschieds hatte Nocht mit Stresemann, der als Wirtschaftslobbyist in Hamburg gut vernetzt war, einige Schnittmengen: expansiver Kolonialismus, Reüssieren im Kaiserreich und die Erfahrung des Zusammenbruchs des wilhelminischen Systems.[58]

1925 verließ Nocht die Partei Stresemanns wieder. Zu dem Parteiaustritt gibt es, soweit bekannt, keine Quellen; es ist aber zu vermuten, dass Nocht die Verträge von Locarno, die von der Rechten stark kritisiert wurden und die innerhalb der DVP zu Konflikten und einer Rechtsabspaltung führten,

de/resource/blob/190452/136d18f9322d451e7ab98e916bdf7d32/parteien_weimarer_republik.pdf (7.6.2024)

55 Wildt: Zerborstene Zeit, S. 164.

56 Zitiert nach ebd., S. 165.

57 Zitiert nach ebd., S. 165-166.

58 Stresemann hatte zu Beginn der Weimarer Republik einen Aufruf zur Rückgewinnung der deutschen Kolonien unterzeichnet, in dem es hieß: »Deutsches Volk, hast Du ein Recht auf Kolonien? Wir haben ein Recht« (StaHH 111-2_U d, Aufruf, Reichsverband der Kolonialdeutschen, Ausschuß für koloniale Werbung, o. D.).

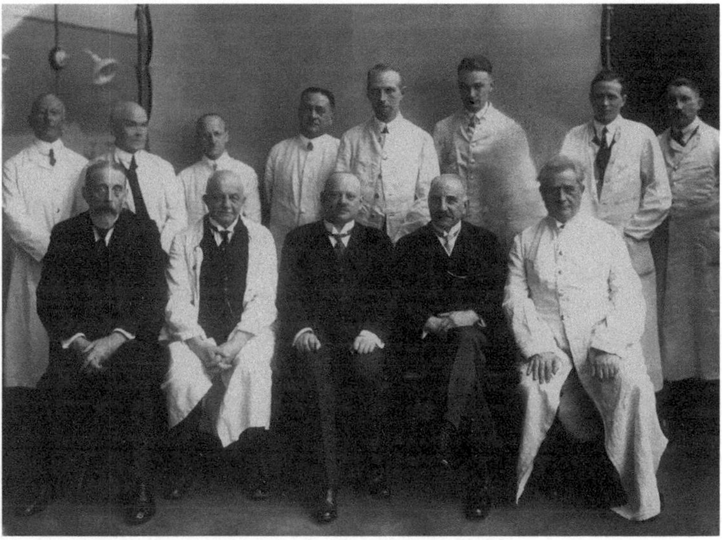

Bernhard Nocht (2.v.l. sitzend) mit Außenminister Gustav Stresemann (3.v.l. sitzend) im Hamburger Institut für Schiffs- und Tropenkrankheiten, 1925.

innerlich ablehnte.[59] Mit den Verträgen von Locarno, für die Stresemann und der französische Außenminister Aristide Briand 1926 mit dem Friedensnobelpreis geehrt wurden, erkannte Deutschland seine Westgrenzen dauerhaft an (und damit das Abtreten Elsass-Lothringens an Frankreich). Sie führten nach der deutsch-französischen Eskalation der Rheinlandbesetzung zu einer neuen Friedensordnung und zur Aufnahme Deutschlands in den Völkerbund. Dies hatte eine Rückkehr Deutschlands ins internationale diplomatische System zur Folge, was die fragile Republik außenpolitisch stabilisierte, auch wenn

59 Stresemann »als ihre Galionsfigur mauserte sich, zumindest in mancherlei Hinsicht, vom rabiaten Annexionisten der Kriegsjahre zum pragmatischen Verständigungspolitiker, isolierte sich aber im selben Maße vom Gros seiner rechtslastigen Partei, wie das bereits vor seinem Tod im Herbst 1929 zutage trat« (Wehler: Deutsche Gesellschaftsgeschichte, Bd. 4, S. 356).

die völkische Rechte die hierfür eingegangenen Kompromisse heftig kritisierte.[60]

Martini schildert eine Episode, die Einblicke in Nochts politische Erwägungen und Gedanken zur Zeit der Weimarer Republik erlaubt:

> Lebhaft sehe ich Nocht neben mir, wie wir eines Tages, ich weiß nicht mehr in welchem Zusammenhange, aus der Richtung vom Tropeninstitut kommend, zum Dammtor-Bahnhof gingen und die Tiergartenstraße überquerten, als er gerade zu mir sagte, daß er doch die Hoffnung auf eine Wiederaufrichtung Deutschlands nicht aufgebe. Im Bürgertum sei noch viel Vaterlandsliebe und gesunder Sinn, und er hoffe, daß von da eine Wiedererhebung und eine neue Blüte Deutschlands kommen werde.[61]

Auch wenn Martini selbst Nationalsozialist war und nachhaltig versucht hat, Nocht für die Rechte zu vereinnahmen, sind seine Angaben zu Nochts Wunsch nach der »Wiederaufrichtung Deutschlands« plausibel.

Für Nocht hatte die Wiederannäherung Deutschlands an die internationale Gemeinschaft durchaus Vorteile. 1923 wählte der Völkerbundrat den Hamburger Mediziner in die Hygienekommission des Völkerbundes.[62] Damit war Nocht neben dem Chemiker Fritz Haber und den Physikern Max Planck und Albert Einstein, denen 1918 und 1921 der Nobelpreis zuerkannt worden war, einer der wenigen deutschen Wissenschaftler, die nach der Kriegsniederlage im Ersten Weltkrieg international geehrt und eingebunden wurden. In einem von Stefan Wulf aufgespürten Brief an den ehemaligen Tropeninstitutsmitarbeiter Ernst Rodenwaldt kommentierte Nocht selbst seine Berufung in die Leprakommission des Völkerbundes mit den Worten:

60 Vgl. Wildt: Zerborstene Zeit, S. 153-184.
61 Martini: Nocht, S. 127.
62 Wulf: Hamburger Tropeninstitut, S. 67.

> Sie können sich vielleicht denken, daß diese Aufgaben auch einen alten Mann, der sich nie intensiv mit Lepra beschäftigt hat, einigermaßen reizen können; [...]. Warum die Leute auf mich verfallen sind, weiß ich nicht und habe mich vergeblich bemüht, etwas darüber zu erfahren. Aber warum soll man nicht auch auf seine alten Tage leichtsinnig sein und etwas unternehmen, zu dem man sich zwar als Wissenschaftler nicht berufen fühlt, das aber vielleicht nichts anderes erfordert als eine gewisse Gewandtheit im Umgang mit Menschen und in der Erörterung organisatorischer Fragen.[63]

Nochts Arbeiten in der Leprakommission waren offensichtlich erfolgreich, denn im Anschluss wurde er in die Malariakommission des Völkerbundes in Genf berufen. Für diese unternahm er im Sommer 1924 eine knapp dreimonatige Reise nach Ost- und Südeuropa, worauf ein Urlaub mit seiner Frau in der Nähe von Genf folgte.[64]

Im Juni und Juli 1925 war Nocht auf »Ersuchen der jugoslawischen Regierung« als Experte zur »Organisation der Malariabekämpfung« in Mazedonien tätig.[65] Im Spätsommer 1925 bereiste er mit der Malariakommission des Völkerbundes Spanien; Anfang Oktober 1925 fungierte er als Delegierter auf dem ersten Internationalen Malariakongress in Italiens Hauptstadt Rom, den der faschistische Diktator Benito Mussolini eröffnete.[66] Dort sprach Nocht »über die Ergebnisse seiner langjährigen experimentellen Studien über die Pathogenese des

63 Nocht an Rodenwaldt, zitiert nach ebd., S. 64.

64 Ebd., S. 68; vgl. auch StaHH 352-10-350 (Band 2), Institut für Schiffs- und Tropenkrankheiten an das Gesundheitsamt, 10. April 1928, S. 54. Auch Gustav Giemsa wurde 1924 »von der Hygienekommission des Völkerbundes«, sicher auf Vorschlag Nochts, »zum Mitglied des internationalen Sachverständigen-Komitees für Chininfragen ernannt« (Nauck, Ernst Georg: 50 Jahre Hamburger Tropeninstitut, in: Zeitschrift für Tropenmedizin und Parasitologie Bd. II, 2/1950, S. 154).

65 BNI-Archiv, Jahresberichtsblätter 1925, Jahresbericht des Instituts für Schiffs- und Tropenkrankheiten 1925.

66 Wulf: Hamburger Tropeninstitut, S. 70.

Schwarzwasserfiebers«.[67] Die ausgiebige wissenschaftliche Reisetätigkeit für den Völkerbund bewertete Nocht ambivalent; ihm gegenüber, so der spätere NS-Mediziner Heinrich Zeiss, habe Nocht einmal geäußert,

> dass durch die ausgedehnten Reisen, die innerhalb der Hygienesektion durch die einzelnen Kommissionen ausgeführt werden, wie z. B. durch die von ihm geführte Malariakommission »praktisch verflucht wenig« herauskomme und es besser sei, wenn weniger gereist und praktischer mehr getan würde.[68]

Unterdessen hatte Nocht bereits 1924 das Pensionsalter erreicht, doch seine wissenschaftliche Entpflichtung wurde vom Hamburger Senat mehrfach hinausgeschoben – letztlich bis zum 1. Oktober 1930.[69]

Groß begangen wurde in Hamburg das 25-jährige Jubiläum des Hamburger Instituts für Schiffs- und Tropenkrankheiten:

> Vom 14.-17. Oktober 1925 fand im Institut selbst die 8. Tagung der unter dem Vorsitz von Prof. *Nocht* stehenden Deutschen Tropenmedizinischen Gesellschaft statt, auf der auch von Mitgliedern des Instituts (*Nocht, Mühlens, Fülleborn, Giemsa*) Vorträge gehalten wurden. Die Gesellschaft wurde am 16. Oktober durch einen Senatsempfang geehrt. Am 17. Oktober beging das Institut die Feier seines 25jährigen Bestehens, unter reicher Beteiligung der hamburgischen und auswärtigen (Reichs- und preussischen) Behörden, von

67 Ebd.

68 StaHH 352-3_II N 46 (Band 1), Prof. Zeiss (Moskau) an das Auswärtige Amt, 9. Juli 1925, Villa Teutonia.

69 StaHH 361-6-I 0094, Gesundheitsamt, Hamburg, den 8. Oktober 1924; StaHH 361-6-I 0094, Senatskommission für Verwaltungsreform, Tgb.-Nr. 772, S. 52, Abschrift; StaHH 361-6-I 0094, Senatskommission für Verwaltungsreform, Tgb.-Nr. 1233; Senatskommission für die Verwaltungsreform, Tgb.-Nr. 1065/26, Hamburg, den 11. Oktober 1926.

> Vertretern ausländischer Gesellschaften und Institute und zahlreicher alter Freunde und Schüler des Instituts.[70]

Am Sonnabend, dem 17. Oktober 1925, fand zum Abschluss der Jubiläumsfeierlichkeiten ein Dinner im »Uhlenhorster Fährhaus« statt. Gereicht wurden ein Menü mit Hors d'œuvre, Steinbutt und garniertem Hammelrücken sowie verschiedene Weine; den Abschluss bildeten »Halbgefrorenes mit Backwerk«, eine Käseplatte sowie frischer Mokka.[71]

Das Tropeninstitut und die Wissenschaftskontakte zu Tesch & Stabenow

Aus dem Tropeninstitut waren bis 1918 etwa 500 wissenschaftliche Publikationen hervorgegangen. Hinzu kamen in den ersten zwei Nachkriegsjahren diverse weitere medizinwissenschaftliche Fachartikel. So publizierte Friedrich Fülleborn unter anderem zur Ophthalmomyiasis, der Institutschemiker Gustav Giemsa zur »Chemotherapie einiger Arsenobenzyle«, über »China-Alkaloide« sowie zu einem »Apparat zur Ultrafiltration«, der Institutsentomologe (und Nocht-Biograf) Erich Martini veröffentlichte neben »Mitteilungen über Stechmücken« zur biologischen

70 BNI-Archiv, Jahresberichtsblätter 1925, Jahresbericht des Instituts für Schiffs- und Tropenkrankheiten 1925, S. 6. Zeitgleich erschienen diverse das Tropeninstitut würdigende Presseartikel mit kolonialrevisionistischer Ausrichtung: »Das Hamburger Tropeninstitut arbeitet stetig weiter, obgleich uns unter dem nichtigen Vorwande eines kolonialen Verschuldens Deutschlands unsere Kolonien geraubt sind. Lügen haben bekanntlich kurze Beine, und wenn etwas dazu beitragen kann, daß die Welt wieder zur Erkenntnis der Wahrheit über unsere hervorragenden kolonialen Leistungen kommt, so ist es das uneigennützige, tapfere todverachtende Weiterarbeiten unserer Tropenmediziner im Dienste der Wahrheit und der Menschheit« (BNI-Archiv 2-10, Die Bedeutung des Instituts für Tropenkrankheiten in Hamburg, in: Hamburger Anzeiger, Nr. 41, 10. Oktober 1925).

71 BNI-Archiv 2-10, Zur Feier des 25jähr. Bestehens des Tropeninstituts am Sonnabend, den 17. Oktober 1925.

Malariabekämpfung in Mazedonien, der Bakteriologe Martin Mayer zur »Malariaforschung im Kriege«, über die »Wirkung von Methylenblau bei Malaria quartana« sowie über »Pathogene Trypanosomen«. Hinzu kamen weitere Artikel von Peter Mühlens (»Arzt und Auswanderung«), Heinz Zeiss (»Rekurrenz und Nervensystem«) sowie Hilda Sikora (»Zur Kopflaus-Kleiderlaus-Frage«).[72] Der Protozoologe Eduard Reichenow forschte in den 1920er-Jahren »über Trypanosomen und Schlafkrankheit«[73] und Henrique da Rocha Lima in der pathologisch-anatomischen Abteilung unter anderem zur »Beschreibung der Gelbfieberveränderungen in der Leber«, zur »Ätiologie und Histologie der Verruga peruviana« sowie zur Chagas-Krankheit.[74]

Der Große Kursus zur Tropenmedizin fand in der Regel zweimal jährlich statt, im Frühjahr und im Herbst. Gelehrt wurde unter anderem zu normalem und pathologischem Blut, zu Protozoenkrankheiten (Malaria, Afrikanische Trypanosomiasis), zu bakteriellen exotischen Krankheiten (Pest, Cholera, Lepra, Venerisches Granulom), zu exotischen Hautkrankheiten (Madurafuß), zu Wurmkrankheiten, zur medizinischen Entomologie (u.a. blutsaugende Mücken, Läuse, Wanzen, Flöhe), zur Tropenhygiene, zur Schiffshygiene sowie zu den »Grundzüge[n] der Eingeborenen-Psychologie für Mediziner«.[75]

Eine Aufstellung der »wissenschaftlichen Abteilungen des Institutes für Schiffs- und Tropenkrankheiten« aus dem Jahr 1924 listete Nocht nur noch gemeinsam mit Peter Mühlens in der Klinischen Abteilung auf, während Fülleborn sich dort an erster Stelle befand mit dem Eintrag »Wissenschaftliche Abteilung (Museum, Sammlungen, Helminthologie)«.[76] Nocht war

72 Das Institut für Schiffs- und Tropenkrankheiten zu Hamburg [1921], S. 20-24.

73 Nauck: 50 Jahre Hamburger Tropeninstitut, S. 157.

74 Ebd., S. 158.

75 Das Institut für Schiffs- und Tropenkrankheiten zu Hamburg [1921], S. 20.

76 StaHH 361-5 II_W b 5, Die wissenschaftlichen Abteilungen des Institutes für Schiffs- und Tropenkrankheiten (Bl. 26).

also im wissenschaftlichen Alltagsgeschäft kaum noch vertreten und überließ seinem Vize Friedrich Fülleborn das eigentliche Institutsmanagement, während er die deutsche Tropenmedizin nicht zuletzt über den Völkerbund international auf diversen Reisen repräsentierte. Mühlens formulierte 1941 in einer Laudatio auf Nocht in Bezug auf gemeinsam durchgeführte Forschungs- und Kongressreisen:

> Bei diesen Gelegenheiten lernten wir so recht den allzeit physisch wie psychisch auf der Höhe befindlichen, für alle geistigen und auch materiellen Genüsse (z. B. ein Gläschen Mosel) zugänglichen Menschen Bernhard Nocht, der mit seinem trockenen Humor und einem herzhaften Lachen bis zum Tränenlaufen über gute Witze, in seinem innersten Wesen und in seiner ganzen Herzensgüte kennen.[77]

Nicht nur Nocht, auch das von ihm geleitete Tropeninstitut erfuhr in den 1920er-Jahren große internationale Anerkennung. Im August 1918, noch zu Kriegszeiten, hatte Bernhard Nocht gemeinsam mit Martin Mayer eine Monografie zur Malaria publiziert, die das bestehende Wissen der Zeit handbuchartig zusammenfaste.[78] Das Werk basierte auf den Vorträgen »in der Form, wie sie von uns mehrfach während des Krieges bei Kursen für Militärärzte gehalten wurden«.[79] Die Malaria, so Nocht und Mayer, sei »die Hauptfeindin jeder Erschließung und Kolonisation des Landes«;[80] die überaus erfolgreiche US-amerikanische Tropenmedizin in der Panamakanal-Zone, die die Vollendung des Bauwerks erst ermöglichte, habe gezeigt,

77 BNI-Archiv 2-161, Auszüge aus dem Vortrag »Bernhard Nocht u. die Deutsche Tropenmedizin«, Nov. 1941 [Peter Mühlens].

78 Nocht, Bernhard/Mayer, Martin: Die Malaria. Eine Einführung in ihre Klinik, Parasitologie und Bekämpfung. Mit 25 Textabbildungen und 3 lithographierten Tafeln, Berlin/Heidelberg 1918.

79 Ebd., Vorwort.

80 Ebd., 2.

dass »das Wort ›Kolonisieren, Zivilisieren, heißt Sanieren‹« in »den Tropen« seine »glänzendste Bestätigung« gefunden habe.[81]

Auch war das Institut in die klinischen Tests des leistungsfähigen Schlafkrankheitspräparats »Bayer 205« (»Germanin«) eingebunden, das vom Pharmaunternehmen Bayer erstmals 1916 synthetisiert worden war und das das erste wirksame Medikament gegen die Afrikanische Trypanosomiasis darstellte. Hierzu wurde ein britischer Patient namens Gordon James, der unter einer nicht zu behandelnden Schlafkrankheit litt, von der Liverpool School of Tropical Medicine an das Hamburger Institut für Schiffs- und Tropenkrankheiten verlegt, um das neue Präparat »Bayer 205« zu testen. Die Verlegung erklärt sich sicher auch mit den freundschaftlichen Kontakten von Bernhard Nocht und Ronald Ross.[82]

Das Verhältnis zu Ross, das über den gesamten Krieg hin offensichtlich intakt geblieben war, scheint allerdings nach der propagandistischen Ausschlachtung des Erfolgs von »Bayer 205«, das unter dem deutschtümelnden Markennamen »Germanin« ab Mitte der 1920er-Jahre international vermarktet wurde, merklich abgekühlt zu sein. Jedenfalls findet sich nach 1921 keine weitere Korrespondenz mehr zwischen Ross und Nocht.

Die wissenschaftlichen Institutsmitglieder nahmen in den 1920er-Jahren an diversen Reisen und Expeditionen teil. Während Peter Mühlens 1921 »auf Wunsch des Deutschen Roten Kreuzes und des Auswärtigen Amtes« die Leitung einer großen Expedition zur Bekämpfung der russischen Hungerkatastrophe übernahm, reiste Friedrich Fülleborn 1922 nach Südamerika.[83]

81 Ebd.

82 Eine handschriftliche Notiz, wohl aus den 1960er-Jahren, lautet: »Es müßte noch ein Schriftwechsel zwischen Prof. Nocht und Liverpool existieren. Zuerst wollte wohl Liverpool Germanin haben u. selbst in Liverpool behandeln. Prof. Nocht hat das ziemlich deutlich abgelehnt. Wir waren erstaunt u. erfreut, daß es Nocht damals gelang sich durchzusetzen« (StaHH 352-8/9-195, Notiz zu »Krankengeschichte James«).

83 BNI-Archiv, Jahresberichtsblätter 1925, Jahresbericht des Instituts für Schiffs- und Tropenkrankheiten 1925, S. 3. Zu diesem Aspekt vgl. auch ausführlich Wulf: Hamburger Tropeninstitut, S. 13-26.

Die Kosten dieser Reise trug das Hamburger Handelshaus Schlubach, Thiemer & Co.,[84] das sich von der Reise Hilfe bei der Bekämpfung der Hakenwurmkrankheit auf den Firmenplantagen bzw. »den deutschen Plantagen Guatemalas« versprach.[85]

Parallel dazu organisierte die Vereinigung der Freunde des Hamburger Tropeninstituts populäre Vortragsabende im Institut, in denen die Referenten »in gemeinverständlicher Form, meist reich illustriert durch großenteils farbige Lichtbilder oder durch Filmstreifen«, über »manche fesselnde biologische Zusammenhänge und Seuchengrundlagen« vor großem Publikum berichteten.[86] Anschließend traf man sich »zum Tee und zur Aussprache in den Kasinoräumen«.[87]

Während sich das Hamburger Tropeninstitut nach der existenziellen Krise zu Beginn der 1920er-Jahre stabilisierte und, ähnlich wie die erste deutsche Demokratie, eine Blüte erlebte, entfaltete sich der Konkurrenzkampf zwischen Nochts Tropeninstitut und Fritz Habers Technischem Ausschuss für Schädlingsbekämpfung (TASCH), als die chemische Entwesung mit Zyanid den Hamburger Hafen erreichte. Im Februar 1919 hatte der TASCH im gesamten Reich faktisch ein Monopol auf Blausäuredurchgasungen zur Schädlingsbekämpfung erhalten, da allen anderen Akteuren – mit Ausnahme von Wissenschaft und Militär – von staatlicher Seite eine Entwesung mit Blausäure als zu gefährlich verboten wurde.

Am 1. April 1919 wurde dann in Berlin die Deutsche Gesellschaft für Schädlingsbekämpfung m.b.H. (Degesch) »als Körperschaft des öffentlichen Rechts unter staatlicher Kontrolle gegründet« und erhielt »das gesetzliche Monopol der Schädlingsvernichtung durch Blausäure«.[88] Als TASCH-Nachfolger

84 Ebd., S. 28.

85 BNI-Archiv, Jahresberichtsblätter 1925, Jahresbericht des Instituts für Schiffs- und Tropenkrankheiten 1925, S. 3.

86 Martini: Nocht, S. 161.

87 Ebd.

88 Szöllösi-Janze: Von der Mehlmotte zum Holocaust, S. 670. Nach Szöllösi-Janze war die »gemeinnützige Gesellschaft […] wie zuvor der

musste die Degesch, an der »das Reich, die Länder und die chemische Großindustrie«, darunter die Degussa, beteiligt waren, ihre Gewinne an den Staat abführen.[89] 1920 verlegte die Degesch ihren Sitz an den Chemiestandort Frankfurt am Main (Farbenfabriken Hoechst); Degesch-Geschäftsführer wurde der Degussa-Chemiker Walter Heerdt, der in den USA für die Degussa mit Blausäure gearbeitet hatte und 1917 durch Fritz Haber zum TASCH-Vorsitzenden avanciert war.[90]

Während der Hamburger Hafenarzt Sannemann als Nocht-Schüler den Nocht-Giemsa-Apparat für den Hamburger Hafen weiter aktiv favorisierte,[91] war mit der Degesch, die mittlerweile Blausäuredurchgasungen von Mühlen im nahen Elmshorn vornahm,[92] ein neuer Akteur entstanden, der mit seinen Blausäureprodukten auf den Entwesungsmarkt im Hamburger Hafen drängte. Degesch-Geschäftsführer Heerdt erläuterte 1923:

> Ausser Schwefeldioxy[d] wird bei Schiffen, auf welchen Pestratten gefunden worden sind, noch von staatswegen Kohlenoxyd verwandt, welches mit Hilfe der Nocht-Giemsa'schen Apparatur erzeugt wird. Dieses Gas ist ein vorzügliches Vertilgungsmittel für Warmblüter, jedoch ist die Wirkung auf Insekten nicht ausreichend. Die Apparatur ist umständlich und kostspielig zu bedienen. Ausserdem erfordert die Untergassetzung sowie der ganze Durchgasungsvorgang so lange Zeit, dass wohl eine Einbürgerung dieses Verfahrens sehr schwer sein dürfte.[93]

TASCH zweifellos eine Schöpfung Fritz Habers, der die Errungenschaften des Krieges für den Frieden sichern wollte« (ebd.).

89 Ebd., S. 671.

90 Ebd.

91 In diesem Sinne beantwortete Sannemann diverse Anfragen, u. a. eine aus Danzig, wo im Dezember 1921 erwogen wurde, »einen Apparat zur Rattenvertilgung auf Schiffen anzuschaffen« (StaHH 352-7 I_141, An den Herrn Hafenarzt in Hamburg, o. D. [ca. Dezember 1921].

92 Szöllösi-Janze: Von der Mehlmotte zum Holocaust, S. 667 u. 668.

93 Zitiert nach Kalthoff, Jürgen/Werner, Martin: Die Händler des Zyklon B. Tesch & Stabenow – Eine Firmengeschichte zwischen Hamburg und Auschwitz, Hamburg 1998, S. 34.

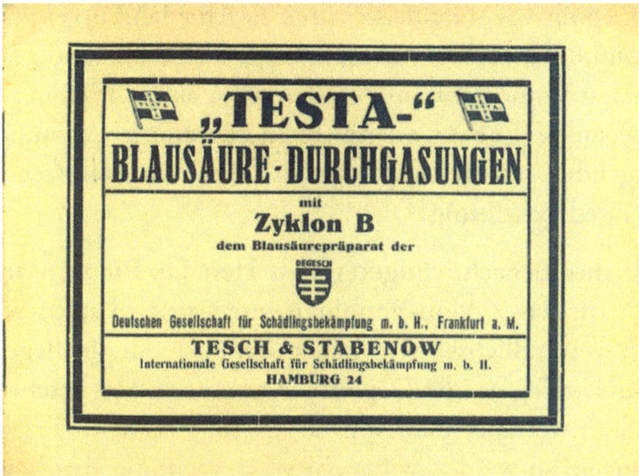

Werbeprospekt der Firma Tesch & Stabenow, um 1927.

Das war ein direkter Angriff der Degesch auf das Nocht-Giemsa-Verfahren, um ihr eigenes Blausäureprodukt auf dem Entwesungsmarkt durchzusetzen: Zyklon B.

Zyklon B wurde erstmals am 15. November 1923 zur Entwesung im Hamburger Hafen eingesetzt.[94] Sechs Wochen später ließ die Degesch eine neue Filiale im Handelsregister der Freien und Hansestadt Hamburg eintragen.[95] Zum 24. Januar 1924 wurde in Hamburg unter Beteiligung der Degesch dann die Firma Tesch & Stabenow Internationale Gesellschaft für Schädlingsbekämpfung m.b.H. gegründet, eine Firma, die später traurige Berühmtheit erlangte, da sie das zum Morden verwendete Blausäurepräparat nach Auschwitz lieferte.[96] Tesch & Stabenow (kurz: Testa) wurde von dem Chemiker Dr. Bruno Tesch geleitet. 1925 erhielt die Firma von der Degesch dann das Monopol für den Vertrieb des Zyklon B in allen Gebieten östlich der Elbe.

Parallel zur Etablierung der Degesch/Testa in Hamburg begannen spätestens 1924 auch Forschungen zur Blausäure-

94 Ebd., S. 39.
95 Ebd., S. 40.
96 Ebd., S. 45.

durchgasung von Handelsschiffen durch Hamburger Akteure im Hamburger Hafen. Am 11. Juni 1927 schrieb Bruno Tesch an Hafenarzt Sannemann im Tropeninstitut einen Brief, in dem er sich bedankte für Sannemanns Einverständnis zu der »nunmehr vorliegenden Neufassung unserer ›Arbeitsvorschriften‹« zur Blausäuredurchgasung:

> Für Ihre Benachrichtigung, dass Herr Dr. Ribot, Marseille, sich für das Zyklon-Verfahren interessiert, danken wir Ihnen verbindlichst. Wir haben daraufhin lt. beiliegendem Durchschlag an die Degesch, Frankfurt a. M., geschrieben. Sollten wir über den Apparat »Retzel« etwas in Erfahrung bringen, so werden wir nicht versäumen, Sie ebenfalls darüber zu informieren. Indem wir Ihnen für Ihre freundlichen Bemühungen, besonders in der Angelegenheit der Arbeitsvorschrift, nochmals unseren verbindlichsten Dank aussprechen, verbleiben wir mit vorzüglicher Hochachtung TESCH & STABENOW […] Geschäftsführer[97]

So war im Hamburger Hafen eine Situation entstanden, in der die Degesch-Vertriebsfirma Testa mit dem Blausäureprodukt Zyklon B auf den bedeutenden Markt der Entwesung von Handelsschiffen im Hamburger Hafen drängte, während der Hamburger Hafenarzt Sannemann, mit Dienstsitz im Tropeninstitut, mit Tesch & Stabenow kooperierte.[98]

97 StaHH 352-7 I-144, Tesch und Stabenow, Internationale Gesellschaft für Schädlingsbekämpfung M. B. H. an Professor Dr. Sannemann, Inst. f. Schiffs- und Tropenkrankheiten, Hamburg, 4, 11. Juni 1927.

98 Kalthoff und Werner formulieren: »Eine schriftliche Zusage von Dr. Tesch, staatliche Desinfektoren auszubilden, war noch nicht beim Hamburger Senat eingegangen. Ohne eine solche Festlegung, die scheinbar nicht Voraussetzung für eine Genehmigung war, beschloss der Hamburger Senat am 22. Februar 1924, allein dem Antrag der Firma Tesch & Stabenow zu entsprechen. Es ist möglich, dass Dr. Tesch seine Bereitschaft, staatliche Desinfektoren zu unterrichten, vorher mündlich übermittelt hatte« (Kalthoff/Werner: Händler des Zyklon B, S. 49).

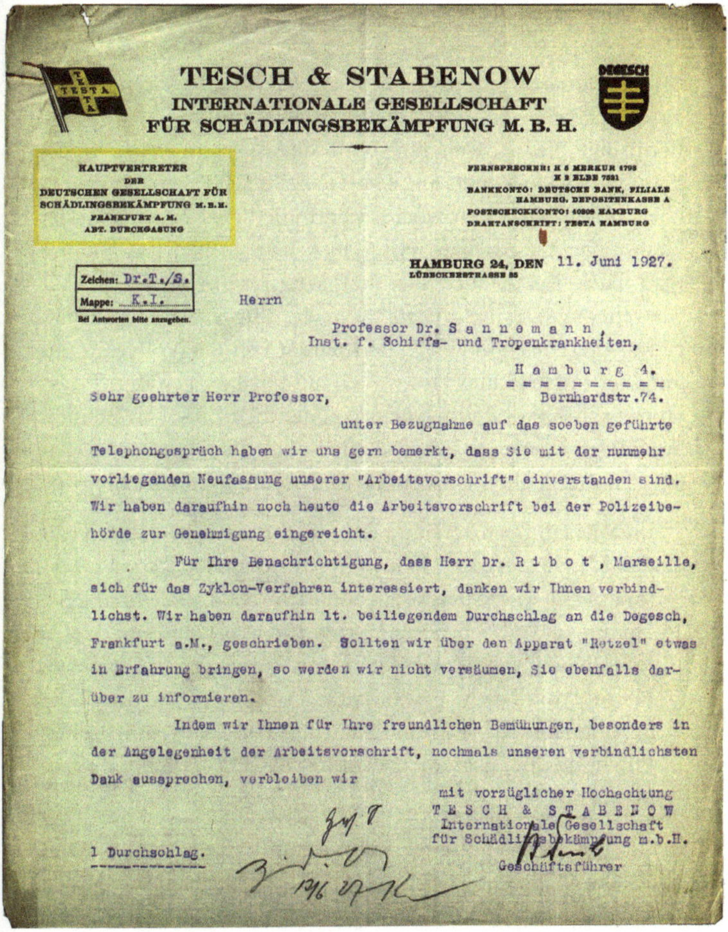

TESCH & STABENOW
INTERNATIONALE GESELLSCHAFT
FÜR SCHÄDLINGSBEKÄMPFUNG M. B. H.

HAUPTVERTRETER
DER
DEUTSCHEN GESELLSCHAFT FÜR
SCHÄDLINGSBEKÄMPFUNG M. B. H.
FRANKFURT A. M.
ABT. DURCHGASUNG

FERNSPRECHER: H 6 MERKUR 4793
H 2 ELBE 7531
BANKKONTO: DEUTSCHE BANK, FILIALE
HAMBURG, DEPOSITENKASSE A
POSTSCHECKKONTO: 40808 HAMBURG
DRAHTANSCHRIFT: TESTA HAMBURG

HAMBURG 24, DEN 11. Juni 1927.
LÜBECKERSTRASSE 35

Zeichen: Dr.T./S.
Mappe: K.I.
Bei Antworten bitte anzugeben.

Herrn

Professor Dr. Sannemann,
Inst. f. Schiffs- und Tropenkrankheiten,

Hamburg 4.
Bernhardstr.74.

Sehr geehrter Herr Professor,

unter Bezugnahme auf das soeben geführte Telephongespräch haben wir uns gern bemerkt, dass Sie mit der nunmehr vorliegenden Neufassung unserer "Arbeitsvorschrift" einverstanden sind. Wir haben daraufhin noch heute die Arbeitsvorschrift bei der Polizeibehörde zur Genehmigung eingereicht.

Für Ihre Benachrichtigung, dass Herr Dr. Ribot, Marseille, sich für das Zyklon-Verfahren interessiert, danken wir Ihnen verbindlichst. Wir haben daraufhin lt. beiliegendem Durchschlag an die Degesch, Frankfurt a.M., geschrieben. Sollten wir über den Apparat "Retzel" etwas in Erfahrung bringen, so werden wir nicht versäumen, Sie ebenfalls darüber zu informieren.

Indem wir Ihnen für Ihre freundlichen Bemühungen, besonders in der Angelegenheit der Arbeitsvorschrift, nochmals unseren verbindlichsten Dank aussprechen, verbleiben wir

mit vorzüglicher Hochachtung
TESCH & STABENOW
Internationale Gesellschaft
für Schädlingsbekämpfung m.b.H.
Geschäftsführer

1 Durchschlag.

Kooperation im Hafen: Schreiben des Geschäftsführers der Firma Tesch & Stabenow, Dr. Bruno Tesch, an den Hamburger Hafenarzt Dr. Karl Sannemann, 11. Juni 1927.

Nochts Universitätsrektorat 1926/27

Mitte Februar 1927 wurde Bernhard Nocht zum Vizepräsidenten der Hygienekommission des Völkerbundes gewählt, eine Berufung, die nach Stefan Wulf die Ausnahmestellung des Hamburger Mediziners auf dem Gebiet der Hygiene bezeugt.[99] Gleichzeitig setzte sich Nochts kontinuierlicher Aufstieg in der Hamburger Gesellschaft weiter fort, nachdem er im Sommer 1926 zum Rektor der Hamburgischen Universität ernannt worden war. Der Rektor stand an der Spitze der Universität, vertrat diese nach außen[100] und wurde von der Vollversammlung der ordentlichen Professoren auf ein Jahr gewählt.[101] Das Universitätsrektorat war Nocht von der medizinischen Fakultät angetragen worden, die ihn in einem Schreiben an den Rektor der Hamburgischen Universität vom 5. Juni 1926 vorschlug:

> Euer Magnificenz erlaube ich mir mitzuteilen, daß ich mit den Mitgliedern der Medizinischen Fakultät wegen der Rektoratswahl Rücksprache genommen habe. Alle befragten Herren haben sich ausnahmslos für die Wahl von Herrn Prof. Nocht ausgesprochen. Daraufhin habe ich mich an Herrn Prof. Nocht gewandt und von ihm die Mitteilung bekommen, daß er es unter solchen Umständen für [seine] Pflicht ansähe, eine auf ihn fallende Wahl als Rektor anzunehmen.[102]

Am 10. Juli 1926 wählte die Vollversammlung Bernhard Nocht mit überwältigender Mehrheit zum Rektor der Hamburgischen Universität. Im ersten Wahlgang erhielt er 32 von 35 abgegebe-

99 Wulf: Hamburger Tropeninstitut, S. 69.

100 StaHH 364-5 I_C10.01 (Band 1), Hochschulgesetz, Hamburgisches Gesetz- und Verordnungsblatt Nr. 17, ausgegeben am 6. Februar 1921.

101 StaHH 364-5 I_C10.01 (Band 1), Hamburgisches Gesetz- und Verordnungsblatt, Nr. 95, Sonntag, den 31. Juli 1921, Vorläufige Satzung der Hamburgischen Universität.

102 StaHH 364-5 I_C10.01 (Band 1), Medizinische Fakultät der Hamburgischen Universität an den Rektor, 5. Juni 1926.

nen Stimmen.[103] Nocht antwortete postwendend aus Dubrovnik: »= mit dank annehme = nocht +«.[104]

Am 26. März 1927 hielt Nocht als Rektor eine Rede vor US-amerikanischen Forschern. Diese waren auf Besuch in Hamburg. Die Rede wurde bereits erwähnt, da sie einen der seltenen Einblicke in die Befindlichkeit des in der Weimarer Republik politisierten Arztes und Wissenschaftlers erlaubt:

> Sie haben eine lange und interessante Reise um die ganze Welt gemacht und Hamburg und Deutschland gehören zu den letzten Stationen, die Sie besuchen. Sie werden so das, was Sie hier sehen, mit einer Reihe von früheren Eindrücken vergleichen können, aber Ihr Aufenthalt hier ist leider sehr kurz bemessen, zu kurz, als daß Sie ein zuverlässiges Bild von unserer jetzigen Lage dadurch erhalten könnten. Ich halte es für sehr wahrscheinlich, daß Ihr Eindruck ein zu günstiger sein wird, denn Sie werden vieles nicht sehen, weil es einer oberflächlichen Betrachtung verborgen bleibt. Sie werden nicht sehen die vielen tausend Wunden, aus denen wir noch bluten, und die vielen Hemmungen, von denen ich hier schweigen will, unter denen wir aber noch zu leiden haben. Aber eines werden Sie sehen: Sie werden sehen, daß wir alle hart arbeiten, daß wir gesonnen sind, mit r[a]stloser, überlegter, zusammengefasster Energie durch Arbeit vorwärts zu kommen. Die Liebe zu friedlicher, ausdauernder, wohlüberlegter Arbeit ist eine eingeborene Eigenschaft des deutschen Charakters und sie gibt uns die sicherste Garantie für unseren Wiederanstieg.[105]

103 StaHH 364-5 I_C10.01 (Band 1), Aus dem Protokoll der Vollversammlung vom 10. Juli 1926.

104 StaHH 364-5 I_C10.01 (Band 1), Telegramm, Bernhard Nocht an Professor Laun, o. D.

105 BNI-Archiv 2-6, Nocht als Rektor, 26.3.27 gelegentlich d. Empfanges [unleserlich] amerik. univ. [unleserlich]. Nocht schloss seine Rede mit der Mahnung, dass das »alte Europa« alle Kräfte aufbieten müsse, »damit es nicht von der Neuen Welt wissenschaftlich überflügelt« werde, und gab sich als souveräner Wissenschaftspolitiker:

Nocht verwies hier coram publico auf »die vielen tausend Wunden, aus denen wir noch bluten«, womit die Kriegsniederlage, die Demilitarisierung und der Verlust der Kolonien gemeint waren, die den beruflich und gesellschaftlich gefestigten Universitätsrektor noch umtrieben – immerhin achteinhalb Jahre nach Kriegsende.

Knapp drei Monate später, am 21. Juni 1927, hielt Bernhard Nocht in seiner Eigenschaft als Universitätsrektor in Otto von Bismarcks ehemaligem Amtssitz Friedrichsruh eine weitere Rede, die in einer deutlich kaiserzeitlich-nationalistischen Diktion gehalten war:

> Kommilitonen!
> Seit 25 Jahren versammelt sich an diesem Tage und an diesem Orte [die] akademische Jugend, um der uralten germanischen Sitte der Feier des Sonnenwendfestes dadurch eine besondere Weihe zu verleihen, daß dabei der Manen Bismarcks in Ehrfurcht gedacht wird und ein Kranz an seiner Grabstätte niedergelegt wird.
> Sie werden es mir erlassen, Ihnen hier auch nur in kurzen Worten die Bedeutung Bismarcks für das deutsche Volk und für die ganze Geschichte, seine Persönlichkeit, sein Leben und Wirken zu schildern. Das sind Dinge, die mit unauslöschlicher Schrift im Buch der Geschichte stehen und in den Herzen leben werden, solange es Deutsche gibt. Ich möchte aber hier auf einige bürgerliche Tugenden hinweisen, die wir neben seinem gewaltigen dämonisch-genialen Wesen bei Bismarck finden und die auch gewöhnliche Sterbliche

»Aber wir wollen Schulter an Schulter vorwärts streben in gemeinschaftlicher organisierter Arbeit. Dazu ist eine engere persönliche Fühlung zwischen den Männern der Wissenschaft und ihren Jüngern hüben und drüben erforderlich, und ich hoffe zuversichtlich, daß Ihr Besuch mächtig dazu beitragen wird, die Universitäten und die Männer der Wissenschaft auf beiden Seiten des Atlantik einander näherzubringen und immer mehr zu organisierten Zusammenarbeiten zu veranlassen.«

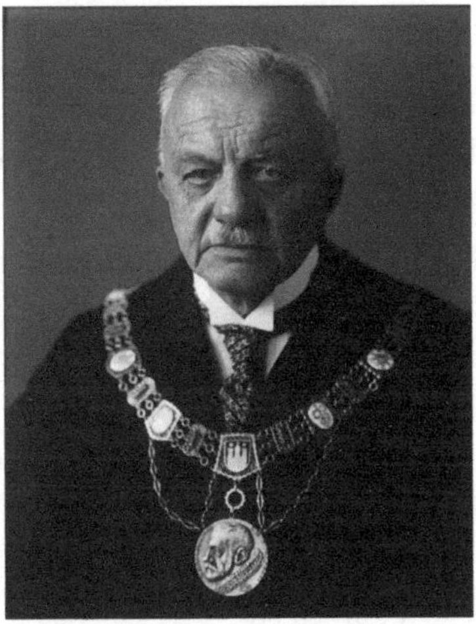

Bernhard Nocht als Rektor der Hamburgischen Universität, um 1927.

bei sich erziehen und ertüchtigen können und sollen. Es sind das die glühende Vaterlandsliebe, die Bismarck beseelte, sein treues und tapferes Pflichtgefühl und sein unbeirrbarer Blick, sein sicheres Augenmass für das »in Bestimmten Lagen augenblicklich Erreichbare«, das er dann verwirklichte.[106]

Das »gewaltige dämonisch-geniale Wesen« Bismarcks (eine fast nietzscheanische Wendung) wurde laut Nocht durch die Sekundärtugenden einer »glühenden Vaterlandsliebe« sowie eines tapferen Pflichtgefühls komplementiert, die Bismarck auch 1927 zum Vorbild für bürgerliche Kreise machten, die ja, laut Martini, Nocht als Reservoir einer »Wiederaufrichtung Deutschlands« galten:

Die neue Zeit, die auf das Bismarck'sche Zeitalter gefolgt ist, erscheint vielen trotz der entsetzlichen Schicksalsschläge, die uns betroffen haben, trotz der Ohnmacht und Unfreiheit

106 BNI-Archiv 2-6, Prof. Nocht. Ansprache, gehalten am 12. Juni 27 in Friedrichsruh.

> unseres Vaterlandes und der Losreissung wertvoller Deutscher Gebiete als die Verkörperung einer höheren und vollkommeneren Entwicklungsstufe und manche Deutsche blicken auf das Bismarck'sche Zeitalter als auf etwas zurück, das überwunden werden mußte und überwunden worden sei.[107]

Die »neue Zeit« mit Demokratie und Republik erscheine vielen als eine fortschrittliche »höhere Entwicklungsstufe«, doch der Schlüssel zur Weiterexistenz des Volkes liege in der Vergangenheit:

> Es ist richtig, daß die neue Zeit dem Volke grössere Rechte gegeben hat, aber damit ist auch seine Verantwortung gewachsen und dieses Gefühl der Verantwortung kann im Volke nur lebendig erhalten werden und gute Früchte tragen, wenn es sich verbindet mit historischem Sinn, mit Verständnis für die Geschichte und Entwicklung des deutschen Volkes und mit ehrfürchtiger Dankbarkeit gegen die Männer, die diese Geschichte beeinflusst und gemacht haben. Ein Volk, daß dieses Andenken an seine Vergangenheit nicht pflegen und daß insbesondere seinen größten deutschen Heroen, dem es die Einigung seiner Staaten und Stämme verdankt, und der das Reich zu ungeahnter Blüte und Macht, die es vielleicht nie wieder erreichen wird, geführt hat, – ein Volk, daß dieser Pflicht nicht allzeit eingedenk bliebe, wäre nicht blos unwert zu existieren, es müßte auch zugrunde gehen, umgeben wie es ist von Staaten, die sich trotz des Völkerbundes eifersüchtig in hochgespannten Nationalgefühl gegenüberstehen und die zum grössten Teil uns gegenüber noch mißtrauisch und feindselig gesinnt sind und unser Vaterland nicht gern wieder emporkommen lassen wollen. Möge die Zeit nicht mehr allzu fern sein, da das ganze deutsche Volk das Andenken an den gewaltigen Heroen im Sachsenwald nicht blos in Treue und Dankbarkeit, sondern im frohen Genuss wieder gewonnener Gesundheit innerlich

107 Ebd.

einig und nach aussen Herr seiner Geschicke wahren und feiern kann. Zur Bekräftigung dafür, daß wir das Andenken Bismarcks in ehrfürchtiger Treue hochhalten und in seinem Sinne an dem Wiederemporkommen unseres Vaterlandes arbeiten wollen, bitte ich Sie mit mir einzustimmen in den Ruf: »Unser deutscher Vaterland lebe hoch und nochmal hoch u. d. 3 Mal hoch«.[108]

In Nochts Rede verdichten sich nationalistische, antidemokratische und revisionistische Tendenzen zu nationalistischen Erzählfiguren, ohne allerdings der parlamentarischen Demokratie, der »neuen Zeit«, als hoher Repräsentant derselben, ganz den Rücken zu kehren.

Wie alle anderen Universitäten im Reich organisierte auch die Hamburgische Universität jährlich am 18. Januar eine an kaiserzeitlichen Traditionen orientierte Reichsgründungsfeier – und nicht etwa eine demokratische Verfassungsfeier –, bei der konservative Kreise der damaligen Reichsgründung von 1871 gedachten. Auf diesen Veranstaltungen, bei denen sich Konservativismus, (Kolonial-)Revisionismus und Kaisertreue verknüpften, wurde das Kaiserreich glorifiziert und »die Republik offen geschmäht«.[109]

Zur Reichsgründungsfeier in der Hamburger Universität am 18. Januar 1927, zu der Nocht als Rektor eingeladen hatte,[110] erschienen Bürgermeister Carl Wilhelm Petersen, diverse Senatoren, der Ehrenvorsitzende der Universität, Werner von Melle, sowie zahlreiche Ehrengäste. Nocht selbst nahm aus Krankheits-

108 Ebd.

109 Wehler: Deutsche Gesellschaftsgeschichte, Bd. 4, S. 470. Kritik gab es an dieser »Tradition« durchaus. So formulierte das Hamburger Echo den »Wunsch […], daß die Hamburgische Universität auch einmal Gelegenheit finden und nehmen möge, ganz formell und offiziell der neu gegründeten Republik ihre Referenz zu erweisen« (StaHH 364-5 I_A.170-006.07, Ausschnitt aus dem Hamburger Echo, 21. Januar 1927).

110 StaHH 364-5 I- A.170-006.07, [Einladung, Nocht, 10. Januar 1927].

gründen nicht teil.[111] Nach dem Einzug der »Chargierten der studentischen Korporationen mit Schlägern und Fahnen« zum von der Polizeikapelle intonierten Hohenfriedberger Marsch folgte ein Festvortrag des Psychiaters Wilhelm Weygandt zum Thema »Seele und Hirn«.[112] Nicht alle Eingeladenen waren gekommen. Das SPD-nahe *Hamburger Echo* schrieb:

> Zur Reichsgründungsfeier der Universität haben wir eine Einladung erhalten. So lange die Universität alle republikanischen Festtage geflissentlich übersieht, denken wir nicht daran, einen Bericht über eine Reichsgründungsfeier, die verdammt nach Sehnsucht nach vergangener monarchischer Herrlichkeit aussieht, zu bringen.[113]

Auch unter Nochts Rektorat fand also die monarchistisch ausgerichtete anti-republikanische Reichsgründungsfeier statt.

Am 30. September 1927 lief Nochts Rektorat ab und der Mathematikprofessor Wilhelm Blaschke übernahm sein Amt, nachdem die Unterrichtsbehörde auf Georg Thilenius' Vorschlag, Nocht für eine zweite Amtszeit zu wählen, Bedenken angemeldet hatte, die auch »in der Überschreitung der Altersgrenze« bestünden.[114] Dies ist das erste Mal in den ausgewerteten Akten, dass eine Hamburger Behörde das Alter des mittlerweile 70-jährigen Nocht ins Spiel brachte und altersbedingt auf eine Neubesetzung eines von ihm versehenen Staatsamtes drängte. Die »akademische Feier der Rektoratsübergabe« fand am 10. November 1927 in der Musikhalle statt und war abermals ein gesellschaftliches und wissenschaftliches Großereignis.[115] Nochts aktive Karriere aber ging langsam zu Ende.

111 StaHH 364-5 I- A.170-006.07, Ausschnitt aus dem Hamburger Correspondenten, 18. Januar 1927.

112 Ebd.

113 StaHH 364-5 I_A.170-006.07, Ausschnitt aus dem Hamburger Echo, 14. Januar 1927.

114 StaHH 364-5 I-C10.01 (Band 1), Aktennotiz (Bl. 57), Protokoll der Vollversammlung am 9. Juli 1927.

115 »Zur Teilnahme an der Feier hatten Rektor und Senat der Universität den Senat und die Bürgerschaft Hamburgs, die Vertreter der

Auf dem Höhepunkt des gesellschaftlichen Ansehens

Nach seinem Ausscheiden aus dem Rektorenamt reiste Bernhard Nocht Ende Oktober 1927 zu Verhandlungen der Hygienekommission des Völkerbundes nach Genf. Kurz darauf kehrte er für seinen 70. Geburtstag nach Hamburg zurück: Nocht gehörte als Ordinarius für Tropenmedizin, Direktor des Instituts für Schiffs- und Tropenkrankheiten, ehemaliger Medizinalrat bzw. Staatsrat für Gesundheit und Alterspräsident der Universität Hamburg mit Netzwerken in die Spitzen der Hamburger Außenhandelswirtschaft eindeutig zu den Honoratioren der Hansestadt. Sein 70. Geburtstag wurde bei ihm zu Hause in der Brahmsallee 107 entsprechend groß begangen:

> Schon in den frühsten Morgenstunden erschienen die ersten Glückwünsche […], denen von 10 Uhr ab die Vertreter der offiziellen Behörden folgten, u.a. Ihre Magnifizenzen die Herren Bürgermeister Petersen und Schramm nebst Senatstrat Zinn, der Präsident der Gesundheitsbehörde Herr Senator Gruenwaldt, Präsident Prof. Pfeiffer und Oberverwaltungsdirektor Siebert, der Präses der Hochschulbehörde, Herr Senator Dr. de Chapeaurouge, der neu gewählte Rektor der Universität Herr Prof. Blaschke sowie die Dekane der verschiedenen Fakultäten, insbesondere auch die Medizinische Fakultät, geführt von ihrem Dekan Prof. Kleinschmidt, die wissenschaftlichen Mitglieder sowie Vertreter der Beamten, Angestellten und Arbeiter des Tropeninstituts […]. In zahlreichen Ansprachen und herzlichen Worten wurde der Verdienste Nochts gedacht.[116]

Reichs- und Landesbehörden, die Vertreter fremder Staaten und endlich Vertreter der Nachbarstädte und die Mitglieder der Hamburgischen Universitätsgesellschaft eingeladen. Die Mitglieder des Universitätssenats und der engeren Fakultäten hatten zum erstenmal die neueingeführte Amtstracht angelegt. Vertreter der studentischen Korporationen chargierten« (StaHH 364-5 I_C10.07.07, Vorwort).

116 StaHH 352-10-350 (Band 2), (Presse-)Notiz zu Bernhard Nochts 70. Geburtstag.

In Nochts Stadtvilla traf sich das hamburgische Who's who; zuerst sprach der Gesundheitssenator seine Glückwünsche aus, woraufhin ein Gesandter der »I. G. Farbenindustrie« die »Glückwünsche seiner Direktion aus Leverkusen« überbrachte.[117] In direktem Anschluss verlas Oberbürgermeister Carl Wilhelm Petersen von der Deutschen Demokratischen Partei (DDP) dann ein Glückwunschtelegramm des Reichspräsidenten Paul von Hindenburg:

> Zu Ihrem morgigen 70. Geburtstage spreche ich Ihnen meine herzlichen Glückwünsche aus. Ich gedenke hierbei in aufrichtiger Dankbarkeit und Anerkennung der großen Verdienste, die Sie sich als Gründer und Leiter des Hamburger Tropeninstituts um die wissenschaftliche Forschung und die Hebung der Volksgesundheit erworben haben. Ich wünsche am heutigen Tage, daß Ihnen noch viele Jahre der Gesundheit und des erfolgreichen Schaffens beschieden sein mögen.[118]

Weitere Glückwunschschreiben oder -telegramme kamen vom Reichsminister des Innern und vom Präsidenten des Reichsgesundheitsamtes,[119] der Ärztekammer Hamburg, der Direktion der Behringwerke Marburg-Lahn, dem »Aufklärungs-Ausschuss der Handelskammer Hamburg«, der Direktion der Pharma-Firma C. F. Boehringer sowie von Carl Hagenbeck, der Direktion der Hamburg-Amerika-Linie, der Hamburg-Südamerikanischen Dampfschifffahrts-Gesellschaft und der Pharmazeutischen Abteilung der IG Farben. Ebenfalls gratulierte der nationalistische Illustrator und Bildhauer Walter von Ruckteschell, ein kolonialrevisionistischer Hardliner, der 1938

117 BNI-Archiv 2-4, Bericht v. Rolf Ewers über die offizielle Feier des 70. Geburtstages von Prof. Dr. Bernhard Nocht am 4. November 1927.

118 Zitiert nach StaHH 352-10-350 (Band 2), (Presse-)Notiz zu Bernhard Nochts 70. Geburtstag.

119 StaHH 352-10-350 (Band 2), Carl Petersen an Bernhard Nocht, 4. November 1927.

die Askari-Reliefs in Hamburg erstellte und der offensichtlich zu Bernhard Nochts persönlichen Patienten zählte:

> Verehrter Herr Geheimrat!
> Meine Frau und ich grüßen Sie zu Ihrem schönen Jubiläum, das Sie in Ihrer wertvollen Tätigkeit begehen als zwei alte Tropenpatienten, die Euer immer dankbar gedenken. Es geht uns hier den Umständen entsprechen[d] ganz gut, [auch] wird man seine Tropensehnsucht im Herzen nicht los u. die Tropenkrankheiten im Leibe ebenfalls nicht. [...] Gebe der Himmel, daß wir Deutschen unseren ganzen [G]rund u. Boden, für den Sie auch so viel geleistet haben, einmal wieder besitzen werden. Es muss ja sein![120]

Die Feierlichkeiten bekamen durch das Schreiben des Reichspräsidenten eine nationale Bedeutung und spätestens jetzt wurde Nocht zu einem Kristallisationspunkt nationaler Identität und Vergemeinschaftung, der die medizinische Wissenschaft und (kaiserzeitliche) Ordnung repräsentierte, da die Zeitungen über das hamburgische Großereignis, wie hier der *Hamburger Correspondent* vom 4. November 1927, ausführlich berichteten: »Großes hat Professor Nocht in den langen Jahren seiner rastlosen Forschertätigkeit geleistet, und dafür dankt ihm Hamburg und das ganze Deutschland.«[121]

Abermals hatte die Gesundheitsbehörde eine als Pressevorlage gedachte Würdigung Nochts verschiedenen Zeitungsredaktionen »sehr ergebenst zur Verfügung« gestellt und die Redaktionen angeregt, »diese – evtl. in etwas veränderter Form – in Ihrer Zeitung zu veröffentlichen«.[122] Die ehemals von Nocht geleitete Behörde webte durch ihre politische Pressearbeit an dem entstehenden Mythos Nocht aktiv mit. Auch dadurch

120 BNI-Archiv 2-4, Walter von Ruckteschell an Bernhard Nocht, 3. November 1927.

121 StaHH 352-10-350 (Band 2), »Reiche Ehrungen Prof. Dr. Nochts«, Hamburger Correspondent, 4. November 1927.

122 StaHH 352-10-350 (Band 2), Notiz.

avancierte Nocht zur wissenschaftlichen »Integrationsfigur« (Stefan Wulf) mit kaiserzeitlich-konservativer Ausrichtung.[123]

Während Nochts Emeritierung als Tropeninstitutsdirektor und Ordinarius erneut bis zum 31. März 1930 hinausgeschoben wurde und ihm weitere Ehrungen zuteilwurden, beispielsweise die Ernennung zum ehrenamtlichen Mitglied der Medizinischen Sektion der Charkower Wissenschaftlichen Gesellschaft,[124] erfuhr Nocht am 15. September 1928 eine ganz besondere Ehre, durch die er zu Lebzeiten in die Topografie der Hansestadt Hamburg eingeschrieben wurde: die Umbenennung der Bernhard-Straße in St. Pauli in »Bernhard-Nocht-Straße« durch den Senat der Freien und Hansestadt Hamburg. Zur Begründung hieß es:

> Den Senat leitete hierbei der Wunsch, der Straße, an der das Institut für Schiffs- und Tropenkrankheiten belegen ist, den Namen seines Gründers und langjährigen Leiters beizulegen. Wenn der Senat für die Bekanntgabe dieses Beschlusses den Beginn der 90. Versammlung Deutscher Naturforscher und Ärzte wählte, so wollte er hiermit zugleich vor den berufenen Vertretern der Wissenschaft zum Ausdruck bringen, daß Hamburg die hohen Verdienste, die Sie sich um die tropenmedizinische Wissenschaft und um unsere Vaterstadt erworben haben, dankbar anerkennt.[125]

Vom 15. bis 22. Dezember 1928 nahm Nocht am Internationalen Kongress für Tropenmedizin und Tropenhygiene in Kairo teil,[126] im Jahr darauf in Rio de Janeiro an der Hundertjahrfeier der dortigen Medizinischen Fakultät, wo er, so Stefan Wulf mit

123 Wulf: Hamburger Tropeninstitut, S. 64.

124 StaHH 352-10-350 (Band 2), Charkower Wissenschaftliche Gesellschaft, Medizinische Sektion. Ehrenamtliche Mitgliedskarte für Herrn Prof. Dr. Nocht, Hamburg.

125 StaHH 352-10-350 (Band 2), Der Präsident des Senats an Bernhard Nocht, 15. September 1928.

126 Wulf: Hamburger Tropeninstitut, S. 71.

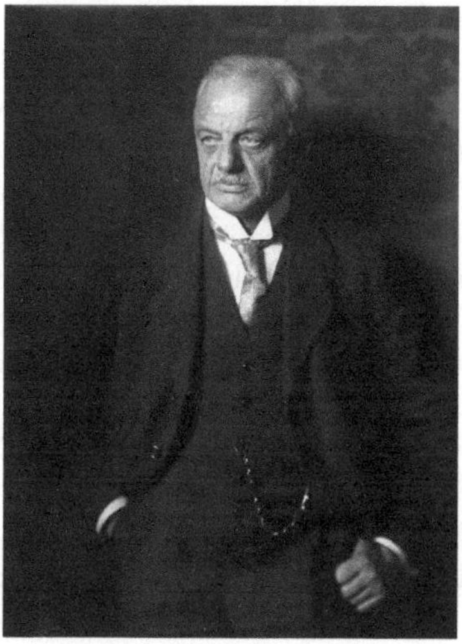

Bernhard Nocht, um 1928.

Verweis auf einen diplomatischen Bericht an das Auswärtige Amt, »die höchste Wertschätzung genoss«:

> Schon bei seiner Ankunft am 24. Juni war ihm ein großer Teil der führenden einheimischen Mediziner mit dem Motorboot zur Begrüßung entgegengefahren. Bei seiner Abreise nach São Paulo sowie seiner Durchreise auf dem Rückweg nach Deutschland waren wiederum die führenden medizinischen Kreise auf dem Bahnhof und an Bord des Dampfers erschienen. Die Tatsache, daß Nocht nur Brasilien besucht und nicht den üblichen Abstecher nach Buenos Aires gemacht hatte, war nach Auffassung der [Deutschen] Gesandtschaft von positivem Einfluss auf die Stimmung der in diesen Fragen empfindlichen Brasilianer.[127]

Mit dem New Yorker Börsencrash vom Oktober 1929 entfalteten sich vom Finanzplatz New York aus die präzedenzlosen Verwerfungen der Weltwirtschaftskrise, die die globale Konjunktur

127 Ebd., S. 73.

in einen Abgrund riss. In den USA sank die Industrieproduktion bis 1932 auf dramatische 54 Prozent und das Bruttosozialprodukt auf 43,5 Prozent des Ausgangswertes von 1929, und über ein Drittel der US-amerikanischen Banken, unter ihnen das Großinstitut Bank of the United States, fallierten.[128] Schnell geriet auch Deutschland massiv unter Druck, da die USA ihre der Weimarer Republik gewährten Kredite zurückriefen, bei fortlaufenden hohen Reparationszahlungen an Frankreich.[129] Das »Wegbrechen der transatlantischen Kreditströme«, so Florian Pressler, hatte für die deutsche Wirtschaft »dramatische Konsequenzen«, und in der Folge brach auch hier die »Industrieproduktion« um »40-50 Prozent ein« und die »offizielle Zahl der Arbeitslosen stieg 1932 auf bis über sechs (faktisch wohl eher sieben) Millionen Menschen« an. Der »Verlust des Arbeitsplatzes traf alle gesellschaftlichen Gruppen – Arbeiter wie Angestellte – und oft blieben die Betroffenen über Jahre ohne Beschäftigung. Weite Teile der Mittelschicht stürzten in Armut. Unter Kindern war Unterernährung weit verbreitet.«[130]

Die Bankenkrise vom Sommer 1931, in der zahlreiche Banken ihre Schalter schlossen, stellte »den Tiefpunkt der Großen Depression in Deutschland« dar; Hjalmar Schacht, der nationalsozialistische Finanzpolitiker, formulierte 1938 aus der Rückschau:

> Jeder einzelne Zusammenbruch löste zwangsläufig eine Kette neuer Zahlungseinstellungen aus, und so standen bald ganze Wirtschaftszweige, unter ihnen vor allem die Landwirtschaft, vor dem Ruin. Die Lage der öffentlichen Finanzen wurde hoffnungslos, jede Steuererhöhung brachte nur einen Einnahmerückgang. Alle diese Zerfallserscheinungen in der Wirtschaft fanden ihren Niederschlag in einem beispiellosen sozialen Elend.[131]

128 Angermann, Erich: Die Vereinigten Staaten von Amerika, München 1966, S. 111-113.
129 Wildt: Zerborstene Zeit, S. 240-241.
130 Pressler, Florian: Die erste Weltwirtschaftskrise. Eine kleine Geschichte der großen Depression, München 2013, S. 134.
131 Zitiert nach ebd., S. 142.

Nach 37 Jahren in hamburgischen Diensten wurde Bernhard Nocht auf eigenen Antrag zum 1. Oktober 1930 emeritiert,[132] was, inmitten der Krise, eine erneute Welle von Feierlichkeiten, diesmal im Festsaal des Hamburger Instituts für Schiffs- und Tropenkrankheiten, zur Folge hatte. Reichspräsident Hindenburg sandte abermals ein persönliches Schreiben;[133] im »festlich geschmückte[n] Saal« hielt Bürgermeister Rudolf Ross die Laudatio auf Nocht und überreichte ihm eine Urkunde des Senats.[134] Nachdem Fülleborn als Nachfolger Nochts für das Direktorat des Tropeninstituts offiziell ins Amt eingeführt worden war,[135] sprach der Rektor der Hamburgischen Universität, der Philosoph Ernst Cassirer. Diese Feier, so Cassirer, sei keine Abschiedsfeier, »sondern er hoffe, die Arbeitskraft des Kollegen noch recht lange im Dienste der Sache erhalten zu können«:[136]

> Zum Schluß dankte der Gefeierte für alle die ihm bereiteten Ehrungen und warf einen Rückblick auf die Entwicklungen des Instituts, wobei er zweier Förderer gedachte, die mit dem Tropenhygienischen Institut eng verbunden seien, des

132 StaHH 361-5-2-Ai6-14, Aktennotiz, 4. Februar 1930 (Bl. 3).
133 BNI-Archiv 2-4, Hamburg ehrt Prof. Nocht, Hamburgischer Correspondent, 30. September 1930.
134 Martini: Nocht, S. 163.
135 In der Begründung führte die Fakultät aus, Fülleborn sei »von den Mitgliedern des Tropeninstituts weitaus das dienstälteste, und wissenschaftlich das vielseitigste und bedeutendste«. Er verfüge außerdem »über reiche Erfahrungen aus seiner Tätigkeit in der Schutztruppe von Deutsch-Ostafrika«. Mühlens, der ebenfalls »in hohem Maß geeignet sei«, würde aber »nach persönlicher Mitteilung von Herrn Obermedizinalrat Prof. Dr. Nocht es bestimmt ablehnen, mit dem älteren Kollegen in Konkurrenz zu treten« (StaHH 361-5-2-Ai6-14, Medizinische Fakultät der Hamburgischen Universität an die Hochschulbehörde Hamburg, 22. Februar 1930; vgl. dazu auch Mannweiler: Geschichte, S. 221-222). Damit hatte Nocht seine Nachfolge nach seinen Wünschen regeln können.
136 BNI-Archiv 2-4, Hamburg ehrt Prof. Nocht, Hamburgischer Correspondent, 30. September 1930.

damaligen Bürgermeisters Hachmann und des Medizinalrats Reincke.[137]

Am Vorabend seines 75. Geburtstages hatte Nocht, gleichsam als Abschiedsgeschenk, veranlasst, dass einige seiner alten ärztlichen Weggefährten aus Marine, Tropenmedizin und Schutztruppe die Bernhard-Nocht-Medaille erhielten, die aus Anlass des 25-jährigen Bestehens des Tropeninstituts von der Vereinigung seiner Freunde gestiftet worden war. Vorgeschlagen und geehrt wurden vom Tropeninstitut: »1.) Prof. Kleine (Berlin), 2.) Prof. Plehn (Berlin), 3.) Prof. Steudel (Berlin), 4.) Prof. R. Ruge (Klotzsche b/Dresden), 5.) Prof. Ziemann (Berlin), 6.) Prof. C. Mense (Kassel).«[138] Mit der Medaille hatte Nocht ein günstiges und probates Mittel geschaffen, um Kollegen zu belohnen (oder durch Nichtverleihung auszuschließen).

Ein Jahr nach der Emeritierung traf den hochdekorierten Nocht dann ein privater Schicksalsschlag: der Tod seines zweiten, 1907 geborenen Sohnes Peter im November 1931. Erich Martini informierte den sozialdemokratischen Hamburger Oberbürgermeister Rudolf Ross in einem kurzen Schreiben,[139] woraufhin dieser persönlich bei Nocht kondolierte.[140] Eine Woche später bedankte sich Nocht in einem handschriftlichen Brief an den Oberbürgermeister für die »gütige Teilnahme an unserer tiefen Trauer«.[141] Am 16. September 1932 verstarb dann auch Nobelpreisträger Ronald Ross aus Liverpool.[142]

137 Ebd. Das schlesische Landeshuter Tageblatt ehrte Nocht mit einem großen Artikel (BNI-Archiv 2-4, Landeshuter Tageblatt, 27. September 1930). Anlässlich »des Ausscheidens von Prof. Nocht aus dem Amt« wurde, so eine knappe Notiz in den »Jahresberichtsblättern«, die »Nocht-Stiftung = M 100.000« etabliert; vgl. BNI-Archiv, Jahresberichtsblätter 1930.

138 BNI-Archiv 2-57, An den Vorstand der Vereinigung der Freunde des Hamburgischen Tropeninstituts, z. Hdn. des Vorsitzenden Herrn Prof. Dr. Arning, Hamburg.

139 StaHH 622-1_441-6, Erich Martini an Rudolf Ross, 11.11.1931.

140 StaHH 622-1_441-6, Rudolf Ross an Bernhard Nocht, 11.11.1931.

141 StaHH 622-1_441-6, Bernhard Nocht an Rudolf Ross, 23.11.1931.

142 BNI-Archiv, Jahresberichtsblätter 1932.

Als letzter Aspekt muss hier noch kurz auf den Konkurrenzkampf im Hamburger Hafen um eine zeitgemäße Entwesung eingegangen werden. Denn die Konkurrenz zwischen dem Hamburger Tropeninstitut und Tesch & Stabenow spitzte sich zu Beginn der 1930er Jahre weiter zu. Hafenarzt Sannemann protegierte weiterhin das Nocht-Giemsa-Verfahren seines ehemaligen Chefs und Förderers Bernhard Nocht; er räumte in einem Memorandum zwar Stärken des Zyklonverfahrens ein, wie die größere »Einwirkung auf Rattenflöhe«, meinte aber, das »CO-Gasgemisch nach Nocht-Giemsa« sei »vom Standpunkte der Seuchenabwehr« überlegen.[143] Dennoch teilte etwa die Deutsche Levante-Linie Sannemann mit, dass sie »von dieser Art der Ausgasung« nur in Ausnahmefällen Gebrauch machen werde.[144] So befand sich das Nocht-Giemsa-Verfahren zu Beginn der 1930er-Jahre im Hamburger Hafen auf dem Rückzug.[145]

Gleichzeitig korrespondierte der Hafenarzt im Tropeninstitut weiter mit der Degesch in Frankfurt. Am 11. April 1932 schrieb Sannemann einen Brief an den ehemaligen Degesch-

143 StaHH 352-7 I_141, Der Hafenarzt, Prof. Dr. Sannemann, Zu II 1769/31, Hamburg, den 10. September 1931. Das Zyanid habe aber auch Nachteile, etwa werde seine »Wirksamkeit in den unteren Schiffsräumen [...] dadurch beeinträchtigt, daß das Blausäuregas leichter als Luft ist. Außerdem wird es von feuchten Gegenständen und offenen Flüssigkeiten in beachtlichem Maße absorbiert. Auch ist es chemisch nicht so indifferent wie CO« (ebd.).

144 StaHH 352-7 I_141, Deutsche Levante-Linie, Vorstand, Th. Ritter an Herrn Prof. Dr. Sannemann, Hamburg, den 17. Februar 1932. Zur Dauer vgl. StaHH 352-7 I_141, Kostenplan, Hamburg, den 29. Dezember 1931 [Desinfektionsanstalten].

145 In dem anliegenden Fragebogen gab Sannemann an, dass »schwefelige Säure« im Hamburger Hafen »im Jahre 1931 auf 324 Schiffen« zur Anwendung gekommen sei, dass dort aber »auch Zyklon B und bei Feststellung von Rattenpest auf beladenen Schiffen auch Generatorengas« Verwendung fänden. Eingesetzt wurde also Schwefelsäure, Zyklon B der Testa sowie – offensichtlich nur noch in Ausnahmefällen, also bei festgestellter Rattenpest – das alte Nocht-Giemsa-Verfahren; vgl. StaHH 352-7 I-142 (Band 2), Fragebogen, Hafen von Hamburg.

Prokuristen Georg Dreyer, der ein Pflanzenschutzunternehmen unter dem Dach der Degesch leitete. Sannemann fasste hier die Lage im Hamburger Hafen wie folgt zusammen:

> Lieber Dreyer! Herzlichen Dank für Ihre Zeilen. Ihren Fragebogen habe ich beantwortet. Sie sehen daraus, daß hier noch immer viel geschwefelt wird. Das Zyklon-Verfahren ist ja einfacher in der Ausführung und auch wirksamer, aber zweifellos gefährlicher und durch die erforderlichen Vorsichtsmaßregeln umständlicher und teurer. Ich halte den jetzigen Zeitpunkt deshalb nicht für geeignet, ein bestimmtes Verfahren vorzuschreiben, bin vielmehr der Ansicht, daß es richtiger ist, die Wahl des Verfahrens, wenn es nur an sich zuverlässig ist, dem Reeder oder Kapitän freizustellen und nur für die Ausführung bestimmte Vorschriften zu geben und sie zu überwachen. Auf Wunsch von Nocht haben Giemsa und ich kürzlich den Bericht über die Arbeiten des Ausschusses im letzten Jahr […] mit ihm durchgesprochen und werden dies am nächsten Freitag noch fortsetzen. Dabei ist natürlich auch die Frage der Verwendung von Generatorengas erörtert worden, besonders die Möglichkeit der Hinzufügung eines insektiziden Mittels. Nocht wird wohl auch mit Ihnen darüber sprechen. Es wäre gewiss sehr zweckmäßig, wenn Sie sich treffen und die Reise gemeinsam machen würden. Einen Abdruck meines im letzten Herbst auf Hamels Veranlassung erstatteten Berichts über die Schiffsentrattung mit Generatorengas füge ich bei.[146]

Ob sich Nocht, wie von Sannemann vorgeschlagen, mit Georg Dreyer getroffen hat, ist nicht nachzuweisen, aber wahrscheinlich.

Nachdem auf dem in Hamburg entwesten holländischen Dampfer Waterland in Amsterdam 740 Ratten gefunden worden

146 StaHH 352-7 I-142 (Band 2), Sannemann an Dreyer, Hamburg, den 11. April 1932. Zu Georg Dreyer vgl. Kalthoff/Werner: Händler des Zyklon B, S. 64.

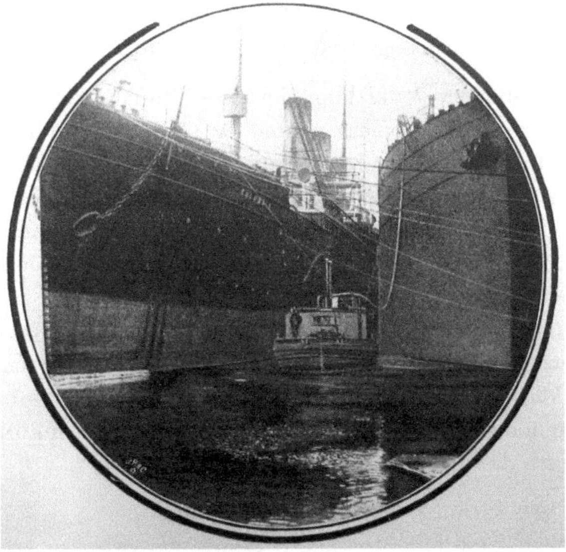

Der Nocht-Giemsa-Apparat im Einsatz im Hamburger Hafen; hier ein Foto um 1907.

waren,[147] kritisierte der Amsterdamer Hafenarzt das Hamburger Verfahren »durch Verbrennung von Schwefel und Holzkohle gemäß der deutschen Vorschrift« als »alt, billig und nicht zweckdienlich«.[148] Das war eine Steilvorlage für die Degesch, die in einem internen Schreiben an ihre Hamburger Vertriebsfirma Tesch & Stabenow formulierte:

> Wenn Sie mit Herrn Prof. Sannemann etwa über die Angelegenheit sprechen sollten, so machen Sie bitte auch darauf aufmerksam, daß derartige Fälle dem Ansehen Deutschlands sehr schädlich sind und daß sich die betreffenden Herren im

147 StaHH 352-7 I-142 (Band 2), Der Direktor des Städtischen Gesundheitsamts Amsterdam an Tropeninstitut, Hafenarzt, 15. September 1932.

148 StaHH 352-7 I-142 (Band 2), Schiffsdurchgasungen in Holland, Abschrift! (Pf.) 29.10.32.

> Ausland gewissermaßen ein Vergnügen darauf machen, sie dem sie besuchenden Deutschen vorzuhalten.[149]

Die Hamburger Desinfektionsanstalten führten daraufhin im Beisein von Prof. Dr. Schwarz und Dr. Deckert vom Hygienischen Institut und Dr. Lüders vom Amt des Hafenarztes am 21., 22. und 28. Oktober 1932 Versuche von Ausgasungen mit Schwefel und Holzkohle auf dem von der Hamburg-Amerika-Linie zur Verfügung gestellten Dampfer Harburg durch. Hierzu wurden drei bis vier Ratten in einem Käfig in den großen Laderaum gesperrt und dann wurde Schwefel in verschiedenen Konzentrationen in Blechschalen verbrannt.[150] Bei den ersten drei Versuchen überlebte eine Ratte oder blieb zunächst am Leben und ging erst später ein. Beim fünften Versuch mit Blausäure sah das anders aus:

> V. Versuch am 4. November 1932:
> Beschickung mit Blausäure (Zyklon) und zwar mit 3200 g CN nach der deutschen Vorschrift (1,5 kg CN auf je 1000 cbm Raum) 4 Ratten sind ausgesetzt wie beim Versuch III. Um 10.02 Uhr wird der Raum beschickt durch Ausschütten des Zyklons in die Luke von Deck aus. Um 12.02 Uhr wird mit der Lüftung begonnen, bald darauf werden die Ratten herausgeholt. Sie sind tot und starr. […]
> Um 15½ Uhr sind nur noch Spuren von Blausäure nachweisbar, am nächsten Morgen ist der Raum gasfrei. Bei diesem Versuch waren anwesend Vertreter des Hygienischen Staatsinstituts und der Desinfektionsanstalten, sowie Herr Dr. Tesch von der Firma Tesch und Stabenow. Hamburg, den 14. November 1932.[151]

149 StaHH 352-7 I-142 (Band 2), Heerdt-Linger G.M.B.H. an Dr. Tesch, Frankfurt (Main), 1. November 1932.

150 StaHH 352-7 I-142 (Band 2), Betrifft: Prüfung der Wirksamkeit der für die Schiffsdurchgasung amtlich vorgeschriebenen Mengen an Schwefeldioxyd […] an Blausäure entwickelt aus Zyklon B (deutsche Vorschrift).

151 Ebd.

Dennoch hielt Sannemann an dem Nocht-Giemsa-Verfahren fest. Es sei, betonte er in einem Schreiben an die Hamburger Gesundheitsbehörde, »hinsichtlich der Zuverlässigkeit« der »Wirkung auf die Ratten« allen »anderen Verfahren« überlegen. Auch sei das Kohlenmonoxid, anders als »schwefelige Säure und Blausäure«, für die Ladung völlig unbedenklich, wenn es auch bei Insekten keine so guten Resultate erzielte.[152] Professor Giemsa habe »vor längeren Jahren« einmal versucht, dieses durch »Hinzufügung von Formaldehydgas auszugleichen«:

> Von der Deutschen Gesellschaft für Schädlingsbekämpfung in Frankfurt a/Main (Degesch) ist nun der Versuch gemacht worden, das vor einiger Zeit in die Schädlingsbekämpfung eingeführte Aethylenoxyd (T-Gas), das sich zur Insektenvernichtung sehr bewährt hat, aber weniger giftig und weniger chemisch aggressiv ist als Blausäure, gleichzeitig mit dem Kohlenoxyd einzuleiten. In einer Besprechung mit dem Vertreter der Degesch Herrn Gassner, der mich dieserhalb in Begleitung von Herrn Professor Giemsa aufsuchte, ist in Aussicht genommen worden, zunächst einen Vorversuch in der Gaskammer der Hafendesinfektionsanstalt anzustellen und sodann praktische Versuche auf Schiffen auszuführen. Da neue Apparate oder sonstige Anschaffungen nicht dazu nötig sind und das Personal der Desinfektionsanstalten sowohl mit dem Kohlenoxydverfahren als mit der Anwendung von Aethylenoxyd bescheid weiß, steht der Vornahme der Versuche nichts entgegen.[153]

Persönlich teil nahm bei diesen gemeinsamen Versuchen mit der Degesch im Oktober 1933, nach der Machtübernahme der Nationalsozialisten, auch Bernhard Nocht.

152 StaHH 352-7 I_141, Der Hafenarzt an die Gesundheitsbehörde, Hamburg, den 10. Oktober 1933.
153 Ebd.

Bernhard Nocht im Nationalsozialismus (1933-1945)

Als Emeritus in Hamburg

Am 30. Januar 1933 ernannte Paul von Hindenburg Adolf Hitler zum Reichskanzler, nachdem die »Machtdurchsetzung der Hitler-Bewegung bis in das Jahr 1932 hinein«, so Martin Broszat, noch »offen und unentschieden« gewesen war.[1] Umso druckvoller jedoch und mit bis dato ungekannter revolutionärer Dynamik bereitete der Nationalsozialismus der Weimarer Republik ein Ende und »entmachtete, verfolgte oder exilierte ihre Fürsprecher«.[2] Dieser »blitzschnell« vollzogene »Umbau des konstitutionellen und staatsrechtlichen Rahmens«[3] war von Folter, SA- und SS-Terror flankiert:

> Es gelang der Regierung Hitler innerhalb weniger Wochen, die verfassungsmäßige Ordnung der Weimarer Republik vollständig außer Kraft zu setzen. Sie setzte in den Ländern alle nicht nationalsozialistischen Regierungen ab, ein Gleiches geschah in den Städten. Dass dies so schnell und fast reibungslos vor sich ging, lag zum einen daran, dass die Gegner durch Gewalt, aber auch durch die Dynamik der Nationalsozialisten eingeschüchtert und gelähmt waren; zum anderen

1 Broszat, Martin: Die Machtergreifung. Der Aufstieg der NSDAP und die Zerstörung der Weimarer Republik, München 1987, S. 7.

2 Ebd., S. 176. Broszat formuliert weiter: »Der Nationalsozialismus, der die politisch-soziale Emanzipationsbedürftigkeit breiter Volksschichten auf seine Weise […] ansprach, zog damit einen radikalen Schlussstrich unter die evolutionäre Demokratisierung, die sich schon in der Spätphase der wilhelminischen Zeit angebahnt und in der Weimarer Zeit fortgesetzt hatte« (ebd.).

3 Wehler: Deutsche Gesellschaftsgeschichte, Bd. 4, S. 603.

daran, dass der Schein der Legalität gewahrt und so die Loyalität der Beamtenschaft sichergestellt wurde.[4]

Der Hamburger Gauleiter Karl Kaufmann, ein Jugendfreund des ausgesprochen antisemitischen Berliner Gauleiters Joseph Goebbels, hatte den Furor der Machtübernahme am 30. Januar 1933 in Berlin erlebt. Bei seiner Rückkehr nach Hamburg am 3. Februar traf er sich »in den Gaststätten des Hauptbahnhofs« mit NSDAP-Mann Georg Ahrens, Kaufmanns späterer rechter Hand in Hamburg, dem NSDAP-nahen Reeder und Bankier Carl Vincent Krogmann, dem SA-Standartenführer Alfred Richter sowie Überseekaufmann Emil Helfferich, Aufsichtsratsvorsitzender der HAPAG und Vorsitzender der Vereinigung der Freunde des Hamburger Tropeninstituts. Ziel des Treffens war die Planung eines nationalsozialistischen Umsturzes in Hamburg mithilfe der Reichsregierung in Berlin.[5] Diese setzte den demokratischen Hamburger Senat mit permanenten Forderungen gegen die SPD-Presse unter Druck und am 3. März 1933 traten die hamburgischen SPD-Senatoren geschlossen zurück; einen Tag später zog sich auch DDP-Bürgermeister Carl Petersen zurück. Am 5. März 1933 – dem Tag der Reichstagswahl – wurde Alfred Richter auf Forderung von Kaufmann und Reichsinnenminister Wilhelm Frick zum kommissarischen Polizeichef Hamburgs ernannt.[6] Am 8. März wurde ein neuer

4 Herbert, Ulrich: Das Dritte Reich. Geschichte einer Diktatur, München 2021, S. 34. Götz Aly schreibt zu der Dynamik: »Wie alle Revolutionäre erzeugten die überaus jungen Gefolgsleute der NS-Bewegung die Aura des Jetzt-oder-nie. […] Das außergewöhnliche Tempo, die jugendhafte, ins Kollektiv-Fiebrige übersteigerte Bedenkenlosigkeit machen die zwölf kurzen NS-Jahre heute so schwer begreiflich.« Durch Verbindung mit der professionellen Bürokratie entstand laut Aly so ein »mörderische[s] Gemisch aus politischem Voluntarismus und funktionaler Rationalität« (Aly, Götz: Hitlers Volksstaat. Raub, Rassenkrieg und nationaler Sozialismus, Frankfurt a. M. 2005, S. 12 u. 15).

5 Meis, Daniel: Karl Kaufmann (1900-1969) und die Ideologie des Nationalsozialismus, Baden-Baden 2023, S. 50.

6 Ebd., S. 51.

Senat gewählt, in dem nun fünf NSDAP-Senatoren und Krogmann als Bürgermeister saßen. Gauleiter Kaufmann war dem neuen Senat nach der Machtusurpation der Nationalsozialisten übergeordnet, was am 15. Mai durch seine Ernennung zum Reichsstatthalter, dem Vertreter der Reichsregierung in Hamburg, zementiert wurde:[7]

> Als Gauleiter herrschte Kaufmann uneingeschränkt über die Partei in Hamburg. Als Reichsstatthalter schwebte er uneingeschränkt über dem Senat und konnte ihn absetzen, neu aufstellen, Anstöße geben sowie direkt in die Personalpolitik eingreifen.[8]

Gleichzeitig verstand es Kaufmann, die traditionellen Eliten in sein nationalsozialistisches Herrschaftssystem einzubinden. Durchgesetzt und flankiert wurde die Abschaffung der Demokratie in Hamburg durch einen SA-, SS- und Polizeiterror, der vom Gebäudekomplex Stadthaus ausging. Das Stadthaus diente traditionell als Hamburger Polizeipräsidium, zuletzt als Staatspolizeileitstelle inklusive Gestapo-Leitstelle. Im Stadthaus »liefen alle Fäden polizeilicher Arbeit zusammen«:[9]

7 Ebd., S. 52. Am 5. März 1933 »ordnete Reichsinnenminister Frick die kommissarische Übergabe der Polizeigewalt an Alfred Richter an. Der Rumpfsenat kam dem nach; damit hatten die Nationalsozialisten am Abend des 5. März 1933 in Hamburg faktisch die Macht übernommen« (Diercks: Dokumentation Stadthaus. Die Hamburger Polizei im Nationalsozialismus. Texte, Fotos und Dokumente, hg. von der KZ-Gedenkstätte Neuengamme, 2., durchges. Aufl., Hamburg 2012, S. 19).

8 Meis: Karl Kaufmann, S. 60.

9 Diercks: Dokumentation Stadthaus, S. 7. Ab Mitte März 1933 wurde in Hamburg eine ehrenamtliche »Hilfspolizei« aus SA, SS und Stahlhelm-Männern aufgestellt, womit der rechte Terror, unter anderem durch Waffenausgabe, unter die Kontrolle des Staates gestellt wurde. Die Hilfspolizisten wurden »bei Straßenrazzien in kommunistisch oder sozialdemokratisch orientierten Wohngebieten und als Wachmannschaft des Konzentrationslagers Wittmoor eingesetzt« (ebd., S. 23).

> Karl Kaufmann veranlasste im März 1933 die Aufstellung des »Kommandos zur besonderen Verwendung« (»K. z. b. V.«), dem er auch unmittelbar Befehle erteilte. Im Herbst 1933 ließ Kaufmann das Konzentrationslager Fuhlsbüttel einrichten, dessen Wachmannschaften sich als Hilfskräfte des Gauleiters verstanden. Faktisch war Karl Kaufmann der Polizeiherr Hamburgs.[10]

Schon vorher, Ende März 1933, war das kurzzeitig bestehende Konzentrationslager Wittmoor eingerichtet worden;[11] »zu Tode gefolterte Häftlinge im KZ Fuhlsbüttel« wurden »immer sofort eingeäschert«, um »die obligatorische Leichenschau« auf diese Weise aktiv zu umgehen.[12]

Bernhard Nochts Zeit im nationalsozialistischen Deutschland gliedert sich in zwei lebensgeschichtliche Phasen. In der ersten Phase war er als einflussreicher Emeritus, ehemaliger Medizinalrat und Alterspräsident der Universität Hamburg noch täglich in Hamburg präsent, wo er auch in wesentliche, das

10 Ebd., S. 22. »Zu den Aufgaben des K. z. b. V. gehörten Razzien ganzer Straßenzüge, Hausdurchsuchungen und Festnahmen politischer Gegnerinnen und Gegner. Das Kommando war gefürchtet, denn es verübte schwere Misshandlungen an den Verhafteten und erpresste mit Gewalt erste ›Geständnisse‹. […] Nachdem der Hamburger Senat am 24. November 1933 die Hamburger Staatspolizei dem Reichsführer SS, Heinrich Himmler, unterstellt hatte, löste der neu eingesetzte Leiter der Staatspolizei, SS-Sturmbannführer Bruno Streckenbach, das K. z. b. V. auf« (ebd., S. 24).

11 Ebd., S. 25.

12 Bajohr, Frank/Pohl, Dieter: Der Holocaust als offenes Geheimnis. Die Deutschen, die NS-Führung und die Alliierten, München 2006, S. 8. Bis 1939 wurde die Hamburger Geheime Staatspolizei (Gestapo) inklusive Kriminalpolizei von Bruno Streckenbach geleitet: »Mit Beginn des Zweiten Weltkrieges verließ Bruno Streckenbach Hamburg und beteiligte sich im September 1939 als Leiter der Einsatzgruppe I im besetzten Polen an Massenerschießungen. Als Befehlshaber der Sicherheitspolizei in Krakau, als Amtschef I des Reichssicherheitshauptamtes und als General der Waffen-SS war er in den folgenden Jahren sowohl ein Organisator als auch ein Vollstrecker des Völkermords« (Diercks: Dokumentation Stadthaus, S. 30).

Tropeninstitut und die Universität betreffende, Entwicklungen mit eingebunden war.

Ende Juli 1937 gab es, und hier beginnt die zweite lebensgeschichtliche Phase Bernhard Nochts im Nationalsozialismus, einen biografischen Einschnitt, denn der hoch angesehene Mediziner zog im Alter von 80 Jahren zu seinen Kindern nach Wiesbaden. Dort widmete sich der Emeritus unter anderem der Ahnenforschung, für die er einen Genealogen aus Breslau beauftragte, korrespondierte ausgiebig mit dem Hamburger Tropeninstitut, von dem er auf dem Postweg auch weiter wissenschaftliche Fachzeitschriften erhielt, und kam nur noch zu großen Repräsentationsfeiern wie etwa 1937, 1940 und 1941 kurzzeitig nach Hamburg. Zu bedenken ist dabei immer, dass Nocht zur Zeit der Machtusurpation der Nationalsozialisten bereits 76 Jahre alt war. Ihm war also gleichsam die »Gnade einer frühen Geburt« beschieden, und Nocht war längst nicht mehr aktiv im Amt, als die Nationalsozialisten ihre Macht durchsetzten. Dennoch taucht er bis zumindest 1937 an einigen Schnittstellen der hamburgischen Entwicklungen auf, etwa bei den Vorbereitungen der Wahlen eines neuen Universitätsrektors oder bei den von ihm mit angeregten Generatoren-Gas-Tests sowie auf internationalen Konferenzen wie in Amsterdam 1938. Mit seinem Umzug nach Wiesbaden werden die Quellen dann rar. Dies heißt nicht, dass Bernhard Nocht nicht mehr wissenschaftspolitisch gewirkt hätte, nur sind seine Aktivitäten in den Quellen nicht mehr nachweisbar.

Gleichzeitig sah sich die Familie Nocht ab 1937 mit einer nicht öffentlich ausgesprochenen, aber ständig drohenden Gefahr konfrontiert. Diese wurzelte in der allem Anschein nach partiell jüdischen Abstammung von Nochts Ehefrau Maria. Ein Schreiben vom Reichsministerium des Innern an das Reichsministerium für Wissenschaft, Erziehung und Volksbildung vom 25. August 1937 enthält die Worte:

> Bei der Prüfung der persönlichen Verhältnisse des Professor Nocht hat sich ergeben, dass Professor Nocht arischer Ab-

> stammung ist. Seine Ehefrau Marie Luise, mit der er die Ehe am 31. Juli 1897 in Hamburg geschlossen hat, weist in ihrer Ahnenreihe einen jüdischen Grosselternteil auf, ist somit jüdischer Mischling 2. Grades.[13]

Anders als »Mischlinge ersten Grades« mit zwei jüdischen Großeltern, die nicht mit einem Juden verheiratet waren – und die in der konkreten Politik des NS-Regimes zusehends den Juden zugeschlagen wurden –, sollten Menschen mit einem jüdischen Großelternteil, die mit Nichtjuden verheiratet waren, bei politischem Wohlverhalten in die nationalsozialistische »Volksgemeinschaft« integriert werden.[14] Selbst auf der Wannsee-Konferenz vom 20. Januar 1942 wurden von den Nationalsozialisten als »Mischlinge zweiten Grades« klassifizierte Menschen noch »grundsätzlich den Deutschblütigen zugeschlagen«,[15] doch schwebte mit dieser Zuschreibung fortan das Damoklesschwert antisemitischer Verfolgung über der Familie Nocht. Allerdings ist der genannte Aktenvermerk die einzige bekannte Quelle zu diesem Thema. Inwiefern Bernhard Nocht wusste, dass das Reichsministerium des Innern und weitere ministeriale Kreise

13 BArch R 4901/19919, Der Reichs- und Preußische Minister des Innern an das Reichsministerium für Wissenschaft, Erziehung und Volksbildung, 25. August 1937.

14 »Als ›Mischlinge ersten Grades‹ oder ›Halbjuden‹ galten solche, die zwei jüdische Großelternteile hatten, nicht der jüdischen Religion angehörten und am 15. September 1935 nicht mit einem jüdischen Ehepartner verheiratet waren. Als ›Mischlinge zweiten Grades‹ oder ›Vierteljuden‹ galten Menschen mit den gleichen Voraussetzungen, die einen jüdischen Großelternteil hatten. Die Nazis wollten ›Mischlinge ersten Grades‹ in ihrem Status Juden gleichsetzen und die ›Mischlinge zweiten Grades‹ im deutschen Volk integrieren«; vgl. Yad Vashem (Hg.): Lexikon des Holocaust, https://www.yadvashem.org/de/holocaust/lexicon.html (1.9.2024).

15 Zur »Behandlung der Mischlinge 2. Grades« vgl. das Besprechungsprotokoll der Wannsee-Konferenz, unter: Akten zur deutschen auswärtigen Politik 1918-1945 (ADAP), Serie E, Bd. 1: 12. Dezember 1941-28. Februar 1942, Göttingen 1969, Dok. 150, Undatiertes Protokoll der Wannsee-Konferenz [20. Januar 1942], S. 267-275, hier S. 273.

Berlins seine Frau als »Mischling 2. Grades« einstuften, lässt sich heute nicht mehr eruieren – und Weiteres zu diesem Thema ist, inklusive etwaiger Einschränkungen für Maria Nocht, nicht bekannt.

Wie Bernhard Nocht auf die Machtübernahme der Nationalsozialisten reagierte, ob er sie als »Wiederaufrichtung Deutschlands«[16] oder als zivilisatorische Gefahr empfand, darüber gibt es keine direkten Belege. Am Montag, dem 22. Mai 1933, war Bernhard Nocht mit den Universitäts-Alterspräsidenten Georg Thilenius, Hermann Kümmell, Otto Lauffer, Emil Wolff und Heinrich Sieveking »zu einer Besprechung der früheren Rektoren der Hamburgischen Universität über die Wahl des Rektors« in die Räume der Universität geladen. Der Name des jüdischen Philosophen und ehemaligen Hamburger Universitätsrektors Ernst Cassirer, der 1930 im Hamburger Tropeninstitut die Festrede anlässlich von Nochts Emeritierung gehalten hatte, war in der Akte mit Kugelschreiber durchgestrichen.[17] Ernst Cassirer war von den Nationalsozialisten schon vorher zur Emigration gezwungen worden und hatte die Stadt bereits am 22. März 1933 in Richtung Großbritannien verlassen.[18] Zum Universitätsrektor wurde schließlich der Strafrechtler und Hamburger Ordinarius Eberhard Schmidt gewählt.[19]

Viele Persönlichkeiten des Tropeninstituts begrüßten die Machtusurpation der Nationalsozialisten. Bis zum 11. November 1933 unterzeichneten so gut wie alle wissenschaftlichen Führungskräfte des mittlerweile weltberühmten Instituts das

16 Martini: Nocht, S. 127.

17 StaHH 364-5 I_C10.01 (Band 1), Handschriftliche Mitteilung von Prof. Dr. Rudolf Laun an den Rektor der Hamburgischen Universität, 23. Mai 1933.

18 StaHH 364-5 I C10.01 (Band 1), Landesunterrichtsbehörde, Hochschulwesen, an die Universität. Hamburg, den 26. Juli 1933. Ernst Cassirer wurde zunächst Gastprofessor an der Oxford University, später dann Ordinarius in Göteborg, Schweden, sowie an der Yale University und an der Columbia University in den USA.

19 StaHH 364-5 I_C10.01 (Band 1), Der Rektor der Hamburgischen Universität Hamburg, den 17. Mai 1933.

»Bekenntnis der Professoren an den deutschen Universitäten und Hochschulen zu Adolf Hitler«,[20] darunter Gustav Giemsa, Eduard Reichenow, Curt Sonnenschein, Martin Mayer sowie die früheren oder späteren Institutsdirektoren Bernhard Nocht, Peter Mühlens und Ernst Georg Nauck.[21] Betont nationalsozialistisch waren zudem die Parteimitglieder Erich Martini, der Kliniker Walter Menk sowie der Entomologe Fritz Zumpt.[22]

Nicht oder kaum nationalsozialistisch in Erscheinung trat (soweit bekannt) der Helminthologe Hans Vogel (1963 bis 1968 Direktor des Bernhard-Nocht-Instituts). Die Wissenschaftler Otto Hecht und Martin Mayer wurden als Juden von den Behörden entlassen. Nochts Amtsnachfolger Friedrich Fülleborn scheint gegenüber dem Nationalsozialismus kritisch eingestellt gewesen zu sein; am 26. Mai 1933 schrieb er an seinen akademischen Lehrer und Vorgänger Bernhard Nocht:

20 Bekenntnis der Professoren an den deutschen Universitäten und Hochschulen zu Adolf Hitler und dem nationalsozialistischen Staat. Überreicht vom Nationalsozialistischen Lehrerbund Deutschland/Sachsen, Dresden 1934. Die geschichtswissenschaftliche Bewertung des Vorgangs ist komplex, da die zunächst erbetene Zustimmung zum Austritt Deutschlands aus dem Völkerbund erst nachträglich zu einem »Bekenntnis zu Adolf Hitler« umformuliert worden zu sein scheint.

21 Ebd., S. 129-130.

22 Zu Martini vgl. Hering, Rainer: »... daß Sie im Gefühle eigener Schuld so reagieren möchten, wie ich es von Ihnen erhoffe«. Ein Briefwechsel über das »Dritte Reich« zwischen den Tropenmedizinern Erich Martini und Otto Hecht 1946/47, in: Zeitschrift des Vereins für Hamburgische Geschichte 84 (1998), S. 185-224; Wulf: Hamburger Tropeninstitut, passim. Über Fritz Zumpt hieß es 1940 in den Akten des Tropeninstituts: »Zumpt hielt in seiner Eigenschaft als Reichsvortragsredner des Deutschen Volksbildungswerkes (DAF) und als Redner für Kolonial- und Rassepolitik der Gaupropagandaleitung der NSDAP Hamburg im Berichtsjahr 25 Vorträge vor Einheiten der Wehrmacht und Gliederungen der Partei [...]. In der Volkshochschule Hamburg wurden Vorlesungen über Vererbungslehre und rassen- sowie bevölkerungspolitische Fragen im afrikanischen Raum gehalten« (BNI-Archiv, Jahresberichtsblätter 1940, Kurzer Jahresbericht 1940). Zu Zumpt und seiner Entlassung 1945 vgl. Wulf: Hamburger Tropeninstitut, S. 147-149.

> Wie Sie aus den Zeitungen erfahren haben, geht bei uns ja mancherlei vor und darunter auch recht vieles, was mir begreiflicherweise ernste Sorgen macht; dabei ist es nicht verwunderlich, dass auch meine alten Herzbeschwerden auf die aufregende Zeit reagieren […]! Nach dem Beamtengesetz werden wir Dr. Hecht, der sich so trefflich in sein Gebiet eingearbeitet hat und uns daher kaum entbehrlich ist, ja leider nicht halten können; Martini und ich suchen alle[s] zu tun, um ihm eine Auslandsstelle zu verschaffen […]. Frl. Fürth wird als getaufte Jüdin ebenfalls abgehen müssen, hoffentlich aber erst nach der Rückkehr Mühlens […]. Vertraulich teile ich Ihnen mit, dass auch Herr v. Brand mütterlicherseits jüdische Ascendenz hat und dass wir noch nicht wissen, ob wir ihn werden halten können. – Außerdem gibt es noch so mancherlei, was es heute nicht grade angenehm macht, ein Institut zu leiten, aber davon erzähle ich Ihnen besser persönlich.[23]

Auch andere Tropenmediziner äußerten in der Formierungsphase des NS-Regimes intern Kritik am »Gesetz zur Wiederherstellung des Berufsbeamtentums« vom 7. April 1933 (»Beamte, die nicht arischer Abstammung sind, sind in den Ruhestand zu versetzen«), ohne jedoch das Regime infrage zu stellen.[24] So schrieb etwa Claus Schilling, Direktor der Abteilung für Tropenmedizin im Robert-Koch-Institut in Berlin, in einem Brief an Peter Mühlens im Juli 1933: »8 jüdische Assistenten wurden entlassen. Lauter Neulinge eingestellt.«[25] Und im September 1933:

23 BNI-Archiv 2-2, Friedrich Fülleborn an Bernhard Nocht, 26.5.1933. Zu Hecht vgl. Hering: »… daß Sie im Gefühle eigener Schuld so reagieren möchten«.

24 Gesetz zur Wiederherstellung des Berufsbeamtentums (7. April 1933), unter: https://germanhistorydocs.ghi-dc.org/pdf/deu/German29.pdf (1.9.2024).

25 StaHH 352-8/9-195, Ordner »Schriftstücke an Mitarbeiter des Hauses«, Claus Schilling an Peter Mühlens am 24.7.1933. Schilling wurde wegen seiner Fleckfieberversuche an Häftlingen im

> [M]an sieht jetzt nur gar zu oft, wie Leute, von denen man bisher nie was gehört hatte, plötzlich auf höchst verantwortliche Posten gestellt werden, und wie viele hohe Beamten widerstandslos und ohne Gegenwehr ihre Posten abtreten.[26]

Am 9. September 1933 verstarb der Direktor des Tropeninstituts Friedrich Fülleborn unerwartet an einer Angina pectoris. Peter Mühlens wurde kommissarisch »mit der Vertretung beauftragt«,[27] bis die Frage der Nachfolge gelöst war. Die NSDAP wollte das wichtige Amt des Tropeninstituts-Direktors, das mit dem Ordinariat für Tropenmedizin an der Universität Hamburg verbunden war, unbedingt mit einem nationalsozialistischen Mediziner besetzen, der das Institut dann konsequent im Sinne des NS-Regimes ausrichten sollte.

Diesem Vorhaben stemmte sich der 76-jährige Nocht erfolgreich entgegen. Nachdem Mühlens kommissarisch die Geschäftsführung des Instituts übernommen hatte, legte die Medizinische Fakultät im November 1933 im Sinne Nochts eine Berufungsliste für den Direktorenposten vor, auf der der Nocht-Schüler Peter Mühlens an erster Stelle stand. Dann folgten Prof. Dr. Max Taute, »Ministerialrat an der Medizinalabteilung des Reichsministeriums des Innern«, sowie der

Konzentrationslager Dachau im Dezember 1945 im Dachauer Hauptprozess zum Tode verurteilt und im Mai 1946 hingerichtet; vgl. Hulverscheidt, Marion: Die Beteiligung von Mitarbeitern des Robert-Koch-Instituts an Verbrechen gegen die Menschlichkeit – tropenmedizinische Menschenversuche im Nationalsozialismus, in: Hulverscheidt, Marion/Laukötter, Anja (Hg.): Infektion und Institution. Zur Wissenschaftsgeschichte des Robert-Koch-Instituts im Nationalsozialismus, Göttingen 2009, S. 147-168.

26 StaHH 352-8/9 195, Ordner »Schriftstücke an Mitarbeiter des Hauses«, Claus Schilling an Peter Mühlens am 19.9.1933; vgl. auch Hulverscheidt, Marion: Die Tropenmedizinische Abteilung des Robert-Koch-Instituts im »Dritten Reich«. Forschungsfelder, Personen und Beiträge zur nationalsozialistischen Eroberungspolitik, in: Medizinhistorisches Journal 44 (2009), 1, S. 6-41.

27 BNI-Archiv, Jahresberichtsblätter 1933.

ehemalige Tropeninstitutsmitarbeiter und Privatdozent Ernst Rodenwaldt.[28]

Da die NSDAP den rechtsradikalen Mediziner Rodenwaldt bevorzugte, spitzte sich die Berufung schnell zu einem Machtkampf zu. Diesen eröffnete der Vorsitzende der Ärztekammer Hamburg, Wilhelm Holzmann, ein »Alter Kämpfer« und Gauamtsleiter des Rassenpolitischen Amtes der NSDAP in Hamburg, am 22. Dezember 1933 in einem Brief an NS-Schulsenator Wilhelm von Allwörden:

> Meiner Ansicht nach sind die Tage von Leuten wie Mühlens gezählt, denn nur mit Parasitologie und nur mit Reisen kann man keine Rassenhygiene und Bevölkerungspolitik betreiben. [...] Wenn man in die Zukunft blickt und die deutsche Hygiene und Tropenhygiene, ganz besonders aber die Rassenhygiene überhaupt neu bauen will, dann müssen Sie nur Rodenwaldt nehmen. Der Gegenkandidat bringt nur die Scheinblüte durch einen Reiseonkel. Wie mir Lenz erzählte, hatte er Rodenwaldt für München vorgeschlagen und zwar als seinen Nachfolger in der Rassenhygiene. Lenz hält R[odenwaldt] ebenfalls für einen tüchtigen und kenntnisreichen Rassenhygieniker, der endlich nach Deutschland zurückgeholt werden muss, damit die Heimat ihn sich für den neuen Staat sichert. Leider waren Stänkereien gegen Rodenwaldt von Holländisch-Indien aus in die Wege geleitet, die aber durch Rudolf Hess zu Gunsten Rodenwaldt's erledigt wurden. Trotzdem hatte[n] sie ihm bei der Berufung nach München geschadet. Auf jeden Fall ist Rodenwaldt gerechtfertigt aus der Angelegenheit hervorgegangen, wie mir Lenz mitteilt. Geben Sie mir bitte Nachricht, wie die Sache weiterläuft.[29]

28 StaHH 361-5_2_Ai6-14, Medizinische Fakultät der Hamburgischen Universität an die Landesunterrichtsbehörde, Abteilung Hochschulbehörde, Hamburg, Hamburg, den 23. November 1933.

29 StaHH 361-5_2_Ai6-14, Der Vorstand der Hamburgischen Ärztekammer Hamburg an Herrn Senator von Allwörden, Hamburg, den 22. Dezember 1933.

Am 9. Januar 1934 um 10 Uhr fand dann ein hochkarätig besetztes Meeting im Amt für Innere Verwaltung der Freien und Hansestadt Hamburg statt. Geleitet wurde die Sitzung von Innensenator und SA-Standartenführer Alfred Richter, der bei dem konspirativen Treffen für die Machtübernahme gemeinsam mit Karl Kaufmann in den Hamburger Bahnhofsgaststätten dabei gewesen war und der dann den Polizeiterror in Hamburg etablierte. Anwesend waren neben Richter unter anderem der Gesundheitssenator und spätere »Euthanasie«-Verwaltungstäter Friedrich Ofterdinger, Wilhelm Holzmann von der Ärztekammer Hamburg sowie Bernhard Nocht:

> Obermedizinalrat Prof. Dr. Nocht äußert sich in Bezug auf Prof. Dr. Mühlens folgendermaßen: Ein wesentliches Verdienst von Prof. Mühlens sei die Schaffung der Bernhard-Nocht-Stiftung durch Senat und Handelskammer, ferner die Gründung der Vereinigung der Freunde des Tropeninstituts, die das Institut über Wasser gehalten haben. Ferner hat er wissenschaftliche Reisen nach Guatemala, Venezuela, Argentinien, China, Japan und Hinterindien unternommen. In Palästina hat er das Germanin zur Bekämpfung der Malaria eingeführt, ferner das Plasmochin und Atebrin, sowie das Yatren gegen Dysenterie. Die Verdienste Rodenwaldt's sind ~~wesentlich~~ weniger hoch zu werten. Er hat die »Species Asanierung gegen Anopheles« bei Malaria vorgenommen. Alles in allem sei die Zurücksetzung Mühlens ein Akt der Undankbarkeit, die wahrscheinlich seinen Fortgang nach Würzburg oder jedenfalls die Aufgabe seiner Stellung im Tropeninstitut zur Folge hätte. [Handschriftlicher Zusatz] Prof. Nocht weist noch besonders darauf hin, dass Mühlens den Vorzug verdient, weil er klinische Erfahrungen hat, die Rodenwaldt fehlen, die aber für die Leitung von Institut + Krankenhaus wichtig sind.[30]

30 StaHH 361-5_2_Ai6-14, Notiz (Bl. 24), Durchstreichung im Original.

Bernhard Nocht positionierte sich also klar gegen Holzmann und vertrat die Institutsbelange energisch vor den neuen Machthabern. Am 3. März ging bei der Hochschulbehörde Hamburg dann ein Schreiben der Reichsleitung der NSDAP aus München ein, das den Streit eskalierte. Die Reichsleitung bestand auf der Berufung Rodenwaldts, der von der NSDAP »empfohlen« sei:

> Inzwischen haben wir erfahren, dass die Hochschulbehörde in Erwägung zieht, nicht unserem Vorschlage gemäss Prof. Dr. Rodenwaldt, sondern Prof. Mühlens zu berufen. Prof. Mühlens hatten wir vom hochschulpolitischen Standpunkt aus abgelehnt. […] Es muss in dieser Übergangszeit der nationalsozialistischen Revolution eine einheitliche Linienführung an sämtlichen Hochschulen gewahrt bleiben. […] Daher erscheint es uns […] nicht anhängig, dass eine Hochschulbehörde ohne weitere Begründung die Stellungnahme der Reichsleitung übergehen sollte. Die Reichsleitung hat sich für Rodenwaldt und gegen Mühlens ausgesprochen. [Wir erklären], dass es sich für die Reichsleitung darum handelt, dafür zu sorgen, dass ein so ausserordentlich wichtiger Posten, wie es der in Hamburg ist, im Sinne unserer nationalsozialistischen Weltanschauung besetzt wird und da steht für uns Prof. Rodenwaldt weit über Prof. Mühlens.[31]

Trotz dieser NSDAP-Intervention blieb es, auch dank Nochts geschickten und eindeutigen Agierens, dabei: Am 13. Mai 1934 veröffentlichte der Reichsstatthalter eine Bekanntmachung, die zugleich ein Schlaglicht wirft auf das »System Kaufmann«, das sich durch äußerste Brutalität und Staatsterror auszeichnete, aber gleichzeitig versuchte, die tradierten Hamburger Eliten einzubinden, indem es deren Interessen teilweise in Berlin bzw. gegenüber der NSDAP vertrat:

31 StaHH 361-5_2_Ai6-14, Nationalsozialistische Deutsche Arbeiterpartei, Reichsleitung, an die Hochschulbehörde Hamburg, 1. März 1934.

> Im Namen des Reiches hat der Reichsstatthalter auf Vorschlag des Senates den Leitenden Oberarzt Professor Dr. Peter Mühlens zum Direktor des Instituts für Schiffs- und Tropenkrankheiten und zum planmäßigen ordentlichen Professor für Tropenmedizin in der Medizinischen Fakultät der Hamburgischen Universität ernannt.[32]

Gauleiter Kaufmann, der persönlichen Kontakt zu Hitler hatte, konnte den von Rudolf Hess mitgetragenen Einspruch der NSDAP aus München offenbar einfach übergehen. Ein Erfolg für die gleichsam traditionelle Variante der Institutsausrichtung mit Afrika-Fokus und gegen die dezidiert auf den Osten (Fleckfieber) und die Rassenhygiene ausgerichtete NS-Medizin. Damit war die nach dem Preußischen Institut für Infektionskrankheiten zweitwichtigste deutsche infektionsmedizinische Großforschungseinrichtung zwar nicht grundsätzlich gegen Rassenhygiene eingestellt, aber doch erst einmal dem Zugriff der radikalsten Kräfte der NSDAP bzw. NS-Medizin entzogen, was sich, hier ist die Quellenlage eindeutig, nicht unwesentlich dem Agieren Bernhard Nochts verdankt.

Am 19. Oktober 1933 trat NS-Deutschland aus dem Völkerbund aus; am 13. November 1933 »zog sich Nocht«, so Wulf, »aus der Malariakommission des Völkerbundes« zurück und zog so die Konsequenz aus der außenpolitischen Linie des Regimes.[33] Am 30. Juni 1934 entmachtete Adolf Hitler in der blutigen Mordnacht des sogenannten Röhm-Putsches die auf weitere revolutionäre Schübe drängende SA. Auf persönlichen Befehl Hitlers wurden 89 SA-Führer sowie einige ehemalige Kontrahenten, unter anderen der frühere Reichskanzler Kurt von Schleicher, ermordet. Nach dieser »Nacht der langen Messer« war klar, »dass es in der nationalsozialistischen Diktatur hemmende Bindungen durch Recht und Gesetz nicht mehr gab«.[34]

32 StaHH 361-5_2_Ai6-14, Abschrift (Bl. 14).
33 Wulf: Hamburger Tropeninstitut, S. 74
34 Herbert: Das Dritte Reich, S. 36.

1934/35 unternahm der 77-jährige Nocht, so die *Hamburger Nachrichten*, »trotz seines hohen Alters« eine Reise in den Fernen Osten. Diese zielte darauf, »seine schon früher in Ostasien und in Brasilien begonnenen Versuche zur Behandlung und Bekämpfung der Lepra fortzusetzen«.[35] In China wurde er in Shanghai zum Ehrendoktor der medizinischen Fakultät der Tongji-Universität ernannt.[36] Im Jahr 1936 wurde Nocht zum Ehrenmitglied in der renommierten Pariser Société de Pathologie exotique ernannt;[37] ebenfalls 1936 gab Nocht die Leitung der Deutschen Tropenmedizinischen Gesellschaft ab, die er als bekanntester und renommiertester deutscher Tropenmediziner seit April 1912 innehatte.[38]

Im Sommer 1937 vollzogen Bernhard und Maria Nocht einen lebensgeschichtlich bedeutenden Schritt und übersiedelten zu ihren Kindern nach Wiesbaden. Dort bezogen sie in der Nähe der Altstadt eine Wohnung in einer Stadtvilla in der Blumenstraße 8, in der sich heute die hessische Landesgeschäftsstelle des Bundes deutscher Kriminalbeamter befindet. Der Umzug der Nochts nach Wiesbaden erfolgte offiziell zum 15. August 1937.[39] Einige Tage zuvor hatte Nocht dem Rektor der Hamburger Universität die neue Adresse zukommen lassen. Die Bibliothekarin des Tropeninstituts, Frau Müller, informierte Nocht fortan regelmäßig über die Institutsvorgänge und versorgte den Emeritus mit wissenschaftlicher Fachliteratur:

> Ich schicke Ihnen die Bücher und Schriften in einer kleinen Frachtkiste, die morgen oder übermorgen von hier abgehen wird. […] Es freut mich sehr, dass Sie und ihre Frau Gemahlin den Umzug und die Einrichtung gut überstanden haben.

35 StaHH 361-6-I 0094, Hamburgische Nachrichten, 17. September 1934.

36 Ebd. Vgl. auch Wulf: Nocht.

37 BArch R 4901/19919, Abschrift für die Personalakten, Berlin, den 22. Januar 1936.

38 Ebd.

39 Ebd.; StaHH 361-6-I 0094, Polizeibehörde Hamburg, Meldeabteilung, Bericht.

> Herr Prof. Mühlens ist jetzt in Oberhof. Dr. Vogel und Frau sind vorgestern von ihrer Reise zurückgekommen. Frau V. geht es relativ gut.[40]

An Nochts 80. Geburtstag am 4. November 1937 gab es abermals eine Reihe von Ehrungen, die Nocht wissenschaftlich würdigten und den angesehenen Mediziner zugleich für das NS-Regime vereinnahmten. Das *Hamburger Fremdenblatt* brachte eine journalistische Eloge auf Nocht, er sei der »Organisator der Tropenmedizin«. Zu den Feierlichkeiten reiste Nocht aus Wiesbaden an. Wohl schon vorher waren Glückwünsche Adolf Hitlers eingetroffen:

> Sehr geehrter Herr Geheimrat!
> Zur Vollendung Ihres 80. Lebensjahres spreche ich Ihnen herzliche Glückwünsche aus. In Anerkennung Ihrer hohen Verdienste um die deutsche Tropenmedizin verleihe ich Ihnen hiermit die höchste Auszeichnung des Reiches, den Adlerschild, mit der Widmung: Dem verdienstvollen Forscher und Arzt. Mit den besten Wünschen für Ihr weiteres Schaffen und Wohlergehen bin ich
> mit deutschem Gruß
> Ihr
> gez. Adolf Hitler.[41]

Die Feierlichkeiten, über die in der Presse ausführlich berichtet wurde, begannen mit einem Betriebsappell um acht Uhr morgens im Hamburger Tropeninstitut. Nach dem Erhalt erster Glückwünsche bedankte sich Nocht mit einer sehr persönlichen Rede:

40 BNI-Archiv 2-3, Frau Müller an Bernhard Nocht, 7. September 1937.

41 StaHH 352-8/9-4409, Nocht-Gedenktage, Abschrift, Der Führer und Reichskanzler, Berlin, den 4. November 1937, An Herrn Geheimen Obermedizinalrat Prof. Dr. Bernhard Nocht, In Hamburg 37, Brahmsallee 107.

> Diese Herbstzeit ist für mich immer von besonderen Erinnerungen an meine Hamburger Laufbahn begleitet. [...]. Ich begann meine Tätigkeit in sehr bescheidenen Räumen in der Admiralitätsstrasse, später siedelte ich in etwas grössere, aber immer noch sehr bescheidene Räume am Baumwall über. Damals kam mein ältester, noch hier anwesender Mitarbeiter, Herr Holm, zu mir. Einige Jahre später, wieder im Herbst, wurde das Institut gegründet, zunächst in den engen und ebenfalls recht bescheidenen Räumen des damaligen Seemannskrankenhauses. Das waren herrliche Zeiten in denen wir, der junge Marinearzt Mühlens unter uns, mit Begeisterung an unsere neue Arbeit gingen, täglich neue, interessante Erfahrungen machten, die ersten Kurse hielten usw. [...] Dann bezogen wir unmittelbar vor dem Beginn des Weltkrieges das neue Institut. Die Organisation und die Arbeit, auf die wir uns alle so sehr gefreut hatten, und die wir eben begonnen hatten, wurde jäh unterbrochen. Ich blieb ziemlich verwaist zurück, die meisten Kameraden waren fortgeholt an die Front.[42]

Nun gedachte er der verstorbenen Kollegen, unter anderen Fülleborn und Schaudinn, und fuhr fort:

> Es ist uns, meiner Frau und mir, schwer geworden, au[s] Hamburg wegzugehen und nach der Trennung fühlten wir erst recht, wie eng wir doch mit Hamburg und dem Institut verbunden sind und bleiben werden. Ich glaube aber, dass ich getrost in die Zukunft blicken kann, nicht blos[s] für die paar Jahre, die ich vielleicht noch lebe, sondern auch in die fernere Zukunft.[43]

Zum Schluss seiner Rede demonstrierte Nocht, wie sonst an kaum einer anderen Stelle in den vielfältigen Quellen und

42 BNI-Archiv, Jahresberichtsblätter 1937, »Betr.-Appell«, Zusatz in Bleistift: »Rede Prof. Nocht, 4.9.1937«.

43 Ebd.

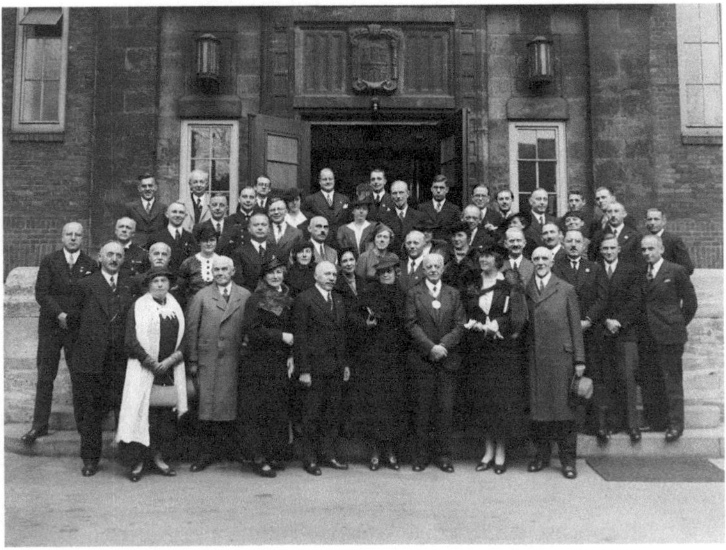

Festgesellschaft, wohl zu Nochts 80. Geburtstag im Jahre 1937, vor dem Hamburger Institut für Schiffs- und Tropenkrankheiten.

vielleicht noch beeindruckt von dem persönlichen Schreiben Hitlers, eine deutliche Akzeptanz des NS-Regimes:

> Das Institut blüht und gedeiht unter der tatkräftigen Führung von Prof. Mühlens und dank ihrer aller Mitarbeit, dank aber auch des Schutzes und Förderung des Institutes durch die Hamburger und durch die Reichsregierung und durch unseren herrlichen Führer, dem die mit der Tätigkeit unseres Institutes so eng verbundene koloniale Bewegung ja so sehr am Herzen liegt. Und so möchte ich mit nochmaligem Dank an sie alle für Ihr treues Gedenken und für ihre freundlichen Wünsche schliessen mit dem Wunsche, dass das Institut weiter blühen und gedeihen möge unter dem Schutze unseres Führers, dem wir ein begeistertes »Sieg Heil« zurufen wollen. Unser Führer und Reichskanzler »Sieg Heil«[44]

44 Ebd.

Der Festakt begann um zwölf Uhr im Vorlesungssaal des Hamburger Instituts für Schiffs- und Tropenkrankheiten; anwesend waren unter anderen Friedrich Ofterdinger, hohe Militär- und Universitätsvertreter sowie Staatsrat Emil Helfferich. Nochts Amtsnachfolger Peter Mühlens hielt eine Laudatio, die er mit den Worten schloss, dass »Ihr und unser aller sehnsüchtigster Herzenswunsch, die restlose Rückerlangung unserer deutschen Kolonien, bald in Erfüllung gehen« möge.[45] Die Rückgewinnung der afrikanischen Kolonien war für das Tropeninstitut 1937 zentrales wissenschaftspolitisches Ziel und politisches Kalkül. Anschließend verlieh der Hamburger Bürgermeister Krogmann Bernhard Nocht im Namen Hitlers den Adlerschild des Deutschen Volkes,[46] eine Verleihung, die Peter Mühlens vorher in einem Brief an die Hamburger Gesundheitsbehörde vorgeschlagen hatte:

> Ich möchte heute erneut die Verleihung des Adlerschildes an Obermedizinalrat Prof. Dr. Nocht anregen und bitte die Behörde, diesen Antrag befürwortend weiterzuleiten. […] Prof. Nocht gilt allgemein als »der *Vater der deutschen Tropenmedizin*«. […] Falls es einer weiteren Unterstützung dieses Gesuches bedarf, so schlage ich für diesen Zweck Herrn Prof. *Reiter*, Präsident des Reichsgesundheitsamts in Berlin, vor.[47]

Ab 1938 radikalisierte sich das NS-Regime, unter anderem durch die Novemberpogrome. Am 9. November 1938 wurden deutschlandweit jüdische Geschäfte geplündert, jüdische Einrichtungen zerstört und Synagogen angezündet und mehr als 100 Jüdinnen und Juden ermordet. Doch dies war, wie Ulrich Herbert formuliert, erst der Anfang:

45 StaHH 352-8/9-4409, Nocht-Gedenktage, Original [Rede Mühlens], S. 5.

46 StaHH 352-8/9-4409, Nocht-Gedenktage, Abschrift. Der Reichsstatthalter in Hamburg – Senat – 4. November 1937, Herrn Geheimen Obermedizinalrat Direktor Prof. Dr. Nocht, Hamburg.

47 StaHH 352-8/9-4409, Nocht-Gedenktage, Peter Mühlens an die Gesundheitsbehörde Hamburg, 17. Februar 1937.

> Vor allem [...] wurde die antijüdische Politik des Regimes fortan bei Heydrichs Sicherheitspolizei koordiniert, die unmittelbar nach den Pogromen fast 30.000 jüdische Männer für einige Wochen in Konzentrationslager einlieferte, um so deren »Auswanderungswilligkeit« zu erzwingen. Allein im KZ Dachau gab es in wenigen Wochen 185 Tote unter den seit November Eingelieferten. Das waren neue, bis dahin auch im »Dritten Reich« unbekannte Dimensionen. Im Januar 1939 richtete die Sicherheitspolizei dann eine »Reichszentrale für jüdische Auswanderung« ein, um die Auswanderung der Juden zu beschleunigen.[48]

Am 1. April 1939 war Bernhard Nocht von Staatssekretär Georg Ahrens, der rechten Hand des Gauleiters Karl Kaufmann, in dessen Funktion als Präsident des Ibero-Amerikanischen Instituts um 20 Uhr im Hotel Atlantik zu einem »Herrenessen« geladen, an dem auch Reichsfinanzminister Graf Schwerin von Krosigk und »Diplomaten der Ibero-Amerikanischen Länder und Vertreter von Reichsministerien«[49] teilnehmen sollten. Ob Nocht an diesem Abend in Hamburg war und die Einladung wahrgenommen hat, ist nicht mehr zu eruieren.

Direkt nach der NS-Machtübernahme 1933 hatte sich auch die Konkurrenz und Kooperation von Tropeninstitut und Tesch & Stabenow um die Entwesung im Hamburger Hafen fortgesetzt – mit der Anberaumung von weiteren Tests neuer wirksamer Methoden. Diese Tests, »Grossversuche mit Generatorgas + Aethylenoxyd in Hamburg vom 16. bis 21. Oktober 1933«, wurden im Beisein von hochrangigen Vertretern von Tropeninstitut, Hafenarzt und Staatlichem Hygieneinstitut Hamburg durchgeführt, nachdem dies auf einem Arbeitstreffen im Hamburger Tropeninstitut am 6. Oktober 1933 vereinbart wor-

48 Herbert: Das Dritte Reich, S. 57-58. Zu den Novemberpogromen vgl. ebd., S. 56-57.

49 StaHH 622-1_354-257, Der Präsident des Ibero-amerikanischen Instituts in Hamburg an Obermedizinalrat Prof. B. Nocht.

den war.[50] Ihr Ziel war es laut eines Schreibens von Dr. Ludwig Gassner von der Degesch-Zentrale in Frankfurt am Main, die »Insektenabtötung mit einem Generatorengas-Aethylenoxyd-Gemisch« auszuprobieren, also zu testen, ob das alte Nocht-Giemsa-Verfahren durch das Beimischen eines Insektizids zu optimieren war:[51]

> Die Laboratoriumsversuche für Herrn Professor Dr. Giemsa, über die am 16.2.1933 und am 9.6.1933 berichtet worden war, wurden gemäß der am 6. Oktober im Tropeninstitut getroffenen Verabredung in grösserem Stile im Hamburger Freihafen fortgesetzt. Zur Verfügung standen durch Vermittlung des Herrn Professor Dr. Sannemann die 42 cbm grosse Kammer der Staatlichen Desinfektionsanstalten III am Ellerholz-Kanal und der Mannschaftsraum der freiliegenden Schute »Desinfektor« mit einem Rauminhalt, einschliesslich Bilgen, von 36 cbm. Als Versuchstiere dienten Küchenschaben, Kopf- und Kleiderläuse, Katzenflöhe[,] Wanzen[,] Kornkäfer, Speckkäfer mit Larven und Schinkenkäfer sowie wilde Ratten. Die Beschickung ging stets so vor sich, dass zuerst ca. 50 Vol% Generatorengas von unten eingeleitet und dann sofort die gewollten Mengen T-Gas aus einem 2,8 kg Glassiphon in die Mitte der Kammer eingeblasen wurden.[52]

Anwesend waren neben Bernhard Nocht, Hafenarzt Sannemann und Gustav Giemsa auch Professor Schwarz vom Hygienischen Staatsinstitut, Dr. Walter Deckert, der von der Testa als direkter Mitarbeiter Dr. Teschs zum Hamburger Hygieneinstitut gewechselt war (und der nach 1945 wieder als »Durchgasungsleiter« bei der Testa arbeitete) sowie Amtmann Wag-

50 StaHH 352-7 I_141, Grossversuche mit Generatorgas + Aethylenoxyd in Hamburg vom 16. bis 21. Oktober 1933. 23. Oktober 1933, S. 1.

51 StaHH 352-7 I_141, Dr. phil. L. Gassner, DEGESCH, an Herrn Prof. Dr. Sannemann, Tropeninstitut Hamburg, 26. Oktober 1933.

52 StaHH 352-7 I_141, Grossversuche mit Generatorgas + Aethylenoxyd in Hamburg vom 16. bis 21. Oktober 1933. 23. Oktober 1933, S. 1.

ner.[53] Ob Ludwig Gessner von der Degesch-Zentrale bei den Versuchen anwesend war, ist nicht ganz klar, da er sich nicht als anwesend aufführte, aber den Bericht verfasste. In diesem heißt es, das »Ergebnis unserer Versuche« habe »durchaus nicht entmutigt«, was vermuten lässt, dass die Methode mit Zyklon B sich abermals als überlegen herausgestellt hatte, zumal vor allem »begaste Flöhe« die Tests überlebten.[54]

Gassner verschickte seinen Bericht über diese Versuche an die Anwesenden sowie an einen Verteiler, der neben der IG Leverkusen, also den Bayer-Werken der IG Farben, die Spitzen der deutschen Blausäurewirtschaft umfasste. So sandte er den Bericht etwa an den Degussa-Vorstandsvorsitzenden Hermann Schlosser, den Chemiker und späteren Degesch-Geschäftsführer Dr. Gerhard Peters, den ehemaligen Degesch-Geschäftsführer Heinrich Stiege sowie Erwin Bossert von der T-Gas-Gesellschaft, 1942 kurzzeitig stellvertretender Geschäftsführer der Degesch, sowie an Heerdt-Lingler, die das Monopol für Zyklon B südlich der Elbe besaßen.[55]

53 Ebd., S. 3. Zu Deckert vgl. Kalthoff/Werner: Händler der Todes, S. 88, 97, 144, 209.

54 StaHH 352-7 I_141, Grossversuche mit Generatorgas + Aethylenoxyd in Hamburg vom 16. bis 21. Oktober 1933, 23. Oktober 1933, S. 4 u. 5. Hafenarzt Sannemann fasste die Intention der Versuche, die das alte Nocht-Giemsa-Verfahren durch Beimischung von T-Gas wirksamer gegen Insekten machen sollten, in einem Schreiben an das britische Ministry of Health in London etwas anders zusammen: »Die hier stattfindenden Versuche richten sich auf die Frage, ob man nicht auch mit geringen Gasstärken eine zuverlässige Abtötung der Ratten erreicht; auch dabei werden die in den begasten Schiffsräumen erreichten Konzentrationen genau festgestellt« (StaHH 352-7_142 (Band 2), Sannemann an Dr. Pg. G. Stock, 7. November 1933). Der Hafenärztliche Dienst befand sich offensichtlich im Austausch mit den britischen Gesundheitsbehörden.

55 StaHH 352-7 I_141, Der Hafenarzt an die Gesundheitsbehörde, Hamburg, den 10. Oktober 1933.

Am 1. September 1939 entfesselte Hitler mit dem deutschen Überfall auf Polen den Zweiten Weltkrieg. In der Folge entpuppte sich der Krieg, so Ulrich Herbert, als »das ureigenste Element des Nationalsozialismus«, und es entfaltete sich von NS-Deutschland ausgehend eine »Schreckensherrschaft, die alle bisher gekannten Dimensionen überstieg«.[56] Trotz der auf den deutschen Überfall auf Polen antwortenden Kriegserklärungen Englands und Frankreichs folgten die deutschen Siege über Polen, Norwegen, Dänemark, Holland, Belgien, Luxemburg und Frankreich. Dies waren nach der schweren Niederlage im Ersten Weltkrieg enorme militärische Erfolge. Der Traum der konservativen Eliten zur »Wiederaufrichtung Deutschlands«, wie Nocht laut Erich Martini nach dem Ersten Weltkrieg formuliert haben soll, schien mit den Siegen, die den Zusammenbruch von 1918 mit den »tausend Wunden« kurzzeitig kompensierten, mehr als erfüllt.

Doch ungeachtet der Erfolge radikalisierte bzw. entgrenzte sich das NS-Regime weiter. Vom Reichssicherheitshauptamt zusammengestellte Einsatzgruppen ermordeten in den besetzten polnischen Gebieten systematisch allein bis Ende Oktober 1939 (!) 20.000 Zivilisten – Intelligenz, Priester, Offiziere, Lehrer, Landadel, Psychiatriepatienten.[57] Im Reichsgebiet begannen ab Januar 1940 die Psychiatriemorde, in deren Kontext sich nach Hitlers »Euthanasie«-Erlass eine selbst nach NS-Recht illegale Mordadministration formierte.[58] Diese hatte ihren Dienstsitz zunächst in Hitlers Parteikanzlei sowie in der von Reichsärzteführer Leonardo Conti geleiteten Gesundheitsabtei-

56 Herbert: Das Dritte Reich, S. 68 u. 124-125.

57 Ebd., S. 69.

58 Dieser dekretierte, »die Befugnisse einiger namentlich zu bestimmender Ärzte so zu erweitern, dass nach menschlichem Ermessen unheilbar Kranken bei kritischster Beurteilung ihres Krankheitszustandes der Gnadentod gewährt werden kann« (zitiert nach Wildt: Zerborstene Zeit, S. 426).

lung des Reichsministeriums des Innern, dann in einer Villa in der Berliner Tiergartenstraße 4. Die Akteure, staatlich besoldet und mit besonderen »Amtszulagen« versehen, ermordeten in sukzessiver Radikalisierung Patientinnen und Patienten unter anderem aus Heil- und Pflegeanstalten. Hierzu selektierten ärztliche Gutachter die Opfer durch Meldebögen, woraufhin ein eigenes Transportunternehmen (Gekrat) die ausgewählten Pflegebedürftigen in Tötungsanstalten brachte, wo sie unter ärztlicher Aufsicht ermordet wurden:

> Meist noch am Tag ihrer Ankunft wurden die hilflosen Menschen in Kellerräumen, die zu Gaskammern umfunktioniert worden waren, durch Kohlenmonoxid ermordet. Anschließend verbrannte man die Leichen in eigens dafür gebauten Krematorien.[59]

Bernhard Nocht lebte derweil als hochgeehrter Emeritus mit seiner Frau Maria in Wiesbaden. 1940 war Bernhard Nocht dann noch einmal wesentlich an einem großen Wissenschaftsevent beteiligt: dem 40. Jahrestag der Gründung des Hamburger Instituts für Schiffs- und Tropenkrankheiten. Dieser wurde gemeinsam mit der Jahrestagung der Deutschen Tropenmedizinischen Gesellschaft vom 3. bis 5. Oktober 1940 in Hamburg groß begangen und stellte, laut eines Pressetextes, eine »der imponierendsten Kundgebungen der deutschen Wissenschaft im jetzigen Kriege« dar.[60]

Die dreitägige Konferenz über »Koloniale Gesundheitsführung in Afrika« im Hamburger Tropeninstitut fiel in die Hochzeit der kolonialen Afrika-Ambitionen des NS-Regimes. Denn

59 Ebd., S. 427. In den sechs Tötungsanstalten Grafeneck, Sonnenstein bei Pirna, Bernburg, Brandenburg a. d. Havel, Hartheim und Hadamar wurden bis August 1941 laut einer in Hartheim gefundenen Statistik 70.273 Menschen ermordet; vgl. Herbert: Das Dritte Reich, S. 75.

60 BNI-Archiv 2-24, 40 Jahre Tropenhygienisches Institut Hamburg, Eine neue Akademie für ärztliche Fortbildung für die Tropenmedizin. Zeitungsausschnitt, o.T., o.D.

nach den Siegen des Sommers und Spätsommers 1940 gab sich die NS-Führung der »Illusion« einer kommenden Weltherrschaft hin, in der Deutschland, laut Klaus Hildebrand, ein »Angebot zur Teilung der Welt an England« formulierte, was auch die Aufteilung Afrikas politisch einschloss.[61] Dabei stand Afrika, konkret das »Mittelafrika-Projekt«, aufgrund Hitlers »Ostorientierung« jedoch nie ernstlich im Fokus der nationalsozialistischen Expansionspolitik. Doch im Spätsommer und Herbst 1940 schien nach den Siegen in Europa kurzzeitig auch ein Ausgreifen nach Afrika möglich, und genau zu diesem Zeitpunkt forderte das Tropeninstitut im Zuge der Jubiläumstagung konsequent eine »Wiederinbesitznahme« der afrikanischen Kolonien. So wurde es im Herbst 1940 zum (expansions-)politischen Akteur.

Hinter den Kulissen spielte sich zugleich ein wissenschaftspolitischer Konflikt ab, der die Tagung für alle Eingeweihten überschattete. Denn Wilhelm Holzmann von der Hamburger Ärztekammer hatte die Niederlage 1934 bei der Berufung des Nocht-Schülers Peter Mühlens zum Direktor des Hamburger Tropeninstituts nicht vergessen und mithilfe des NS-Reichsärzteführers Leonardo Conti in Hamburg eine orthodox nationalsozialistische »Akademie der ärztlichen Fortbildung für Schiffs- und Tropenkrankheiten« begründet. Diese bot fortan unter Holzmann in der typisch nationalsozialistischen Doppelstruktur von parallelen, um Zuständigkeiten und Einfluss buhlenden Machtzentren in direkter Konkurrenz mit dem Tropeninstitut, aber teilweise in dessen Räumlichkeiten, Ärztekurse für den avisierten kolonialen Dienst an.[62] Damit war das überkommene,

61 Hildebrand, Klaus: Vom Reich zum Weltreich. Hitler, NSDAP und koloniale Frage 1919-1945, München 1969, S. 772-774.

62 Vgl. auch Fraenkel, Ernst: Der Doppelstaat. Recht und Justiz im »Dritten Reich«, Frankfurt a. M. 1984. Gelehrt wurden an der neuen Akademie, wie ein »Vorläufiges Programm des Kurses für Sanitäts-Dienstgrade vom 16. September bis 6. Oktober 1942« zeigt, u. a. »Koloniale Völkerkunde« von Prof. Dr. Termer, »Kolonial-Politik Großdeutschlands« von Oberstudienrat Dr. Hartleb, »Der Mensch im tropischen Afrika (speziell Nordafrika)« von Prof. Dr. Lütgens

von Nocht vor 1902 erkämpfte Monopol des Tropeninstituts bei der Ausbildung von Tropenärzten für den kolonialen Dienst gebrochen, freilich in einem Augenblick, in dem reale deutsche Kolonien in Afrika gar nicht mehr existierten.

Reichsärzteführer Conti erläuterte der Hamburger Presse in Bezug auf die neue tropenmedizinische Akademie, für den künftigen NS-Tropendienst bedürfe es Ärzte, »die durch und durch Nationalsozialisten« seien. Die »rassischen Dinge« seien ihm, Conti, dabei in zweifacher Hinsicht »besonders wichtig«:

> Der Kolonialarzt wird vor die Rassenfrage als unmittelbares praktisches Problem gestellt. Einen Verkehr mit farbigen Frauen darf es in den deutschen Kolonien auch unter scheinbar mildernden Umständen auf keinen Fall geben. [...] Kranke und verseuchte Eingeborene sind außerdem eine Gefahr für den Europäer.[63]

Angesichts der zu diesem Zeitpunkt gerade durchgeführten »Euthanasie«-Morde, für die Contis Abteilung für Gesundheit und Volkspflege des Innenministeriums die Meldebögen zur medizinischen Selektion der zu Ermordenden versandte, war das eine unheimliche Ankündigung.

Nocht persönlich eröffnete in Anwesenheit Karl Kaufmanns die Feierlichkeiten zum 40-jährigen Bestehen des Hamburger Tropeninstituts am 3. Oktober mit einer kurzen Festansprache im Vorlesungssaal des Instituts:

> Goethe sagt einmal: Es ist keine Kunst, alt zu werden, aber es ist Kunst, es zu ertragen. Nun, trotz allem Lästigen, was ein hohes Alter mit sich bringt, bin ich doch dankbar, daß es mir vergönnt ist, die jetzige große Zeit noch zu erleben

sowie »Erb- und Rassenpflege in den Kolonien« von Obermed.Rat Dr. Janik. Die Leitung der Akademie hatte pikanterweise Holzmann inne, der bei dem Kursus »Allgemeine Rassenkunde« lehrte, sodass Mühlens mit dem ihn ablehnenden Holzmann nun kooperieren musste; vgl. BNI-Archiv 1-63, Sanitätspersonal, Kolonien, 1941.

63 Alle Zitate: BNI-Archiv 2-24, Kolonialarzt von morgen. Gespräch mit Dr. Conti, Hamburger Tageblatt, 4. Oktober 1940.

> und besonders auch das weitere Gedeihen und Blühen, das Wachsen des Instituts zu beobachten zu einer Entfaltung und Bedeutung, die bei der Gründung des Instituts noch in keiner Weise vorauszusehen war, und die ihm nach der Wiedergewinnung unserer Kolonien ja noch weit grössere Aufgaben stellen wird. […] Nicht bloss unsere Gesellschaft und nicht bloss die alten bewährten Tropenleute, sondern das ganze deutsche Volk, wir alle erwarten, daß unser Führer uns bald zu einer umfangreichen und gedeihlichen Kolonialbetätigung beruft. In stolzem Vertrauen darauf wollen wir ihm dafür danken und geloben, unsere Pflicht zu tun! Heil unserem Führer![64]

Bernhard Nocht formulierte also abermals den dringenden Wunsch »nach der Wiedergewinnung unserer Kolonien«, dieses Mal im Kontext des nationalsozialistischen Angriffskrieges.[65] Anschließend folgte die Ansprache von Peter Mühlens zum Thema »Die koloniale Gesundheitsführung in Afrika«, in der die Bedeutung der Rückgewinnung der (afrikanischen) Kolonien abermals hervorgehoben wurde:

> Unser erster Gedanke […] gilt *dem* Manne, dem heute alle deutschen Herzen in heißer Liebe entgegenschlagen, unserem *Führer Adolf Hitler*. […] [Meine Damen und Herrn!] Nach dem Raub unserer Kolonien erlebte die deutsche Tropenmedizin einige Jahre schwerster Depression. Diese betraf insbesondere auch ihre Hauptpflegestätte, das Hamburger Tropeninstitut. In der Systemzeit mussten wir erleben, daß die damaligen Machthaber ernstlich daran dachten, un-

64 BNI-Archiv 2-30, Obermedizinalrat Pr[o]f. Dr. Nocht am 3.10.1940 (DTG 1940), S. 6. Zur Anwesenheit Kaufmanns bei Nochts Rede vgl. BNI-Archiv 2-29, Nr. 275, Bl. 22, Deutsches Nachrichtenbüro Hamburg, 3.10.40. Die Kolonialfrage – eine Lebensfrage für Deutschlands Tor zur Welt, Empfang anlässlich der XI. Tagung der Deutschen Tropenmedizinischen Gesellschaft in Hamburg.

65 Nocht war zugleich Mitglied des NS-Reichskolonialbunds (BNI-Archiv 2-104, Oberschulbehörde, Wissenschaftliche Beamte und Hilfsarbeiter, Personalnachweisung).

> ter dauerndem Verzicht auf unsere Kolonien das Hamburger Tropeninstitut in der bisherigen Form aufzugeben. [...] Neue und gewaltige kolonialhygienische Aufgaben stehen uns alsdann bevor. Seit Jahren haben sich die deutschen Tropenmediziner hierauf vorbereitet, insbesondere *auch wir im Hamburger Tropeninstitut.* [...] In stiller, fast ununterbrochener Tag- und Nachtarbeit galt all unserer Denken, galten alle unsere Arbeiten [...] der ärztlichen Vorbereitung der Wiederinbesitznahme unserer Kolonien.[66]

Am Abend des 3. Oktober fand aus Anlass des Jubiläums ein repräsentativer Senatsempfang im Hamburger Rathaus statt. Erschienen waren hier neben den Mitgliedern des Hamburger Tropeninstituts auch »zahlreiche führende Männer aus Partei, Staat, Wehrmacht, Wirtschaft, Wissenschaft, Konsularkorps usw. mit dem Reichsgesundheitsführer, Dr. Conti, an der Spitze«.[67] Bürgermeister Krogmann hieß die Gäste im »Namen des Reichsstatthalters« willkommen und erläuterte, der »Kongress finde in einem Augenblick« statt, in dem »die Umrisse einer neuen Weltordnung sich« abzeichneten. Für die Hansestadt Hamburg, so Krogmann, »sei die Kolonialfrage eine Frage von weittragender Bedeutung, um nicht zu sagen eine Lebensfrage schlechthin«, und »Hamburg sei stolz, dass aus Anlass des 40jährigen Jubiläums seines Tropeninstituts der Tropenkongress« in Hamburg tage:

66 BNI-Archiv 2-30, Eröffnungsansprache des Vorsitzenden Prof. Dr. Mühlens (DTG 1940), S. 1, 2 u. 4. (Hervorhebungen im Original) Mühlens eröffnete seine Rede mit den Worten, er danke »unserem Führer«, dem »genialen siegreichen Feldherren«, dem »Wiederhersteller Groß-Deutschlands« sowie dem »Wiederbringer unserer Kolonien«, was zeigt, dass das Tropeninstitut 1940 zumindest rhetorisch auf geradezu orthodoxe Weise gleichgeschaltet war; vgl. ebd., S. 1.

67 BNI-Archiv 2-29, Nr. 275, Bl. 32, Deutsches Nachrichtenbüro Hamburg, 3.10.40, Die Kolonialfrage – eine Lebensfrage für Deutschlands Tor zur Welt, Empfang anlässlich der XI. Tagung der Deutschen Tropenmedizinischen Gesellschaft in Hamburg.

> In seiner Antwort betonte […] Prof. Dr. Mühlens – Hamburg, dass mit Hamburg, dem Tor zur Welt, auch die deutschen Tropenmediziner eine baldige koloniale Zukunft ersehnten. Sie erhofften gleichzeitig einen gewaltigen Aufschwung in den deutschen Hansestädten und auch sonst im Reich, nicht zuletzt in Hamburg, für Handel, Schiffahrt, Industrie und Fremdenverkehr.[68]

Das Tropeninstitut, vertreten durch Nocht und Mühlens, forderte im Herbst 1940 zu einem entscheidenden Zeitpunkt des Zweiten Weltkriegs, nämlich nach den anfänglichen Siegen der Wehrmacht, konsequent die Eroberung afrikanischer Kolonien im Sinne einer »baldige[n] koloniale[n] Zukunft«.

Zum Auftakt des eigentlichen Kongresses am Folgetag, dem 4. Oktober 1940, verlas Mühlens ein Telegramm Hitlers, das die auch politische Relevanz der Tagung unterstrich:

> Den im Hamburger Tropeninstitut versammelten deutschen Tropenaerzten und Tropenhygienikern danke ich fuer die mir von ihrer Tagung telegrafisch uebermittelten Gruesse. Ich erwidere sie mit meinen besten Wuenschen fuer Ihre Arbeit. Adolf Hitler[69]

Der 82-jährige Bernhard Nocht eröffnete die erste Sitzung dann mit seinem, soweit bekannt, letzten großen wissenschaftlichen Vortrag. Dieser trug den Titel »Eingeborenenhygiene«. Darin entfaltete Nocht für die künftigen afrikanischen Kolonien die Vision einer kolonialärztlichen Bevölkerungssteuerung, die sich an dem im britischen Kolonialreich gängigen Modell der indirekten Herrschaft orientierte. In den künftigen Kolonien sollte eine kleine weiße Elite mithilfe der tradierten Herrschaftsstrukturen über die lokale Bevölkerung regieren (*indirect rule*), was Nocht zugleich mit Anleihen an eine koloniale Bevölkerungspolitik verband. Der Vortrag markiert zugleich einen Paradig-

68 Ebd.

69 StaHH 352-8/9-210, Telegramm, Adolf Hitler an Deutsche Tropenmedizinische Gesellschaft, o. D.

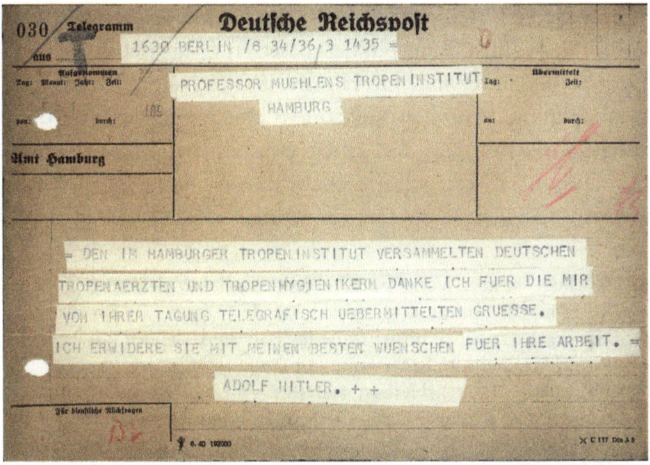
Deutsche Reichspost
030 Telegramm aus
1630 BERLIN 18 34/36 3 1435 =
PROFESSOR MUEHLENS TROPENINSTITUT
HAMBURG
Amt Hamburg
= DEN IM HAMBURGER TROPENINSTITUT VERSAMMELTEN DEUTSCHEN TROPENAERZTEN UND TROPENHYGIENIKERN DANKE ICH FUER DIE MIR VON IHRER TAGUNG TELEGRAFISCH UEBERMITTELTEN GRUESSE. ICH ERWIDERE SIE MIT MEINEN BESTEN WUENSCHEN FUER IHRE ARBEIT. =

ADOLF HITLER. + +

Telegramm Adolf Hitlers zur Eröffnung der Jahrestagung der Deutschen Tropenmedizinischen Gesellschaft im Tropeninstitut, 1940.

menwechsel in den Afrikaplänen des Instituts, denn auch in der ehemals wichtigsten Kolonie Deutsch-Ostafrika sollten künftig keine deutschen Siedlungen mehr entstehen, sondern nur noch eine kleine deutsche Funktionselite die koloniale Ausbeutung steuern. Die Ansiedelung von »deutschen Siedlern«, so Nocht, könne speziell in Ostafrika nur »unter Verdrängung der angesessenen Eingeborenen« erfolgen:

> Da aber solche Besiedlung sich aus anderen Gründen in engen Grenzen wird halten müssen, und daher die Frage eines Einbruchs in Siedlungsgebiete von Eingeborenen kaum eine größere Rolle spielen dürfte, so wird, um ein viel zitiertes Wort *Dernburgs* zu wiederholen, der Eingeborene »das wichtigste Aktivum« bei der Entwicklung unserer afrikanischen, tropischen Kolonien bleiben.[70]

70 Nocht, Bernhard: Eingeborenenhygiene, in: Koloniale Gesundheitsführung in Afrika. Verhandlungen der XI. Tagung der Deutschen Tropenmedizinischen Gesellschaft vom 3.-5. Oktober 1940 in Hamburg, Leipzig 1941, S. 18.

Mit »anderen Gründen« war hier wohl die nationalsozialistische Politik der »Umvolkung« in den besetzen Ostgebieten gemeint. Dort betrieb unter anderem Himmlers »Reichskommissariat für die Festigung deutschen Volkstums« eine berüchtigte Bevölkerungspolitik mit dem Ziel einer »ethnischen Flurbereinigung« des Ostens.[71] Dazu gehörte auch, dass deutsche »Umsiedler« eroberte Ostgebiete bis hin zur Krim besiedeln sollten.[72] Die

71 Görlich, Frank: Volksdeutsche Mittelstelle (VoMi), in: Online-Lexikon zur Kultur und Geschichte der Deutschen im östlichen Europa, 2014, https://ome-lexikon.uni-oldenburg.de/begriffe/volksdeutsche-mittelstelle-vomi (23.6.2024); vgl. auch Herbert: Das Dritte Reich, S. 70. Herbert schreibt: »Anfang Dezember 1939 begannen die ersten Zwangsumsiedlungen von mehr als 80.000 Polen ins Generalgouvernement. Das Ganze führte aber innerhalb kurzer Zeit zu einem solchen Chaos, dass die Deportationen zwischenzeitlich gestoppt werden mussten. Zugleich begannen die deutschen Dienststellen damit, die polnische Bevölkerung in den neuen Reichsgauen nach rassischen Kriterien auf ihre Eindeutschungsfähigkeit zu untersuchen und in ›deutschblütige‹, ›germanische‹, ›gemischte‹ und ›schlechtrassige‹ Menschen einzuteilen. Etwa einem Drittel von ihnen wurde nach der rassischen Siebung die deutsche Staatsbürgerschaft oder eine Anwartschaft darauf verliehen. Zwei Drittel galten als ›nicht eindeutschungsfähig‹. Sie sollten ins Generalgouvernement abgeschoben oder als Zwangsarbeiter ins Reich geschickt werden« (ebd.).

72 Stiller, Alexa: Politische Ökonomie und Praxis der nationalsozialistischen Umsiedlungen aus dem nördlichen Italien während des Zweiten Weltkrieges, in: Zeit und Regio/Tempo e regione, GR/SR 29 (2020), S. 123-124. Markus Leniger schreibt: »Mit der unter der Propagandaüberschrift ›Heim ins Reich‹ durchgeführten Umsiedlung der ›Volksdeutschen‹ beauftragte Hitler den Reichsführer SS (RFSS) Heinrich Himmler durch die Ernennung zum Reichskommissar für die Festigung deutschen Volkstums (RKF) am 7. Oktober 1939. Paradoxerweise ergab sich aus diesem außenpolitisch motivierten Rückzug deutscher Minderheiten für die SS eine Schlüsselstellung in der Siedlungspolitik, die zunächst auf die Eindeutschung der annektierten polnischen Gebiete zielte, sich nach dem Überfall auf die Sowjetunion aber rasch zum megalomanen ›Generalplan Ost‹ für einen bis zum Ural reichenden deutschen Herrschaftsraum entwickelte« (Leniger, Markus: Nationalsozialistische »Volkstumsarbeit« und Umsiedlungspolitik 1933-1945. Von der Minderheitenbetreuung zur Siedlerauslese, Berlin 2006, S. 11).

NS-Eliten zielten Ende 1940 also auf eine völkische »Germanisierung« der Länder im Osten, was nationalsozialistische Siedlungskolonien in Afrika politisch ausschloss. Dem trug Nocht in seinem Vortrag insofern Rechnung, als er auch für Deutsch-Ostafrika eine indirekte Herrschaft propagierte, sodass seine Pläne mit denen Himmlers nicht kollidierten, diese eher ergänzten und durch eine Neuausrichtung in Afrika komplementierten. Zugleich griff Nocht auf tradierte kolonialhygienische Pläne zurück, die unter anderem die sexuelle Reproduktion der lokalen Bevölkerung bevölkerungspolitisch steuern sollten:

> Die Geburtenhäufigkeit in unseren afrikanischen Kolonien ist leider recht gering. […] Die Bevölkerung Afrikas geht im großen und ganzen zurück […]. Die Hütten der Eingeborenen sind meist lichtlos, sehr unsauber, mit viel Ungezieder, in Ostafrika oft wimmelnd von Ratten.[73]

Was Nocht hier vortrug, war das binäre kolonialrassistische Narrativ des allmählichen Verschwindens »lichtloser« Völker, in das sich kolonialdiskursive Erzählfiguren von »Zuckerbrot und Peitsche« mischten:

> Der Neger ist feinfühlig für wohlwollende und gerechte Behandlung, er erkennt unsere Überlegenheit dann ohne Widerwillen an und läßt sich belehren und helfen, wenn es mit Verständnis und Vorsicht geschieht. […] In unserem alten Ostafrika haben die Engländer während ihrer Mandatsverwaltung vielerorts ein Regime, das sie »indirect rule« oder »indirect administration« nennen, eingeführt. […] Man überlässt die Regierung und Verwaltung ganz dem Stammes- und Dorfhäuptling. […] Unter Kontrolle und Belehrung durch besonnene Ratgeber, gelegentlich auch unter sanftem Zwang, soll sich das System überall, wo es eingeführt wurde, gut bewährt haben.[74]

73 Nocht: Eingeborenenhygiene, S. 20.
74 Ebd., S. 21.

Nocht schloss seinen Vortrag mit den Worten:

> Wir brauchen, wenn wir wieder Kolonien haben, nicht alles neu aufzubauen. Manches Gute wird sich aus unserer früheren Kolonialzeit erhalten haben und Brauchbares, das die Engländer, Franzosen und Belgier geschaffen haben, wird beibehalten und benutzt werden können. Es sind schwierige und auch aus finanziellen Gründen nur langsam in Jahrzehnten lösbare Aufgaben, die uns nach der Besitznahme unserer Kolonien gerade bezüglich der gesundheitlichen Fürsorge für die Eingeborenen bevorstehen, aber sie müssen und werden gelöst werden.[75]

Auf der großen Tagung 1940 trug Nocht eine geschickte, auf mehreren Ebenen funktionierende Forderung nach einer nationalsozialistischen Kolonisierung Afrikas vor, die die NS-Bevölkerungspolitik im Osten durch eine Neuausrichtung für Afrika (*indirect rule*) gleichsam komplementierte. So entfaltete Nocht eine mit den NS-Siedlungsplänen im Osten kompatible Vision einer künftigen Tropenhygiene, in der eine kleine weiße »Herrenschicht« afrikanische Heloten-Kolonien steuern sollte und die zugleich ein Appeasement-Angebot in Richtung England sandte, das Nocht in seinem letzten großen Vortrag als Kolonialmacht mehrfach lobte.

Das Jahr 1940 brachte für Nocht eine weitere Einladung zu einer Veranstaltung mit Reichsärzteführer Leonardo Conti, der im Januar desselben Jahres in Brandenburg an der Havel einen Pflegling persönlich mit einer Giftspritze ermordet hatte.[76] Den Rahmen bildete die akademische Trauerfeier für den bereits 1917 verstorbenen Emil von Behring, der auf diese Weise vom Nationalsozialismus posthum vereinnahmt wurde:

> Die Philipps-Universität zu Marburg a. d. Lahn beehrt sich zur Erinnerungsfeier an Emil von Behring anläßlich des

75 Ebd., S. 22.

76 Grabher, Michael: Irmfried Eberl, »Euthanasie«-Arzt und Kommandant von Treblinka, Frankfurt a. M. 2006, S. 34.

> 50jährigen Bestehens der Serumtherapie am 4. Dezember 1940 mit anschließender wissenschaftlicher Tagung bis zum 6. Dezember 1940 Herrn Professor Nocht, Wiesbaden ergebenst einzuladen.[77]

Im Juni 1941 überfiel die Wehrmacht die Sowjetunion. Die deutsche Militärmaschinerie, mit über drei Millionen Mann die größte, die die Welt bis dato gesehen hatte, rückte mit einem Blitzkriegskonzept nach Osten vor.[78] Anfang September erreichte die Wehrmacht das schnell eingeschlossene Leningrad, während die Heeresgruppe Mitte auf Moskau vorrückte.[79] In den besetzten polnischen und russischen Gebieten entfaltete sich zeitgleich ein Mordgeschehen, das sich in einem Prozess der »kumulative[n] Radikalisierung« zum Holocaust steigerte.[80] Vom 26. bis 28. August 1941 ermordeten »deutsche SS- und Polizeieinheiten«, unterstützt von ukrainischen Hilfstruppen, bei einem beispiellosen Massaker im westukrainischen Kamjanez-Podilskyj 23.600 Jüdinnen und Juden aus Ungarn sowie aus der Region, ein Mordgeschehen, durch das erstmals die Schwelle zum Holocaust überschritten wurde.[81] Im »September 1941« fiel dann »nach mehreren Besprechungen Hitlers mit Himmler« die Entscheidung, die deutschen Jüdinnen und Juden ins Getto Łodź, de facto dann auch nach Riga und Minsk, in Richtung Osten zu deportieren.[82] Am Ende des Monats ermordeten deutsche SS- und Polizeieinheiten mit ukrainischen Hilfskräften an zwei Tagen 33.771 Jüdinnen und Juden primär

77 StaHH 622-1_354-257, Einladung der Philipps-Universität Marburg an der Lahn an Prof. Dr. Bernhard Nocht, o.D. [1940].

78 Herbert: Das Dritte Reich, S. 79.

79 Ebd.

80 Hans Mommsen, zitiert nach Wildt: Zerborstene Zeit, S. 425.

81 Massenerschießungen von Juden während des Holocaust, in: United States Holocaust Memorial Museum: Holocaust-Enzyklopädie, 2022, https://encyclopedia.ushmm.org/content/de/article/mass-shootings-of-jews-during-the-holocaust (3.3.2024).

82 Wildt: Zerborstene Zeit, S. 436. Bis Ende 1941 wurden »rund 42.000 Juden und 5.000 österreichische Rom:nja« unter anderem nach Łodź, Minsk und Riga deportiert; vgl. ebd.

aus dem knapp zwei Wochen vorher besetzten Kiew in der Schlucht von Babyn Jar.[83]

Im Winter 1941 blieb die Wehrmacht vor Moskau stecken. Die deutschen Panzerarmeen wurden zerschlagen und die Front befand sich kurzzeitig in Auflösung, womit der Krieg für die deutsche Seite, die auf einen Blitzkrieg bis Jahresende eingestellt war, unrettbar verloren war.[84] In dieser Situation erfolgte der letzte Radikalisierungsschub des NS-Systems: Hitler erklärte den USA den Krieg und beschloss spätestens jetzt die systematische Ermordung der europäischen Juden im gesamten deutschen Machtbereich, zu deren Umsetzung am 20. Januar 1942 eine Konferenz am Wannsee tagte:

> Chef der Sicherheitspolizei und des SD, Obergruppenführer *Heydrich*, teilte eingangs seine Bestellung zum Beauftragten für die Vorbereitung der Endlösung der europäischen Judenfrage durch den Reichsmarschall mit und wies darauf hin, daß zu dieser Besprechung geladen wurde, um Klarheit in grundsätzlichen Fragen zu schaffen. […] Unter entsprechender Leitung sollen nun im Zuge der Endlösung die Juden in geeigneter Weise im Osten zum Arbeitseinsatz kommen. In großen Arbeitskolonnen, unter Trennung der Geschlechter, werden die arbeitsfähigen Juden straßenbauend in diese Gebiete geführt, wobei zweifellos ein Großteil durch natürliche Verminderung ausfallen wird. Der allfällig endlich verbleibende Restbestand wird, da es sich bei diesem zweifellos um den widerstandsfähigsten Teil handelt, entsprechend behandelt werden müssen, da dieser, eine natürliche Auslese

83 Vgl. Massenerschießungen von Juden. »Nach dem ersten Massaker wurde die Schlucht von Babi Yar zu einer regelrechten Tötungsstätte, an der die Deutschen zwischen 1941 und 1943 Zehntausende von Menschen, meist Nichtjuden, ermordeten. Man schätzt, dass etwa 100.000 Menschen in Babi Yar ermordet wurden« (ebd.).

84 Herbert: Das Dritte Reich, S. 80.

darstellend, bei der Freilassung als Keimzelle eines neuen jüdischen Aufbaus anzusprechen ist.[85]

Im »Zuge der Endlösungsvorhaben«,[86] wie es im Wannsee-Protokoll auf eine die deutsche Sprache für immer verwundende Weise heißt,[87] entwickelte sich eine deutsche Mord- und Vernichtungsmaschinerie, die zunächst im besetzten Polen begann, die polnischen Jüdinnen und Juden mit den »komplexen Massenproduktionsmethoden einer modernen Fabrik« zu ermorden.[88]

Das Vernichtungslager Bełżec wurde ab November 1941 an einer wichtigen Straße nach Lemberg errichtet, offen am Bahnhof.[89] Sobibor, versteckter gelegen, »wurde – offensichtlich schneller – im März und April 1942 errichtet«.[90] Das Vernichtungslager Treblinka, wo »Euthanasie«-Arzt Irmfried Eberl als Lagerkommandant wirkte, lag auf halber Wegstrecke zwischen Warschau und der ostpolnischen Metropole Białystok versteckt am Bug und war im Juli 1942 fertiggestellt. Eberl, der bereits als Direktor der Gasmordanstalten Brandenburg und Bernburg bei vielen Ermordungen aktiv dabei gewesen war, war wohl auch in Treblinka vielfach persönlich beim tagtäglichen Massenmord

85 Protokoll der Wannsee-Konferenz, 20. Januar 1942, S. 268 u. 271. Josef Bühler, Staatssekretär von Hans Frank im Generalgouvernement, argumentierte auf der Wannsee-Konferenz mit der Gefahr des Fleckfiebers: »Juden müssten so schnell wie möglich aus dem Gebiet des Generalgouvernements entfernt werden, weil gerade hier der Jude als Seuchenträger eine eminente Gefahr bedeutet und er zum anderen durch fortgesetzten Schleichhandel die wirtschaftliche Struktur des Landes dauernd in Unordnung bringt« (ebd., S. 275).

86 Ebd., S. 273.

87 Celan, Paul: Bremer Rede, 1958, in: Celan, Paul: Gesammelte Werke in sieben Bänden. Dritter Band: Gedichte III, Prosa, Reden, Frankfurt a. M. 2000, S. 185-186.

88 Hilberg, Raul: Die Vernichtung der europäischen Juden, Bd. 2, Frankfurt a. M. 1999, S. 927. Zum Vernichtungsareal bei Chelmno vgl. Wildt: Zerborstene Zeit, S. 437.

89 Wildt: Zerborstene Zeit, S. 441.

90 Hilberg: Vernichtung, S. 939.

involviert.[91] Da die Massentötung mit reinem Kohlenmonoxid aus Gasflaschen in Bełżec, Sobibor und Treblinka nicht praktikabel war, wurden »Millionen polnischer, aber auch niederländischer Juden mit Motorabgasen getötet«.[92] Hinzu kam das am Rande der ostpolnischen Großstadt Lublin gelegene Konzentrations- und Vernichtungslager Lublin-Majdanek, von Himmler als in dieser Dimension nie fertiggestellter zweiter gigantischer SS-Komplex neben Auschwitz mit bis zu 250.000 Gefangenen konzipiert. Das Höfle-Telegramm, ein kurzer Geheimfunkspruch, der erst im Jahr 2000 in den British National Archives Kew in seiner ungeheuerlichen Bedeutung erkannt wurde, gibt die Zahlen der in den vier Lagern Ermordeten zum Stichtag 31. Dezember 1942 an wie folgt:

Lublin: 24.733
Bełżec: 434.508
Sobibor: 101.370
Treblinka: 713.555
1.274.166[93]

Bernhard Nocht schrieb am 19. Februar 1942, zeitlich also nach dem Massaker von Babyn Jar und der vollen Entfaltung der Massenerschießungen und etwa drei Wochen vor den ersten Massentransporten nach Bełżec eine Postkarte an Frau Müller vom Tropeninstitut in Hamburg.[94] Diese Postkarte muss hier

91 Grabher zitiert den T4-Arzt Aquilin Ullrich mit den Worten: »Das Gas hat immer […] ein Arzt in den ›Duschraum‹ eingelassen. Dies haben Dr. Eberl und ich gemeinsam getan. Dr. Eberl, und das muss gesagt werden, betrachtete dies als seine Verantwortung und hat sich nicht um seine Verantwortung gedrückt« (Grabher: Irmfried Eberl, S. 36).

92 Wildt: Zerborstene Zeit, S. 425. Zu Treblinka vgl. ebd., S. 448.

93 Funksprüche (geheime Reichssache) von Hermann Höfle an Adolf Eichmann und an den stellv. Befehlshaber der Sicherheitspolizei in Krakau, Heim, vom 11.1.1943, in: Die Verfolgung und Ermordung der europäischen Juden durch das nationalsozialistische Deutschland 1933-1945, Band 9: Polen: Generalgouvernement August 1941-1945, bearbeitet von Klaus Peter Friedrich, München 2014, S. 570.

94 BNI-Archiv 2-3, Bernhard Nocht an A. Müller, 19. Februar 1942.

erwähnt werden, da sie SS-Runen zeigt und die Aufschrift trägt »Die Polizei im Fronteinsatz«. Auf der Rückseite der Karte finden sich als Legende die Worte »Streife der Ordnungspolizei und der Sicherheitspolizei im Osten«.[95] Die Karte zeigt SS- bzw. Polizeieinheiten mit Sturmhelmen in schweren Wintermänteln und im Bildhintergrund sind zerschossene russische T-34-Panzer zu sehen. Die Postkarte ist aus heutiger Sicht zumindest irritierend. Denn die hier affirmierten SS- und Polizeieinheiten waren in den besetzten Ostgebieten vielfach in die erwähnten systematischen Massenerschießungen involviert. So vermerkte etwa das in Russland stationierte Polizeibataillon 322 am 3. Oktober 1941 in seinem Kriegstagebuch: »Exekution von insgesamt 2.208 Juden und Jüdinnen außerhalb Mogilews unweit des Waldlagers.«[96]

Postkarten sind Gegenstände des täglichen Gebrauchs. Als solche können sie vielfach unüberlegt verwendet werden, schnell griffbereit und versendet zur zeitnahen Kommunikation. Das heißt, Bernhard Nocht könnte die Karte irgendwie erhalten und dann ohne weitere Gedanken an das Tropeninstitut geschickt haben, ohne »etwas gewusst zu haben«. Konkreter: ohne Kenntnis der Massenmorde durch SS- und Polizeieinheiten im Osten.[97] Dies ist durchaus eine realistische Möglichkeit. Andererseits aber transportieren Postkarten wie diese politische Botschaften und affirmieren immer das gezeigte Motiv. Das sind in diesem Fall exakt jene SS- und Polizeieinheiten, die den »Holocaust by bullets« (Patrick Desbois)[98] seit über fünf Monaten konsequent verübten (wenn man das Massaker von Kamjanez-Podilskyj als Startpunkt nimmt), nachdem deutsche

95 Ebd.

96 Zitiert nach Browning, Christopher R.: Ganz normale Männer. Das Reserve-Polizeibataillon 101 und die »Endlösung« in Polen, Hamburg 2020, S. 37.

97 Zugleich zeigt Nochts Vortrag zur »Eingeborenenhygiene«, dass er sehr genau über nationalsozialistische Bevölkerungspolitiken informiert war.

98 Desbois, Patrick: Holocaust by Bullets. A Priest's Journey to Uncover the Truth Behind the Murder of 1.5 Million Jews, Basingstoke 2008.

Polizeibataillone, unter anderem das Reservepolizei-Bataillon 101 aus Hamburg, im besetzen Polen schon 1940 grauenhafte Massaker begangen hatten. Zwar spricht die Karte dezidiert vom »Fronteinsatz«, also der Stabilisierung der Ostfront durch Polizeieinheiten im Winter 1941/42 während der kurzzeitigen Auflösung der deutschen Ostfront, dennoch bleibt die Karte, die genau jene SS- und Polizeieinheiten affirmiert, die vielfach als Täter der Shoah fungierten, irritierend.

Auch Hamburger Jüdinnen und Juden gehörten zu den Opfern der Massenerschießungen im Osten.[99] Der mit Nocht spätestens seit der Jubiläumsfeier zum 40-jährigen Bestehen des Tropeninstituts am 3. Oktober 1940 bekannte Hamburger Gauleiter Kaufmann zählte zwar nicht »zu den mordenden Direkttätern«, war »aber am Holocaust in vielfältiger Weise beteiligt«:

> So hatte er massiv auf die Deportation der Juden aus Hamburg gedrängt und sich im September 1941 bei Hitler persönlich ein entsprechendes Plazet eingeholt (»Der Führer hat meiner Bitte unverzüglich entsprochen und die erforderlichen Befehle zum Abtransport der Juden erteilt.«).[100]

Hat Nocht vom Holocaust gewusst? Frank Bajohr und Dieter Pohl zitieren nach 1945 durchgeführte Meinungsumfragen, nach denen »zwischen 30 und 40 Prozent der befragten Deutschen«, also etwa 25 Millionen, »angeben, vom Mord an den europäischen Juden bis Kriegsende erfahren zu haben«.[101] In Hamburg seien die Deportationen durch eine Beifall klatschende Menge auf Lastwagen getrieben worden; schon ihr

99 Ebd., S. 116.

100 Bajohr/Pohl: Der Holocaust als offenes Geheimnis, S. 7. Über 8.000 aus Hamburg und Norddeutschland stammende Jüdinnen und Juden sowie Sinti:zze und Rom:nja wurden im Zuge der Shoah in die Gettos in Lodz, Minsk, Riga und Theresienstadt sowie die Vernichtungslager Bełzec und Auschwitz deportiert; vgl. Stiftung Hamburger Gedenkstätten und Lernorte: Denk.Mal Hannoverscher Bahnhof, Geschichte, unter: https://hannoverscher-bahnhof.gedenkstaetten-hamburg.de/de/ (16.3.2024).

101 Bajohr/Pohl: Der Holocaust als offenes Geheimnis, S. 64.

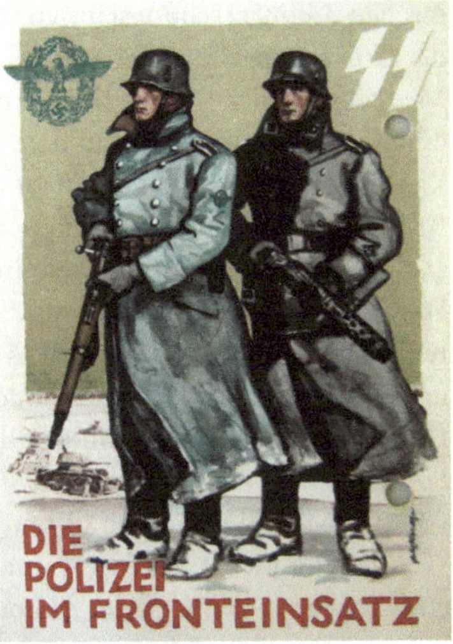

»Die Polizei im Fronteinsatz«, Postkarte Bernhard Nochts an das Hamburger Tropeninstitut, 19. Februar 1942.

vorheriger Auszug aus den »Judenhäusern« sei von zahlreichen Schulkindern teils »johlend« begleitet worden.[102] Die Sammelpunkte für die Deportationen von Jüdinnen und Juden lagen, wie in Hamburg der Dammtorbahnhof, meist im Stadtgebiet, und in den vorbeifahrenden S-Bahnen »reckten die Leute«, so eine Quelle aus Hamburg, »die Hälse«.[103] Einen diesbezüglichen Informationsfluss gab es 1942 durch die Sendungen der BBC, durch Soldaten in Lazaretten oder auf Heimaturlaub oder durch Techniker und Spezialisten, die in den besetzten Ostgebieten Massaker erlebt hatten und dann in der Heimat davon berichteten. Verwundete Soldaten im Lazarett sprachen das Grauenhafte aus (»Wir haben in Rußland zehntausend Juden umgelegt«); ein wohl verwundeter Soldat schluchzte im Hamburger Israelitischen Krankenhaus, »dass er jüdische Frauen und Kinder hätte erschießen müssen«.[104]

All dies, so Bajohr und Pohl, ermöglichte es normalen Bürgern, sich ein Bild zusammenzusetzen. Bernhard Nocht gehörte zweifellos als pensionierter Medizinprofessor, ehemaliger Direktor der zweitgrößten deutschen infektionsmedizi-

102 Ebd., S. 47-49.
103 Ebd., S. 47.
104 Zitiert nach ebd., S. 60 u. 63.

nischen Großforschungseinrichtung sowie als Alterspräsident der Universität Hamburg zum Diskurskamm. Als pensionierter Mediziner konnte er im beruflichen Netzwerk Informationen erhalten, etwa über verwundete Soldaten; zudem konnte er sehr gut Englisch, was ihm erlaubt hätte, den britischen Sender BBC zu hören. Letztlich verfügte er als Mitglied der Eliten über exklusive Kontakte an der Schnittstelle von Wissenschaft und Politik in Hamburg und Berlin. Persönlich traf er auf Konferenzen und Empfängen mit NS-Amtsträgern wie Georg Ahrens und Carl Vincent Krogmann oder auch Tätern wie Friedrich Ofterdinger, Leonardo Conti und Karl Kaufmann zusammen. So ist es eher wahrscheinlich als unwahrscheinlich, dass Nocht von den Mordaktionen im Osten gehört hat.

Auf der anderen Seite ist während der ganzen NS-Zeit nicht eine einzige antisemitische Äußerung Bernhard Nochts überliefert. Seine Frau Maria, von den Nazis zumindest intern als »Mischling 2. Grades« diffamiert, gehörte in gewisser Hinsicht zu den Opfern. Dies mag der tiefere Grund sein, weshalb Nocht, im Gegensatz etwa zu seinen Nachfolgern Ernst Georg Nauck und Peter Mühlens, nie in die NSDAP eingetreten ist und auch nicht in ihre Untergliederungen wie etwa den Nationalsozialistischen Deutschen Ärztebund. War Bernhard Nocht ein Nationalsozialist im engeren Sinne? Diese Frage ist zu verneinen: Die fehlende Parteimitgliedschaft zeigt eine Distanz zum NS; dazu passt, dass Nocht in seinen Personalakten »evangelisch-lutherisch« angab,[105] was zur NS-Zeit nicht gern gesehen war. Nocht war kein Antisemit – hierauf gibt es in den vielfältigen öffentlichen, aber auch in internen Dokumenten keinen einzigen Hinweis, und das in einer hochgradig antisemitischen Zeit. Er war auch nicht völkisch-germanisch im nationalsozialistischen Sinne eingestellt, etwa als ärztlicher Protagonist einer »Blut und Boden«-Ideologie (z. B. Geomedizin). Vor allem aber war Nocht ärztlich kein Rassenhygieniker

105 StaHH 361-6-I 0094, Fragebogen zur Durchführung des Gesetzes zur Wiederherstellung des Berufsbeamtentums vom 7. April 1933.

in dem Sinne, dass er etwa ein Verfechter der von Wilhelm Holzmann geforderten »Bevölkerungspolitik« gewesen wäre, die hinter der Ermordung großer Teile der deutschen Psychiatriepopulation und der Jüdinnen und Juden stand. Bernhard Nocht war Mediziner, von der Konstitution her alte »preußische Elite« der Kaiserzeit, Kolonialist, hier dezidiert verstanden als Akteur in einem rassistischen Unrechtssystem, und antidemokratischer Monarchist. Doch als Arzt und Wissenschaftler kämpfte er immer gegen Infektionskrankheiten und wurde nie zu einem Rassenhygieniker, wie ihn die NS-Medizin – in personam Holzmann und Conti – forderte. Gleichwohl ließ er sich vom NS-System instrumentalisieren, genoss die ihm zuteilwerdenden Ehrungen.

Eine der größten Ehrungen, zumindest die, die seinen Namen – bis heute – im kollektiven Gedächtnis der Stadt verankerte, wurde ihm durch Gauleiter Karl Kaufmann zuteil: die Umbenennung des Hamburger Instituts für Schiffs- und Tropenkrankheiten in »Bernhard-Nocht-Institut für Schiffs- und Tropenkrankheiten« zu Nochts 85. Geburtstag. Diese wurde von Kaufmann in einem kurzen Erlass am 24. Oktober 1942 verfügt:

> In dem Wunsche, den Gründer und 30jährigen Leiter des Hamburger Instituts für Schiffs- und Tropenkrankheiten und einen der ältesten Pioniere auf dem Gebiete der deutschen tropenmedizinischen Wissenschaft zu seinem 85. Geburtstage am 4. November 1942 zu ehren, bestimme ich, daß das Hamburger Institut für Schiffs- und Tropenkrankheiten künftig den Namen führt: Bernhard-Nocht-Institut für Schiffs- und Tropenkrankheiten.[106]

Bernhard Nocht wurde so abermals geehrt und auf eine Stufe mit Robert Koch gestellt, dessen Preußisches Institut für Infek-

106 StaHH 131-4_1942 A IV 44, Erlaß über die Neubenennung des Hamburger Instituts für Schiffs- und Tropenkrankheiten, 24. Oktober 1942.

tionskrankheiten im März 1942 in »Institut Robert Koch« umbenannt worden war. Zugleich lieh er, Bernhard Nocht, der international anerkannte Wissenschaftler und Gelehrte, auf diese Weise dem NS-Regime seinen Namen. In einem persönlichen Brief zu dessen 85. Geburtstag schrieb Kaufmann an Nocht:

> Möge diese Benennung von Ihnen mit freudiger Genugtuung als Beweis der besonderen Anerkennung Ihrer erfolgreichen Lebensarbeit und als äußeres Zeichen des tiefen Dankes der Hansestadt Hamburg hierfür empfunden werden. Mit meinen besten Wünschen für Ihr ferneres persönliches Wohlergehen gebe ich zugleich dem Wunsche Ausdruck, daß es Ihnen vergönnt sein möge, die Errichtung des geplanten neuen Instituts zu Beginn einer segensreichen Friedenszeit noch mitzuerleben.
> Heil Hitler!
> Ihr Ergebener gez. Karl Kaufmann[107]

Am 9. November bedankte sich Bernhard Nocht aus Wiesbaden bei Gauleiter Kaufmann mit einem handschriftlichen Schreiben für die zu seinem Geburtstag »ausgesprochene Anerkennung« seiner »Tätigkeit in Hamburg«:

> Hamburg ist meine zweite Heimat geworden, der ich mit größter Dankbarkeit anhänglich bleibe.
> Heil Hitler!
> Prof. Dr. Bernhard Nocht[108]

Entscheidend bei der Umbenennung des Hamburger Tropeninstituts in Bernhard-Nocht-Institut ist der zeitliche Kontext. Denn der Zweite Weltkrieg war Ende Oktober 1942 augenfällig verloren, was zwei Monate später durch die Schlacht von Stalingrad dann ein für alle sichtbares Emblem erhielt. Gleichzeitig

107 StaHH 131-4_1942 A IV 44, Karl Kaufmann an Bernhard Nocht, 4. November 1942.

108 StaHH 131-4_1942 A IV 44, Erlaß über die Neubenennung des Hamburger Instituts für Schiffs- und Tropenkrankheiten, 24. Oktober 1942.

wurde der Holocaust in seiner singulären Totalität international bekannt, oder anders formuliert: Der Massenmord an den zunächst polnischen, dann europäischen Jüdinnen und Juden, über den im Westen genaueste Informationen vorlagen, die auch etwa die *New York Times* publizierte, wurde seit 1941 wiederholt in der westlichen Öffentlichkeit diskutiert, was das NS-Regime, solange der Krieg gut lief, jedoch vollständig ignorierte.[109] Nun aber, angesichts der sich abzeichnenden Niederlage, musste das Regime auf die Vorwürfe der Massenmorde, wie sie die internationale Presse und die BBC erhoben, irgendwie reagieren. Eine Variante war es anscheinend, Deutschland über die Leistungen der deutschen Wissenschaft als traditionelle Kulturnation zu stilisieren.[110] So wurden deutsche Forscher der Kaiserzeit aufgebaut, um das internationale Ansehen NS-Deutschlands zu retten. Die Namen von Bernhard Nocht und Robert Koch mussten in ebenjenem Moment herhalten, in dem klar wurde, dass auch der Zweite Weltkrieg für Deutschland verloren war, in einem Versuch, das Ansehen NS-Deutschlands zu retten.

Dass sich die Umbenennung in Bernhard-Nocht-Institut für Schiffs- und Tropenkrankheiten historisch in den größeren Kontext einer Wissenschaftspopularisierung durch die NS-Eliten einfügt, zeigt ein Schreiben an Mühlens vom 7. Mai 1943. In diesem bat ein Beamter des Reichsgesundheitsführers mit der Adresse Tiergartenstraße 15 Peter Mühlens als Vorsitzenden der Deutschen Tropenmedizinischen Gesellschaft um »einen Überblick über die wissenschaftlichen Leistungen« der Tropenmedizin »seit dem Jahre 1933«:

> Es ist uns sehr wohl bekannt, dass die Arbeit jetzt im Kriege eine sehr große ist und dass Sie selbst mit allen möglichen Dingen stark eingebunden sind. Aus besonderen Gründen, die ich Ihnen leider im Einzelnen nicht darlegen kann, benötigt der Reichsgesundheitsführer einen Überblick über die Leistungen der deutschen Medizinischen Wissenschaft. Er

109 Bajohr/Pohl: Der Holocaust als offenes Geheimnis, S. 89.
110 Ebd., S. 100-102.

> wäre Ihnen sehr dankbar, wenn Sie auch die einzelnen hervorragenden Fachvertreter Ihres Gebietes nennen, ihre Leistungen aufzeigen würden, insbesondere auch diejenigen, die Sie im Rahmen der internationalen Wissenschaft vollbracht haben. [...] Der Reichsgesundheitsführer wäre Ihnen dankbar, wenn er bis zum Ende des Sommersemesters 1943 den Bericht vorliegen hätte.[111]

Während die Vernichtungslager Bełżec, Sobibor, Treblinka und Lublin vor allem der Ermordung der polnischen Jüdinnen und Juden dienten, war Auschwitz zentral für die Ermordung der europäischen Jüdinnen und Juden sowie der Sinti:zze und Rom:nja. Das Konzentrations- und Vernichtungslager Auschwitz, 1940 etabliert, bestand aus dem Stammlager (Auschwitz I), dem Vernichtungskomplex Auschwitz-Birkenau (Auschwitz II) und den gewaltigen Buna-Werken (Auschwitz III – Monowitz). Diese sehr großen Strukturen lagen mitten in der schlesischen Industriestadt Oświęcim und waren, wie das notdürftig getarnte Bełżec und Lublin, direkt einzusehen. Ein Häftling schrieb in einem der Zensur entgangenen Brief aus dem Lager, er befinde sich in der »modernsten Massenhinrichtungsanstalt der Welt«.[112]

Wie das Blausäurepräparat Zyklon B der Degesch bzw. Testa in Auschwitz-Birkenau zum Mittel des Massenmordes wurde, ist bislang nicht ausreichend geklärt. Laut Forschung war es der stellvertretende Kommandant, SS-Hauptsturmführer Karl Fritzsch, der dieses Mittel zum ersten Mal »aus eigener Initiative« im KZ Auschwitz I zum Töten von Menschen einsetzte. So wurden am 3. oder 5. September 1941 »mehr als 600 junge –

111 BNI-Archiv 2-151, Der Reichsgesundheitsführer – Verbindungsstelle Berlin an den Vorsitzenden der Deutschen Tropenmedizinischen Gesellschaft, 7.5.1943.

112 Zitiert nach Die Verfolgung und Ermordung der europäischen Juden durch das nationalsozialistische Deutschland 1933-1945, Bd. 16: Das KZ Auschwitz 1942-1945 und die Zeit der Todesmärsche 1944/45, bearbeitet von Andrea Rudorff, Berlin/Boston 2018, S. 47.

meist um 18 Jahre alte – sowjetische Kriegsgefangene und 257 andere männliche Häftlinge, die unter den Kranken ausgewählt worden waren«, versuchsweise dem Zyanid-Präparat ausgesetzt und so ermordet.[113] Auschwitz-Kommandant Rudolf Höß formulierte in seinen Erinnerungen:

> Gelegentlich einer Dienstreise hatte mein Vertreter, der Hauptsturmführer Fritzsch, aus eigener Initiative Gas zur Vernichtung dieser russischen Kriegsgefangenen verwendet, und zwar derart, daß er die einzelnen im Keller gelegenen Zellen mit den Russen vollstopfte und unter Verwendung von Gasmasken Zyklon B in die Zellen warf, das den sofortigen Tod herbeiführte. Das Gas Zyklon B wurde in Auschwitz durch die Firma Tesch & Stabenow laufend zur Ungezieferbekämpfung verwendet, und es lagerte daher immer ein Vorrat dieser Gasbüchsen bei der Verwaltung.[114]

Höß fährt fort:

> In der ersten Zeit wurde dieses Giftgas, ein Blausäurepräparat, nur durch Angestellte der Firma Tesch & Stabenow unter größten Vorsichtsmaßnahmen angewandt, später wurden einige SDG [Sanitätsdientsgrade] als Desinfektoren bei der Firma ausgebildet, und es haben dann diese die Gasverwendung bei der Entseuchung und Ungezieferbekämpfung durchgeführt. Beim nächsten Besuch Eichmanns berichtete ich diesem über diese Verwendung von Zyklon B, und wir entschlossen uns, bei der zukünftigen Massenvernichtung dieses Gas zur Anwendung zu bringen.[115]

Adolf Eichmann, als Leiter des »Juden-Referats« im Reichssicherheitshauptamt eine wesentliche Schnittstelle des industriellen Massenmords, bestritt dies später bei seinem Prozess in Jerusalem. Ab Anfang Juli 1940 hatten Mitarbeiter der Firma

113 Kalthoff/Werner: Händler des Zyklon B, S. 174.
114 Rudolf Höß, zitiert nach ebd.
115 Ebd.

Tesch & Stabenow aus Hamburg mit Zyklon B Ungeziefer in dem entstehenden KZ Auschwitz I beseitigt.[116] Seitdem waren »erhebliche Mengen« des Präparats dort vorhanden.[117] Der Zeuge Martin Wilks berichtete beim Frankfurter Auschwitz-Prozess, wie die Ermordung, wohl 1942, vonstattenging:

> Es kam der Befehl durch: »Gardinen zuziehen, alles vom Fenster weg!« Und ich habe die Gardinen zugezogen und bin vom Fenster weggegangen, war aber trotzdem neugierig [...]. Und da bin ich ans Fenster wieder rangegangen, als ich merkte, daß die Luft rein war, und habe die Gardinen etwas zurückgezogen und konnte sehen, daß auf dem Bunker einige Leute eilends etwas aus der Büchse leerten. [...] Ja, und da reinschütteten. Die Leute, die oben waren, es waren zwei, vielleicht drei, ich kann es heute nicht mehr sagen, hatten Gasmasken auf und waren sehr eilends.[118]

Die Anordnung des Verfahrens bei der Ermordung von Menschen entsprach dabei exakt jener der Versuche des hambur-

116 Ebd., S. 173.

117 Ebd. Rudolf Höß schrieb in seinen Erinnerungen: »Bis Ende 1941 oder Anfang 1942 bestellte die Verwaltung des Lagers das Gas direkt bei Tesch & Stabenow. Von dann an wurde das Gas von Dr. Mrugowsky, dem Beauftragten für Hygiene beim Reichsführer SS, für alle SS-Organisationen und Einrichtungen bestellt, der auch für die Zuweisung der Quoten zuständig war. Dr. Mrugowsky hat solcherweise Tesch & Stabenow die Lieferung der Quota angewiesen, die für die Vernichtungslager Birkenau benötigt war. Ich nehme als sicher an, daß diese Firma den Verwendungszweck des vorgelieferten Zyklon B kannte, da sie dies aus der Tatsache schließen mußte, daß das Gas ständig in großen Mengen für Auschwitz, während für die anderen Departements der SS Truppen usw. entweder nur einmalig oder in Abständen von 6 Monaten bestellt wurde« (zitiert nach ebd., S. 176).

118 Fritz Bauer Institut: Tonband-Mitschnitte des Auschwitz-Prozesses (1963-1965), 1. Frankfurter Auschwitz-Prozess, »Strafsache gegen Mulka u. a.«, 4 Ks 2/63, Landgericht Frankfurt am Main, 90. Verhandlungstag, 17.9.1964, Vernehmung des Zeugen Martin Wilks, S. 6-7, unter: https://www.auschwitz-prozess.de/zeugenaussagen/Wilks-Martin/.

gischen Hygienischen Staatsinstituts mit der Firma Tesch & Stabenow im Hamburger Hafen vom November 1932, die oben schon zitiert wurde:

> V. Versuch am 4. November 1932:
> Beschickung mit Blausäure (Zyklon) und zwar mit 3200 g CN nach der deutschen Vorschrift (1,5 kg CN auf je 1.000 cbm Raum). 4 Ratten sind ausgesetzt wie beim Versuch III. Um 10.02 Uhr wird der Raum beschickt durch Ausschütten des Zyklons in die Luke von Deck aus. Um 12.02 Uhr wird mit der Lüftung begonnen, bald darauf werden die Ratten herausgeholt. Sie sind tot und starr. [...]
> Um 15½ Uhr sind nur noch Spuren von Blausäure nachweisbar, am nächsten Morgen ist der Raum gasfrei. Bei diesem Versuch waren anwesend Vertreter des Hygienischen Staatsinstituts und der Desinfektionsanstalten, sowie Herr Dr. Tesch von der Firma Tesch und Stabenow. Hamburg, den 14. November 1932.[119]

Die Akten aus Auschwitz wurden vernichtet. Ob und wie Bruno Tesch und Tesch & Stabenow exaktes Wissen ins Lager Auschwitz einbrachten, ist nicht mehr zu eruieren. Hingewiesen werden soll aber darauf, dass die Firma, die das KZ Auschwitz und SS-Hauptsturmführer Karl Fritzsch belieferte, im Hamburger Hafen bei wissenschaftlichen Versuchen exakt die spätere Mordmethode vorwegnahm und auch unter einer »deutschen Vorschrift (1,5 kg CN auf je 1.000 cbm Raum)« arbeitete, die darauf verweist, dass der Prozess der Tötung von Warmblütern mit Zyanid, chemisch wie medizinisch, schon vor Auschwitz hochgradig wissenschaftlich professionalisiert war – und zwar durch die in die Entwesung involvierten Akteure im Hamburger Hafen.

119 StaHH 352-7 I_142 (Band 2), Betrifft: Prüfung der Wirksamkeit der für die Schiffsdurchgasung amtlich vorgeschriebenen Mengen an Schwefeldioxyd [...] an Blausäure entwickelt aus Zyklon B (Deutsche Vorschrift).

Bruno Tesch und wohl auch sein Prokurist Karl Weinbacher in Hamburg bezogen eine Prämie bzw. »Kommission« für das von ihnen nach Auschwitz gelieferte Zyanidpräparat;[120] Tesch gab zu, dass er im Konzentrationslager Sachsenhausen und »einmal in Riga [...] SS- und Polizeibeamte in Kursen über Entlausungen und Durchgasungen unterrichtet« bzw. ausgebildet habe.[121] Ein später vernichteter Reisebericht Teschs wurde vor Gericht aus dem Gedächtnis wie folgt zusammengefasst:

> Es hieß darin, Dr. Tesch habe eine Begegnung mit führenden Männern der Wehrmacht gehabt. Dabei sei gerügt worden, daß die Erschiessung von Juden überhand nehme und deren Massenbestattung unhygienisch sei. Es ist vorgeschlagen worden, die Erschiessungen durch das Blausäureverfahren zu ersetzen und Dr. Tesch sei gebeten worden, hierzu geeignete Vorschläge zu machen. Er, Tesch, habe dann vorgeschlagen, die Hinzurichtenden seien in luftdicht, wie zur Desinfektion, abgeschlossene Baracken zu bringen. Durch Experten sollten dort Blausäureplatten ausgelegt und die Menschen durch die ausströmende Blausäure getötet werden. [...] SS-Männer könnten durch ihn, Dr. Tesch, im Blausäureverfahren ausgebildet werden.[122]

Bernhard Nocht hatte mit dem Nocht-Giemsa-Verfahren das vorher bestehende Konkurrenzprodukt zum Zyanid der Deutschen Gesellschaft für Schädlingsbekämpfung (Degesch) sowie deren Hamburger Vertriebsfirma Tesch & Stabenow (Testa) entwickelt. Er war so ein »natürlicher« Gegner der Testa, die ab 1923/24 mit Macht auf den Markt zur Entwesung von See- und Handelsschiffen im Hamburger Hafen drängte. Ab 1927 entwickelte sich aus der Konkurrenz langsam eine Kooperation,

120 StaHH 731-8_A 902, Dr. Tesch hat »nichts gewusst«..., Hamburger Nachrichten-Blatt, 5. März 1946.

121 Ebd.

122 StaHH 731-8_A 902, »Zyklon B – für Auschwitz. Verhandlungen vor dem Hamburger Kriegsgericht«, Neue Hamburger Presse, 2. März 1946.

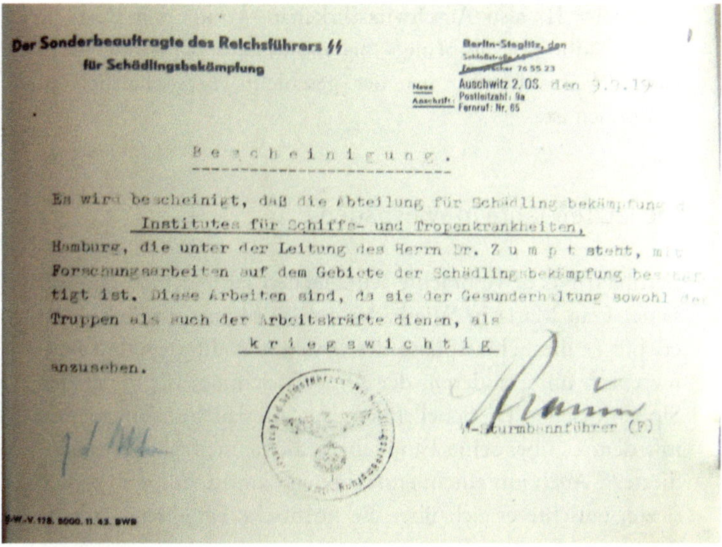
Der Sonderbeauftragte des Reichsführers SS
für Schädlingsbekämpfung

Berlin-Steglitz, den
Fernsprecher 76 55 23
Neue Anschrift: Auschwitz 2, OS. den 9.9.19
Postleitzahl: 9a
Fernruf: Nr. 85

Bescheinigung.

Es wird bescheinigt, daß die Abteilung für Schädlingsbekämpfung d[es] Institutes für Schiffs- und Tropenkrankheiten, Hamburg, die unter der Leitung des Herrn Dr. Zumpt steht, mit Forschungsarbeiten auf dem Gebiete der Schädlingsbekämpfung beschäftigt ist. Diese Arbeiten sind, da sie der Gesunderhaltung sowohl der Truppen als auch der Arbeitskräfte dienen, als

kriegswichtig

anzusehen.

SS-Sturmbannführer (F)

Bescheinigung der Kriegswichtigkeit, ausgestellt vom Sonderbeauftragten für Schädlingsbekämpfung der SS, Guntram Pflaum, am 9. September 1944 in Auschwitz-Birkenau.

die im Oktober 1933 zu gemeinsamen Versuchen von Tropeninstitut und Degesch führte, an denen auch Bernhard Nocht teilnahm, während das Tropeninstitut selbst auch mit Blausäuredurchgasungen experimentierte. Dabei konnten Nocht und Hafenarzt Sannemann die sukzessive Durchsetzung des Zyklon-Verfahrens – und damit die Ablösung des patentierten Nocht-Giemsa-Verfahrens – im Hamburger Hafen nicht verhindern. So war Nocht, ein Wort der Historikerin Szöllösi-Janze zu Fritz Haber auf Nocht applizierend, »jenseits unmittelbarer Verantwortlichkeit mit den Schattenseiten der deutschen Geschichte fest verbunden«.[123]

Die Abteilung für Entomologie des Hamburger Tropeninstituts kooperierte mit dem Konzentrationslager Auschwitz – hier

123 Szöllösi-Janze: Von der Mehlmotte zum Holocaust, S. 677.

Auschwitz II, also Auschwitz-Birkenau – »auf dem Gebiete der Schädlingsbekämpfung« bis mindestens September 1944 weiter,[124] was künftig genauer geschichtswissenschaftlich zu erforschen ist.

Die letzten Jahre in Wiesbaden

Bernhard Nocht verbrachte seine letzten Jahre gemeinsam mit seiner Frau Maria in Wiesbaden in der Blumenstraße 8. Dort erlebte er die Schlussphase des Zweiten Weltkriegs und widmete sich unter anderem der Ahnenforschung, für die er den Sippenforscher Dr. Schellenberg aus Breslau beauftragte und mit dem er über seine Familiengeschichte vielfach korrespondierte.[125] Auch mit einem entfernteren Cousin, mit dem er sich siezte, tauschte er sich über die nochtsche Familiengeschichte aus.[126]

Frau Müller, die Bibliothekarin des Tropeninstituts, hielt Nocht auch in der zweiten Kriegshälfte über die Institutsangelegenheiten auf dem Laufenden:

> Herr Prof. Mühlens ist seit gestern in Berlin zu einer militärischen Tagung »Ost«, zu der auch Prof. Nauck aus Sofia nach Berlin gefahren ist. Prof. Menk befindet sich seit 2 Wochen in Spanien und kommt Ende dieses Monats zurück. Von den Wissenschaftlern sind z. Zt. nur Dr. Weise, Dr. Kessler (mit Unterbrechungen), Dr. Mohr und Dr. Loos hier. Herr Dr. Minning hat sich vor 8 Tagen mit Frau Otto, der Sekretärin von Hafenarzt Dr. Peter, verheiratet. Sie war früher schon mehrere Jahre im Krankenhaus als Schwester tätig.[127]

124 BNI-Archiv 2-99, Personalakte Zumpt.
125 StaHH 622-1_354_257, Brief Bernhard Nochts an die Schlesische Arbeitsgemeinschaft für Sittenkunde in Breslau, 8. März 1939.
126 StaHH 622-1_354_257, Hermann Hoeppe an Bernhard Nocht, Herford, den 20. November 1942.
127 BNI-Archiv 2-3, A. Müller an Bernhard Nocht, o. D.

Am 7. Juni 1943 verstarb in Hamburg plötzlich und unerwartet der Direktor des Tropeninstituts, Peter Mühlens, was erneut einen Kampf um die Nachfolge auslöste. Bei diesem wiederholte sich die Ausgangslage von 1933 – ein externer Kandidat aus NS-Kreisen gegen einen Nocht-Schüler aus dem eigenen Hause. Am 26. Juni 1943 schrieb Frau Müller an Bernhard Nocht:

> Die Nachricht von dem plötzlichen Tode von Prof. Mühlens traf mich in Amrum, wo ich meinen Urlaub verbrachte. Ich hätte Ihnen sonst schon früher geschrieben. [...] Es ist eine grosse schmerzliche Lücke, die Sie und uns betroffen hat, denn ich glaube, dass der Lehrer ebenso an seinem Schüler gehangen hat, wie der Schüler an seinem geliebten und sehr verehrten Lehrer, dem er eine Ehrfurcht im wahrsten Sinne des Wortes entgegengebracht hat. [...] Es ist nicht schön, schon jetzt über die Nachfolge zu sprechen. Ich weiss nicht, ob Ihnen bekannt ist, dass unser Herr Dr. Loos beauftragt worden ist, unter der Hand Angaben über den Entwicklungsgang, Auslandstätigkeit usw. von Dr. Rose und Prof. Nauck aufzustellen, wobei ich ihm behilflich bin. Ich weiss, dass Sie die Besetzung der Leitung Ihres Institutes von einer höheren Warte aus ansehen und dass da vielleicht Dinge mitsprechen, die wir nicht übersehen können. Aber trotzdem möchte ich Sie bitten – und ich glaube, ich spreche mindestens für 90 % der Institutsleute –, Ihren Einfluss für den Letztgenannten geltend zu machen, den Sie doch auch persönlich so sehr schätzen.[128]

Gerhard Rose, Leiter der Abteilung für Tropenmedizin am Robert-Koch-Institut, war seit Januar 1942 in die tödlichen Fleckfieberversuche in den Konzentrationslagern Natzweiler-Struthof und Buchenwald involviert und wurde nach dem Krieg im Nürnberger Ärzteprozess zu einer hohen Freiheitsstrafe verurteilt. Bernhard Nocht gelang es, auch diesen Kandidaten

128 BNI-Archiv 2-3, A. Müller an Bernhard Nocht, 26. Juni 1943.

für das Direktorat des Hamburger Tropeninstituts abzuwehren oder doch zumindest sein Gewicht gegen den NS-Arzt Rose bei den Hamburger Eliten in die Waagschale zu werfen. So formulierte Frau Müller kurz darauf in einem Schreiben an Bernhard Nocht über die Wahl Naucks:

> Wir alle sind Ihnen, lieber Herr Obermedizinalrat, von Herzen dankbar, dass Sie so für diesen Ihren Nachfolger eingetreten sind, der sicher sein ganzes Streben dafür einsetzen wird, das Institut in Ihrem Geiste weiter zu führen.[129]

Noch mit 85 Jahren konnte Nocht, so scheint es, bei einer wichtigen strategischen Personalentscheidung »seines« ehemaligen Instituts aus dem fernen Wiesbaden ein entscheidendes Wort mitsprechen.

Die Institutsbibliothekarin Müller informierte Nocht auch über die im Tropeninstitut in der zweiten Kriegshälfte gehaltenen Kurse:

> Zu den Mittw[o]chskursen für Betriebs- und Lagerärzte, die im Hörsaal des Instituts abgehalten werden, ist immer grosser Zustrom, und wenn die Bernhard-Nocht-Strasse dann mit etwa 30 Autos (Aerzte-Autos) besetzt ist, könnte man denken, man lebte in früheren Zeiten und im Institut wäre eine grosse wissenschaftliche Tagung od. ähnl.[130]

Ob auch Lagerärzte der diversen Außenlager des KZ Neuengamme oder des Lagers selbst anwesend waren, ist heute nicht mehr nachzuweisen. Die Fleckfieberprävention wird aber eines der im Institut besprochenen und gelehrten Kernthemen gewesen sein. Beigefügt war dem Schreiben an Nocht auch ein Foto des zerbombten Instituts:

> Wenn es Ihnen auch sicherlich sehr schmerzlich ist, Ihr schönes Institut in dieser Form wiederzusehen, so wird Sie vielleicht doch interessieren, zu sehen, dass durch das Feuer tatsächlich

129 BNI-Archiv 2-3, o. D. [Sommer 1943].
130 BNI-Archiv 2-3, Müller an Bernhard Nocht, o. D.

> nur das Dachgeschoss zerstört worden ist und dass der wissenschaftliche Betrieb dadurch kaum gestört worden ist. […] Anfang Juni soll zum ersten Mal nach der Katastrophe wieder einmal eine Sitzung der »Vereinigung der Freunde des Trop. Inst.« sein, zu der Herr Staatsrat Helfferich eingeladen hat.[131]

Frau Müller schilderte eindringlich die sich verschlechternde »Luftlage«, wie hier in einer Nachricht an Bernhard Nocht ohne Datum:

> Während der Osterfeiertage wurde auch hier eine Höchstzahl von Luftwarnungen und Alarmen erreicht und am Gründonnerstag sind leider auch in Hamburg wieder einzelne Bomben gefallen, darunter eine Luftmine am Eppendorfer Baum, Ecke Hegestieg, gleich hinter der Isebek-Kanalbrücke. Alle Fenster in der Umgebung sollen wieder zertrümmert sein. Gerade jetzt setzt wieder die Sirene zur Luftwarnung ein.[132]

Auch vor Wiesbaden machte der Bombenkrieg nicht halt. Zwar hatte es eine erste Bombardierung bereits am 17. September 1942 gegeben, bei der unter anderem das »Zementwerk Dyckerhoff und Söhne« getroffen worden war. Der eigentliche Bombenkrieg auf die Stadt begann aber relativ spät, ab September 1944, und erreichte Anfang 1945 seinen Höhepunkt:

> Der schwerste Bombenangriff in der Nacht vom 02. auf den 03.02.1945 forderte 570 Menschenleben, 28.000 Bewohner

131 Ebd.

132 BNI-Archiv 2-3, A. Müller an Bernhard Nocht, 12. April 1944. Am 16. September 1944 schrieben die Nochts (die Worte stammen von Maria Nocht) aus Wiesbaden an Frau Müller: »Es ist rührend, dass Sie uns so ausführliche Berichte schicken über unser geliebtes Institut. Es interessiert uns alles brennend, wenn wir auch sehr traurig sind & mit Wehmut […] gedenken, sowohl des Institutsgebäudes als auch […] der schönen Vergangenheit. – Prof. Nauck muss sich ja sehr bewährt haben. Wir bitten ihn zu grüssen, sowie auch Frl. Strauss« (BNI-Archiv 2-3, Bernhard und Maria Nocht an A. Müller, 16. September 1944).

> verloren ihr Obdach. Besonders stark getroffen war das Kurviertel. Das Paulinenschlösschen wurde wie der Kurpark, das Kurhaus und das Theater, das Hotel Vier Jahreszeiten, die Marktkirche, das Stadtschloss, das Rathaus sowie das Polizeipräsidium stark in Mitleidenschaft gezogen. Die Wasser-, Gas- und Stromleitungen waren bis Oktober 1945 noch nicht vollständig repariert. […] Am Ende des Krieges waren etwa 30 % der Bausubstanz Wiesbadens zerstört.[133]

Wohl im Januar 1945 schrieb Maria Nocht einen Brief an die Frau von Dr. Weischer. Die Nochts hatten mit den Weischers während einer Reise nach China im Jahr 1931 vielfach korrespondiert. Der Brief Maria Nochts erlaubt Einblicke in den Alltag der Nochts in Wiesbaden kurz vor der Befreiung:

> Bei uns in der Wohnung herrscht jetzt eigentlich ein idealer Zustand. Wir haben vier Personen Einquartierung, aber man merkt wenig von ihnen, da sie alle sehr rücksichtsvoll sind. Die [NAME], die in Liesel's Wohung haust, – mit [e]xtra Eingang – sehen wir oft tagelang nicht. Und die drei »Girl Students« sind ganz reizend, lustig, bescheiden + anspruchslos. Vielleicht kommt ja nun unsere Tochter und die Kleine wieder. An sich finde [ich] es nicht richtig, dass sie sich so in Frontnähe wagt. Aber sie muss es selbst wissen, wir haben ihr weder zu noch abgeraten. Zum Frühjahr kann es hier ja sehr brenzlich werden. Viele liebe Grüsse Ihre Maria Nocht.[134]

Kurz darauf gehörten auch Bernhard und Maria Nocht zu den Bombengeschädigten. In der Nacht des verheerenden Bombenangriffs auf Wiesbaden vom 2. auf den 3. Februar 1945, von dem schon die Rede war, wurden die »großen, schönen Verandafenster durch Bombenluftdruck zerstört«, aber das »Haus

133 Stadtarchiv Wiesbaden: Stadtlexikon A–Z, Zweiter Weltkrieg, unter https://www.wiesbaden.de/microsite/stadtlexikon/a-z/zweiter-weltkrieg.php (25.2.2024).

134 StaHH 352-8/9_4408, Brief von Bernhard und Maria Nocht an Familie Weischer, 7. Januar 1945.

blieb unversehrt«, während »ganz Wiesbaden wie ein riesiges Feuermeer lichterloh um uns herum brannte«.[135] Sicher ein traumatisches Ereignis für das alte Ehepaar. Obwohl das Haus im Ganzen intakt blieb, mussten die Nochts »bei scheibenlosen und z.T. ganz offenen Fenstern in ungeheizter oder nur sehr selten und mangelhaft geheizter Wohnung ohne Licht, Kohlen und Gas« ein, so Bernhard Nocht in seinem und Maria Nochts Abschiedsbrief, »sehr schwieriges und mehr als ungemütliches Leben führen«.[136]

Am 28. März 1945 wurde Wiesbaden von US-amerikanischen Truppen befreit. Ihr Hauptquartier nahmen die US-Amerikaner im Hotel Rose keine zwei Kilometer von der Wohnung der Nochts entfernt.[137]

Am 14. April 1945 wurden die Nochts »von den Amerikanern gezwungen«, ihre Villenwohnung in der Blumenstraße 8 »zu verlassen«; viel blieb zurück. Während das Ehepaar glaubte, dass »die Wohnung von anständigen, wenn auch feindlichen Leuten, Offizieren« bewohnt werden würde, wurde die Wohnung in den nächsten Nächten von amerikanischen Soldaten geplündert. Eine Bleibe fanden Maria und der 87-jährige Bernhard Nocht im »Sanatorium Nerotal in einem gemüthlichen Zimmer«. Dort leckte es »bei starkem Regen« durch, da »der 3. Stock und der Dachstuhl« ebenfalls »zerbombt und ausgebrannt« waren:

> Die Kost ist hier natürlich sehr knapp, aber schmackhaft zubereitet und der Chefarzt, Herr Dr. Pilling, die Hausverwaltung und das ganze Personal sorgen rührend für uns.[138]

Einige der alten Wertsachen und etwas »Hausrat« befanden sich noch bei den Nochts im Sanatorium:

135 BNI-Archiv 1-67, Abschiedsbrief, Wiesbaden, Mai 1945.
136 Ebd.
137 Stadtarchiv Wiesbaden: Stadtlexikon A–Z, Amerikaner in Wiesbaden, unter: https://www.wiesbaden.de/microsite/stadtlexikon/a-z/amerikaner-in-wiesbaden.php#SP-tabs:1 (3.3.2024).
138 BNI-Archiv 1-67, Abschiedsbrief, Wiesbaden, Mai 1945.

> Unsere Barmittel schwinden rapide. Mein Ruhegehalt habe ich seit März nicht mehr erhalten. Die deutsche Bank zahlt auf Mutti's Sparkassenbuch jetzt monatlich 200 Mk., später vielleicht etwas mehr aus. Unsere Wertpapiere sind augenblicklich unverkäuflich und später mal nur noch sehr wenig oder gar nichts wert.[139]

Nach »langem, oft täglich 7-8 Stunden dauerndem Suchen« und »zeitraubende[r], mit Schlangestehen« und unangenehmen »Verhandlungen« verbundener Suche wurde den Nochts vom Wohnungsamt eine kleine Wohnung »zugesichert«, die sie dann aber nicht bekamen, da der Besitzer plötzlich zurückkehrte. Die Sparkassen, so Nocht, zahlten »seit der Besatzung Deutschlands durch die Amerikaner nichts mehr aus«, das Konto »bei der deutschen Bank« in Wiesbaden, so Nocht, habe er »um ca. 700 Mk. überzogen«.

In einem Abschiedsbrief, den sie aus dem Sanatorium an ihre Kinder und deren Ehepartner schrieben, informierten sie diese über die Entscheidung, die sie getroffen hatten. Die Nochts baten ihren »Freund«, den »Amtsgerichtsrat a. D. Dr. Fülscher, Sonnenbergerstr. 25«, ihr »Testamentsvollstrecker zu sein« und den Kindern »die Familienpapiere und das vorhandene, bare Geld« auszuhändigen. An ihre Kinder schrieben sie:

> [Mutti] hat über 50 Pfund abgenommen und ist nur noch ein Schatten. Es ist unglaublich, was sie bisher trotz Schmerzen[,] Schwäche, Enttäuschungen und seelischen wie körperlichen Qualen geleistet hat. Aber in dieser Zeit des Hungerns und der Knappheit täglich vor-und nachmittags je 2-3 Stunden Schlangestehen und dann noch wenig oder gar nichts mitbringen, elektrisch Kochen bei oft fehlendem Strom – Gas gibt es noch lange nicht – alles das geht über Mutti's Kräfte. Ich kann ihr beim Einholen u. a. nur wenig helfen. Die alleinige Arbeit und Qual hat Mutti. Die Ernährung wird in der nächsten Zeit noch viel knapper werden und

139 Ebd.

> noch schwieriger zu beschaffen sein. Damit ist Wiesbaden mal mit am übelsten dran. Die umliegenden Bezirke sind reichlicher versorgt. Warum das in Wiesbaden anders ist, wissen wir nicht.
> Ich selber war bis vor wenigen Wochen noch recht rüstig, natürlich mit allerhand kleineren und größeren Altersbeschwerden, namentlich einer recht störenden Blasenschwäche. Nun bin ich in den letzten Monaten schnell gealtert. Zwar staunen die Leute immer noch über mein frisches Aussehen. Aber das ist nur äußerlich. Die alte Herzpumpe, die über 87 Jahre brav gearbeitet hat, ist schwach geworden. Die Beine sind oft geschwollen. Ich kriege Stropanth(in)injektionen [?] und andere Herzmittel. Ich weiß aber, daß sie auf die Dauer nicht helfen. Ich bin immer zurück und kann nur langsam und nicht lange gehen. Von Spazierengehen wie früher, ist keine Rede mehr. […]
> Wir haben Herrn Dr. Pilling [?], den Chefarzt des Sanatoriums, der rührend für uns sorgt, gebeten, uns verbrennen zu lassen und unsere Asche für euch aufzuheben. Ihr könnt die Urnen auf dem Münsterschen [?] Friedhof neben Peters's Urne aufstellen, wenn Ihr wollt und könnt. Der Grabbrief, der unser Eigentumsrecht an der Grabstelle auf dem Friedhof bestätigt, liegt bei den Familienpapieren (No 1), ebenso unser Antrag (No. 2) auf Sterbegeld bei der Sterbekasse Hamburgischer Beamten – für mich 300 Mk, für Mutti 200 Mk.[140]

Der Abschiedsbrief beginnt mit den Worten:

> Ihr lieben, lieben Kinder
> Ihr müßt uns nicht verurteilen, weil wir Euch in dieser schweren Zeit im Stich gelassen hätten. Wir haben uns diesen Schritt reiflich überlegt und so lange, wie möglich hinausgezögert. Aber jetzt sind wir in einer verzweifelten Lage und wissen keinen besseren Ausweg. […] Wir sind der Meinung, daß es besser ist, wenn Ihr […] noch ein paar tausend

140 Ebd.

> Mark vorfindet, als daß wir selbst für uns noch viel Geld ausgeben. Ohne wesentlich und überhaupt genügende Lebensmittel u.s.w. zu erhalten u. überhaupt noch ein lebenswertes Leben führen zu können.
> Dank Mutti's Umsicht und weiser Vorsorge haben wir noch keine wesentlichen Entbehrungen erlitten. Die knappe, wenn auch so viel jetzt möglich, schmackhafte, aber natürlich sehr eintönige Kost im Sanatorium konnten wir bisher noch immer aus Mutti's Vorräten etwas ergänzen. Aber das wird bald anders werden, wenn wir eine eigene Wohnung kaufen würden und Mutter dann selbst wirthschaften müsste.[141]

Der Brief endet:

> Wir haben ein reiches Leben führen [können] und wir haben viel [S]chönes und [I]nteressantes gesehen und erlebt. Aber die schönsten Jahre waren doch die in der Brahmsallee mit Euch und dem armen Peter. Und unser großer Schmerz ist, daß wir Euch nicht wieder sehen und umarmen können. Aber auch, wenn Ihr uns noch lebend hier vorgefunden hättet, hätten wir Euch nicht oder jedenfalls nicht wesentlich helfen können. Und so sterben wir in der Hoffnung, daß Ihr unseren Schritt mit Verständniß aufnehmen werdet. Wir wünschen und hoffen von ganzem Herzen, daß es Euch allen gelingt, in dieser elenden schmachvollen Zeit doch den Kopf hochzuhalten, Euch durchzukämpfen und ein neues, erfolgreiches Leben Euch aufzubauen. Grüßt Huschi recht herzlich und grüßt auch alle die lieben Verwandten und unsere Freunde. Und denkt manchmal an uns
> Euer Vater
> Bernhard Nocht[142]

141 Ebd.
142 Ebd.

Fazit: Bernhard Nocht als Repräsentant einer kolonialen Generation

Bernhard Nocht gelang als Sohn eines schlesischen Volksschullehrers ein sozialer Aufstieg, der ihn in die höchsten gesellschaftlichen Kreise erst der Hansestadt Hamburg und dann des Deutschen Reiches führte. Nochts ebenso fesselnde wie beeindruckende Lebensgeschichte oszilliert aus der Rückschau zwischen zwei Polen: herausragenden wissenschaftlichen Leistungen und bedeutenden Beiträgen zum Gesundheitsmanagement einerseits und einer erheblichen Einbindung in den deutschen Kolonialismus andererseits, der sich – wie jeder Kolonialismus – vielfach verheerend auf die kolonisierten Völker und Gebiete auswirkte und Diskurse transportierte, die die lokalen Bevölkerungen als biologisch und kulturell inferior klassifizierten.

Nochts Aufstieg ist bemerkenswert und verdankt sich in erster Linie einer profunden medizinwissenschaftlichen Professionalisierung, zu der ein vornehm zurückhaltendes, kontrolliertes und wohl, wie die vielen Kontakte zeigen, auch einnehmendes Wesen kam. Diese Kombination ermöglichte es dem Mediziner, mit diversen Führungsfiguren des kaiserzeitlichen Deutschlands auf Augenhöhe in einem Elitenetzwerk zu kooperieren. So pflegte Nocht Umgang mit den Wissenschaftlern Robert Koch, Georg Gaffky und Emil von Behring, mit dem Hamburger Medizinalrat Johann Reincke und mit Hamburger Bürgermeistern und Senatoren. Er verkehrte mit den einschlägigen administrativen Eliten aus Auswärtigem Amt und Reichskolonialamt und fand Anerkennung bei Spitzenpolitikern wie den Reichskanzlern Leo von Caprivi und Gustav Stresemann sowie Reichspräsident Paul von Hindenburg. Dabei hatte ihn seine militärärztliche Ausbildung am Friedrich-Wilhelms-Institut mit den Eliten des deutschen Kaiserreichs habituell kompatibel gemacht. Auch international kooperierte er unter anderem mit

Nobelpreisträger Ronald Ross und William C. Gorgas. Nocht lud Ross 1914 zu sich in die Brahmsallee 107 ein und war, seit seiner Entsendung als deutscher Emissär bei der Internationalen Sanitatskonferenz in Paris im Jahre 1903, vielfach in internationalen Kontexten präsent. Gekrönt wurde dieses Engagement Nochts nach dem Ersten Weltkrieg durch seine Berufung in die Hygienekommission des Völkerbundes im Jahr 1923, die im Sinne der auswärtigen Kulturpolitik des Deutschen Reiches zur Wiederaufnahme des Landes in die internationale Gemeinschaft beitrug.

Zunächst von dem bekannten Arzt und Bakteriologen Robert Koch persönlich protegiert, übernahm Nocht ab 1893 erste zivile Ämter, bis er sich im dünnen Elitennetzwerk Hamburgs so etabliert hatte, dass er sich von dem späteren Nobelpreisträger Koch emanzipierte und das Tropeninstitut eigenständig aufbaute und leitete. Am Ende des Ersten Weltkriegs erreichte der nunmehr 60-jährige Arzt und Institutsdirektor Prof. Dr. Bernhard Nocht, als »Organisator der Tropenmedizin« popularisiert, dann jene kritische Masse an Einfluss und Bekanntheit, die es ihm erlaubte, allmählich sein Image als kollektive Identifikationsfigur selbst mit aufzubauen und zu pflegen. So wurde Nocht in einer Dialektik aus Eigen- und Fremdkonstruktion zum Prototyp des sachlichen, aber visionären Wissenschaftlers, der auf dem prestigeträchtigen Feld der deutschen Kolonial- und Tropenmedizin stilbildend und erfolgreich mit einem großen nationalen und internationalen Netzwerk wirkte und damit zum Bezugspunkt kaiserzeitlicher Traditionsbildung. Als diese Identifikationsfigur mit »Gemeinschaft stiftende[n] Wirkungen«[1] ist er bis heute, 80 Jahre nach seinem Tod, im städtischen Gedächtnis und Bewusstsein Hamburgs durch die ihm zu Ehren erfolgten Benennungen der »Bernhard-Nocht-Straße« sowie des »Bernhard-Nocht-Instituts für Tropenmedizin« präsent.

Das Leben Nochts, das viele Aspekte umfasst, die einem menschlichen Leben Sinn, Kraft und Tiefe verleihen (Bildung,

1 Enke: Emil von Behring, S. 420.

Familie, Vaterschaft, internationale Erfahrungen, Ansehen, Ehrungen und ein nicht unwesentlicher Gestaltungsspielraum), weist erhebliche Leistungen auf, die das Hamburger Wissenschafts- und Gesundheitssystem bis heute prägen – und dafür hat Bernhard Nocht bleibenden Respekt verdient.

In Nochts Leben gibt es aber auch einige kritische Aspekte, die das Gesamtbild trüben. Ganz sicher war er – ein Wort von Theodor Heuss über Paul von Hindenburg abwandelnd – in »seiner seelischen Substanz ein Monarchist«.[2] Nocht war genuin ein preußischer Militär und Marineoffizier mit antidemokratischer Veranlagung. Als solcher pries er, als Universitätsprofessor und Rektor der Hamburgischen Universität zu akademischen Weihen gekommen, den Reichsgründer Otto von Bismarck und dessen kaiserzeitliche Tugenden in seiner Rektoratsrede 1927 als Idol und hatte auch kein Problem damit, mit der Reichsgründungsfeier, deren Tradition er als Rektor der Universität fortführte, die Weimarer Republik auf subtile Weise performativ zu unterminieren. Ebenfalls muss hier Nochts zurückhaltender, aber immer präsenter Kolonialrassismus erwähnt werden, der stets gleichsam als Hintergrundrauschen spürbar war. Hierbei teilte Nocht die Welt binär in Schwarz und Weiß mit den tradierten kolonialrassistischen Attributen. Diese Imago einer dichotomen Gliederung des Lebens, die die Weißen (und damit Nocht selbst) an die Spitze einer hierarchisch organisierten Rangskala der »Rassen« stellte, resultierte auch in einer räumlichen Trennung, indem etwa das Hamburger Tropenkrankenhaus unter Nochts Leitung rassisch segregiert war. Geradezu fatal, wenn man um die späteren, von Nocht sicher nicht beabsichtigten Folgen weiß, mutet Nochts mit Ronald Ross in einer Korrespondenz bereits 1900 koordinierte und besprochene Forderung an, »the houses of Europeans from the huts of the natives« zu segregieren.[3] Hier

2 Zitiert nach Pressler: Die erste Weltwirtschaftskrise, S. 131.

3 LSHTM Archives, Ross Collection, GB 0809, Ross/146/02/122, Bernhard Nocht an Ronald Ross, 8.12.1900.

entfaltete sich ein später in den Kolonien umgesetztes *racial zoning*, das tropenmedizinisch mit der »Infektiösität« der kolonialen »Anderen« legitimiert wurde. Es war integraler Bestandteil einer segregierenden kolonialrassistischen Infektionsmedizin, die leicht übertragbare und gefährliche Infektionskrankheiten mit bestimmten Ethnien als Krankheitsträgern identifizierte und die diese dann räumlich absonderte – was die Verwendung der ohnehin hoch diskursiven Kategorie der »Rasse« und die binäre Konstruktion (Europäer/lokale Bevölkerung) durch die räumliche Anordnung wiederum intensivierte.

So entsteht bei der Wertung der Vita Nochts eine deutliche Ambivalenz zwischen erheblichen medizinwissenschaftlichen und gesundheitspolitischen Leistungen auf der einen Seite und einem spezifischen, bis heute nachwirkenden und stark zu kritisierenden Kolonialrassismus auf der anderen Seite.

Dabei steht Nocht emblematisch für eine *koloniale Generation*. Der Kolonialismus war, dies konnte in dieser Studie gezeigt werden, mit Nochts Lebensgeschichte auf vielfältige Weise verwoben. So kam der junge Schiffsarzt Dr. med. Bernhard Nocht durch seine Versetzung zur Marine im Februar 1883 spät, aber dafür umso intensiver mit dem Phänomen des Kolonialismus in Berührung. Seit seinem schiffsärztlichen Kommando auf dem Kanonenboot SMS Iltis, das er im Jahr 1884 zum Zeitpunkt der formalen deutschen Kolonialreichsgründung antrat, wurde er gleichsam kolonial »imprägniert« und blieb fortan, wo er nur konnte, kolonial aktiv. Von nun an beschäftigte sich Nocht wissenschaftlich wie praktisch mit kolonialrelevanten Themen und trieb so den Kolonialismus als Formation, als Dispositiv, auf der Akteursebene immer weiter voran. Im Hygienischen Institut Robert Kochs arbeitete der junge Dr. Nocht an der wehrmedizinischen Verbesserung von Marineuniformen besonders für die Tropen; als Hamburger Hafenarzt forschte er zur Malaria und brachte die Tropenmedizin als »Arbeitsmedizin des Kolonialismus« bereits hier fachlich weiter. Nach seiner Beförderung zum Direktor des Hamburger Instituts für Schiffs- und Tropenkrankheiten, dessen Gründung von Bernhard Nocht und den Kolonialeliten vorbereitet und die im Reichskolonialrat dann 1899 beschlossen wurde, kooperierte er mit der Firma Woermann, der Kolonial-Reederei par excellence, um die Malariaprophylaxe auf den Handelsschiffen zu verbessern, und konzeptualisierte und koordinierte in einer noch näher zu erforschenden Weise wesentliche Bestandteile der deutschen Tropenmedizin in den afrikanischen Kolonien. Dies führte unter anderem dazu, dass etwa im Medizinalsystem Deutsch-Ostafrikas, der größten und wichtigsten deutschen Kolonie, ein engmaschiges Netzwerk von mit dem Tropeninstitut verbundenen gesundheitsprofessionellen Akteuren existierte.

1905 dann hielt Nocht den großen Vortrag in der Sektion Tropenhygiene des Deutschen Kolonialkongresses im Plenarsaal des Reichstagsgebäudes. Kurz darauf strukturierte er das Netzwerk der deutschen Kolonial- und Tropenmedizin über die unter seinem Vorsitz auf einer Sitzung der Deutschen Kolonialgesellschaft gegründete Deutsche Tropenmedizinische Gesellschaft. Diese vernetzte er als Vorsitzender eng mit der notorischen Deutschen Kolonialgesellschaft – ein Aspekt, der ebenfalls weiter geschichtswissenschaftlich zu erforschen wäre. 1911 inspizierte er auf einer ausgedehnten wissenschaftlichen Expeditionsreise persönlich das Gesundheitssystem von Deutsch-Ostafrika, wobei er als von Amts wegen wohl wichtigster deutscher Tropenmediziner in seinem Expeditionsbericht das mit Ross bereits 1900 angedachte *racial zoning* weiter favorisierte. Außerdem popularisierte er den Kolonialismus über das Hamburger Tropeninstitut, das seinerseits davon profitierte, sowie über die größeren von diesem (mit-)organisierten wissenschaftspropädeutischen Ausstellungen, etwa die Sektion Tropenhygiene der Hygieneausstellung Dresden im Jahr 1911.

Während Bernhard Nocht im Ersten Weltkrieg, auch für den Zweiten Weltkrieg wegweisend, das Tropeninstitut auf die Bekämpfung des Fleckfiebers und damit auf die Ostfront konzentrierte (und Forscher des Instituts dabei den Fleckfiebererreger entdeckten), entwickelte sich Nocht nach dem Krieg und dem Verlust der Kolonien zu einem Protagonisten des deutschen Kolonialrevisionismus, wobei er sich über das Thema Kolonialismus und die Lobbyarbeit zur Wiedererlangung der Kolonien stark politisierte. Nun erst – nach der erzwungenen, aus Sicht Nochts ungerechten deutschen Dekolonisierung – trat der inzwischen über die Grenzen Hamburgs hinaus als Identifikationsfigur bekannte Mediziner auch öffentlich dezidiert für eine politische Agenda ein: für die Wiedererlangung der deutschen Kolonien. Auch hielt Nocht weiter diverse Kontakte zu bekannten Kolonialakteuren aufrecht, was die Glückwunschtelegramme zu seinen Geburtstagen bezeugen – beispielsweise das des Kolonialapologeten Walter von Ruckteschell, dem Schöpfer des zur NS-Zeit in Hamburg-Jenfeld installierten Askari-Reliefs.

Die kolonialrevisionistische Haltung Nochts setzte sich zur Zeit des Nationalsozialismus, als die Expansion des Deutschen Reichs wieder offizielle Politik geworden war, ungebrochen fort. Seinen Höhepunkt erlebte Nochts Kolonialrevisionismus auf der großen Tagung der Deutschen Tropenmedizinischen Gesellschaft zum 40-jährigen Bestehen des Hamburger Tropeninstituts, als Nocht eine geschickte, auf mehreren Ebenen funktionierende Forderung nach einer nationalsozialistischen Kolonisierung Afrikas vortrug, die die NS-Bevölkerungspolitik im Osten durch eine Neuausrichtung der Kolonialpolitik für Afrika gleichsam komplementierte. So wurde Nocht ausgehend von der kolonialen Erfahrung ab 1884 auf einem die koloniale Expansion betreibenden Kanonenboot zu einem kolonialen Akteur, der den Kolonialismus als »strukturell rassistisches Unrechtssystem« (Jürgen Zimmerer) erheblich vorantrieb. Das Generationelle existiert, so ließe sich Bernhard Nochts Vita deuten, auch im Kolonialen. Bernhard Nocht ist dafür ein Beispiel und eine paradigmatische Figur. Mithin ist er Repräsentant einer spezifisch kolonialen Generation.

Trotz seiner kolonialrevisionistischen Haltung auch während des NS-Regimes war Bernhard Nocht kein Nationalsozialist. Er affirmierte zwar stillschweigend das System und kooperierte, wenn nötig, mit den lokalen NS-Eliten in Hamburg, tat dies 1933 aber, um den von der NSDAP favorisierten Kandidaten für das Direktorenamt des Tropeninstituts zu verhindern. Auch war Nocht medizinwissenschaftlich kein Rassenanthropologe im nationalsozialistischen Sinne, suchte also nicht nach vermeintlichen »rassemorphologischen« Unterschieden, mit denen die Nationalsozialisten den Rassismus wissenschaftlich belegen wollten. Im Gegenteil: Der wesentliche Punkt in der Auseinandersetzung zwischen Nocht und der 1940 unter anderem von Reichsärzteführer Leonardo Conti eingerichteten »Akademie der ärztlichen Fortbildung für Schiffs- und Tropenkrankheiten« war aus Sicht des Tropeninstituts gerade der, die Rassenanthropologie, die tropenmedizinisch keinerlei praktische und klinisch relevante Ergebnisse lieferte, als Strömung wissenschaftlich abzuwehren. Schließlich war Nocht auch definitiv kein Antisemit und seine Frau wurde zur Zeit des Nationalsozialismus, wenn auch nicht öffentlich, als »Mischling 2. Grades« diskriminiert.

Die hier vorgelegte lebensgeschichtliche Studie bzw. *Imperial Biography* Bernhard Nochts konnte zeigen, dass Nochts Leben auf vielfältige Weise mit dem Kolonialismus verknüpft war. Nocht war gleichsam Aushängeschild und Integrationsfigur einer »kolonialen Generation«, die durch koloniale Einsätze bzw. Kommandos in ihren »Zwanzigern« kolonial imprägniert und inspiriert wurde – und die in dem folgenden Aufstieg durch die Institutionen in erheblichem Umfang dann kolonial handelte. Der biografische Zugriff kann mithin auch für (post-)koloniale Geschichtsschreibung einen Erkenntnisgewinn bedeuten, da an den Biografien kolonialer Akteure die Facetten des Kolonialismus als Dispositiv, das sich an die Akteure in Makro- und Mikroebene knüpft, sichtbar gemacht und so analysiert werden können. In Verbindung mit der Aufarbeitung und Ausleuchtung (post-)kolonialer Erinnerungsorte könnte das Erforschen (post-)kolonialer Biografien ein Weg sein, die koloniale Vergangenheit eingehender zu erschließen. Und genau dies gilt es weiter voranzutreiben, will man den Kolonialismus als »strukturell rassistisches Unrechtssystem« in seiner ganzen Breite ausleuchten und in seiner historischen Verflochtenheit geschichtswissenschaftlich verstehen.

Dank

»Was den Menschen am meisten interessiert, ist der Mensch«, hat Pascal einmal gesagt, und das Erfreulichste an der Arbeit an der vorliegenden Biografie war die Zusammenarbeit mit den vielen wundervollen Menschen, die das Projekt über die Zeit wissenschaftlich begleitet und bereichert haben. Ohne die tatkräftige Unterstützung durch die vielen Kolleginnen und Kollegen wäre diese Lebensgeschichte Bernhard Nochts nie zustande gekommen.

Entstanden ist die Studie im Rahmen eines größeren Forschungsprojekts, das sich mit der Wissen(schaft)sgeschichte des weltbekannten Bernhard-Nocht-Instituts für Tropenmedizin auseinandersetzt. Für dieses größere Projekt durfte ich, großzügig gefördert, drei internationale Forschungs- und Archivreisen unternehmen, auf deren Erkenntnisse ich für diese Studie zurückgreifen konnte.

Meine Forschungen begannen 2018 mit den Archivalien des nur auf persönliche Einladung zugänglichen Archivs des Bernhard-Nocht-Instituts für Tropenmedizin – und mein erster und ganz besonderer Dank gilt der ehemaligen Bibliothekarin des Instituts, Martina-Christine Koschwitz. Sie, selbst eine ausgewiesene Kennerin der Lebensgeschichte Bernhard Nochts sowie der Institutsgeschichte, hat unermüdlich meine Forschungen unterstützt und mir sämtliche angefragten Unterlagen zur Verfügung gestellt. Der demokratische Zugang zu den teils hochbrisanten Akten hat meine Forschungsarbeit auf diesem Themenfeld überhaupt ermöglicht. Viele von den Archivalien aus dem BNI-Archiv aus der Zeit des nationalsozialistischen Deutschlands werden in dieser Studie erstmals publiziert.

Darüber hinaus danke ich den Mitarbeiterinnen und Mitarbeitern *des Hamburger Staatsarchivs* um Helga Mügge für ihre Hilfe und Unterstützung. Sie haben mir all die einschlägigen Akten aus den Beständen des Staatsarchivs zur Verfügung gestellt, vor allem nachdem klar wurde, dass die von mir zunächst verloren geglaubten Korrespondenzen Bernhard Nochts aus der Kaiserzeit, die im Archiv des Tropeninstituts nur in verschwindend kleiner Anzahl vorlagen, sich in den Beständen des Hamburger Medizinalkollegiums befinden und vielfach in Bezug auf die Vita Bernhard Nochts noch gar nicht ausgewertet sind. Hier, im Staatsarchiv Hamburg, ist zu Nocht, speziell in Verbindung zur Universität Hamburg, noch vieles zu entdecken.

Ebenfalls danke ich den Mitarbeiterinnen und Mitarbeitern der Zentrale der *Max-Weber-Stiftung (MWS)* in Bonn, die mir mit der Zuerkennung einer Gerald-D. Feldman-Reisebeihilfe drei Auslandsaufenthalte an Forschungsstandorten in den USA, in Polen und Großbritannien ermöglicht hat. Vor Ort wurden die Forschungsreisen vom Deutschen Historischen Institut Washington DC, vom Deutschen Historischen Institut Warschau sowie vom Deutschen Historischen Institut London gefördert, die für das Projekt Unterstützungsschreiben an die einschlägigen örtlichen Archive verfassten und mich mit vielfältigen Tipps und Hilfestellungen versorgten. Prof. Dr. Axel Jansen, Dr. Richard Wetzell und Bryan Hart vom DHI Washington, Prof. Ruth Leiserowitz vom DHI Warschau und Dr. Stephan Bruhn vom DHI London sei hierfür auch auf diesem Wege noch einmal ganz herzlich gedankt.

In der polnischen Metropole Warschau danke ich den Mitarbeiterinnen und Mitarbeitern des *Archiwum Państwowe w Warszawie* sowie vor allem des Archivs des *Instytutu Pamięci Narodowej IPN* (Institut des Nationalen Gedenkens). Besonders danke ich IPN-Archivar Grzegorz Perzyński, der mir vielfach Akteneinsicht gewährte, mit Rat zur Seite stand und mir die polnische Archivlandschaft erklärte. In den USA danke ich den Mitarbeiterinnen und Mitarbeitern der *Manuscript Division* der *Library of Congress*, der *US-National Archives at College Park* und besonders des *Center for the History of Medicine* der Harvard University. An der Harvard University, gefördert von der Max-Weber-Stiftung, medizinhistorisch arbeiten zu dürfen, war eine ganz besondere Ehre. In England gilt mein Dank den Archivarinnen und Archivaren der *UK-National Archives Kew* und der Forschungsbibliothek der *Wellcome Collection*. Ebenfalls danke ich den Beschäftigten des Archivs der *London School of Hygiene and Tropical Medicine*, wo am letzten Archivtag ein besonderer Treffer gelang mit der Einsicht in die Korrespondenz zwischen Bernhard Nocht und dem Nobelpreisträger Ronald Ross.

Auch an der Universität Hamburg wurde das Projekt vielfach durch wissenschaftlichen Rat unterstützt. Ganz besonders gilt das für die Kolleginnen und Kollegen des *Forschungsverbundes zur Kulturgeschichte Hamburgs* (FKGHH): Dr. Myriam Isabell Richter und Prof. Dr. Hans-Harald Müller (Zentrum für Biografik) sowie Prof. Dr. Ingrid Schröder, Prof. Dr. Thorsten Logge, Prof. Dr. Andreas Körber, Dr. Anke Rees und Dr. Ralf Erik Werner haben das Projekt von Beginn an begleitet. Ebenfalls sehr herzlich danke ich den Mitarbeitern der *Forschungsstelle für Universitätsgeschichte der Universität Hamburg*, Prof. Dr. Rainer Nicolaysen, Prof. Dr. Franklin Kopitzsch und Dr. h. c. Eckart Krause sowie Diplom-Bibliothekarin Johanna Blautzik, die ihre Expertise mit mir teilten und mir auch die Möglichkeit eröffneten, erste Projektergebnisse zu publizieren.

Sehr danke ich auch den Mitarbeiterinnen und Mitarbeitern der *Forschungsstelle für Zeitgeschichte (FZH)* Hamburg: Julia Späth und Milan Mentz haben das Projekt durch das Scannen von Quellen, unter anderem im Archiv der Humboldt-Universität zu Berlin, unterstützt und durch einen produktiven inhaltlichen Austausch bereichert. Besonders danke ich Herrn Prof. Dr. Thomas Großbölting, dem Direktor der FZH, der, mit einem thematisch eigenständigen Gutachten betraut, die Genese einer wissenschaftlichen Bernhard-Nocht-Biografie mit großer Energie und vielfältigem Rat unterstützt hat. Aus dem *Bernhard-Nocht-Institut für Tropenmedizin* danke ich ganz herzlich Julia Rauner, der Referentin für Öffentlichkeitsarbeit, die noch einige Archivalien sowie vor allem die hochwertigen, hier teils erstmals abgedruckten Abbildungen von Bernhard Nocht aus dem Institutsarchiv zur Verfügung gestellt hat. Die Nocht-Fotografien haben den *production value* der vorliegenden Studie gesteigert, was gar nicht hoch genug einzuschätzen ist. Für das Bereitstellen großartiger Fotos danke ich auch dem Vorstandsvorsitzenden des Bernhard-Nocht-Instituts für Tropenmedizin, Prof. Dr. med. Jürgen May.

Besonders vorangetrieben, bereichert und begleitet wurde meine Arbeit von den Kolleginnen und Kollegen der *Forschungsstelle Hamburgs (post-)koloniales Erbe/Hamburg und die frühe Globalisierung* an der Universität Hamburg. Paula Dahl, M.A., Friederike Odenwald, M.A., Dr. Tania Mancheno und Dr. Reginald Kirey haben das Projekt durch die kollegiale Zusammenarbeit entscheidend gefördert. Vor allem danke ich Dr. Kim Sebastian Todzi und Dr. Julian zur Lage, die beide das Manuskript in einer frühen Fassung gelesen, wissenschaftlich kommentiert und durch ihren versierten fachlichen Input zu rechter Zeit außerordentlich bereichert haben. Für ihre beständige und professionelle wissenschaftliche Unterstützung bin ich beiden sehr zu Dank verpflichtet. Last, not least sei der *Forschungsstelle Hamburgs (post-)koloniales Erbe* für die großzügige Übernahme von Druckkosten sowie der Lektoratskosten gedankt, die das Erscheinen der Monografie erst ermöglicht haben.

Ebenfalls sehr danke ich Dr. Johanna Meyer-Lenz, der Koordinatorin des *Forschungsverbunds zur Kulturgeschichte Hamburgs*, die das Projekt immer mit Rat und Tat begleitet hat. Insbesondere hat sie mir zu Beginn des Projekts sehr geholfen, den hier ausführlich zitierten Abschiedsbrief Bernhard Nochts zu entziffern, und mir darüber hinaus vielfältige Aspekte der Maritim- und Medizingeschichte erläutert und mit mir diskutiert.

Vom renommierten *Wallstein Verlag* danke ich dem Projektmanager Hajo Gevers, der mit Ruhe und Geduld das Projekt stetig vorantrieb und bei der Realisierung half. Dem Wallstein Verlag sei auf diesem Wege noch einmal sehr für die Aufnahme der Studie in sein Programm gedankt. Marianne Weis-Elsner von der Universität Hamburg danke ich für das professionelle kaufmännische Management des Lektorats, für das wir mit

Dr. Stephan Lahrem einen ausgezeichneten Lektor gewinnen konnten. Ihm sei ganz herzlich gedankt für die wunderbare professionelle Zusammenarbeit und sein Talent, immer wieder bessere, präzisere, konzisere Formulierungen zu finden, die das Manuskript bereichert haben. Auch danke ich Ulrike Scholz, StD, für die Hilfe bei der Fahnenkorrektur sowie meinem ehemaligen Autorenlehrer Wolfang Kirchner, der über 70 Film- und Serien-Scripts verfasst hat und dem ich viele Einblicke in die Konzeption größerer Texte verdanke. Ebenfalls sei ganz herzlich Prof. Dr. Philipp Osten vom *Universitätsklinikum Hamburg-Eppendorf (UKE)* für seine wissenschaftliche Unterstützung gedankt sowie für das Öffnen einiger Türen. Ganz besonders danke ich meinem Doktorvater Prof. em. Dr. Norbert Finzsch, ehemaliger Direktor der Anglo-Amerikanischen Abteilung sowie Prorektor der Universität zu Köln, der meine Arbeiten zum Tropeninstitut von Anfang an unterstützte und dem ich – bei ihm besuchte ich im Hamburger »Phil-Turm« mein erstes geschichtswissenschaftliches Proseminar – vor allem danke, dass er mich eine spezifische Art des Denkens lehrte.

Ganz besonders danke ich Prof. Dr. Jürgen Zimmerer, dem Leiter der *Forschungsstelle Hamburgs (post-)koloniales Erbe / Hamburg und die frühe Globalisierung* an der Universität Hamburg, der die Betreuung des Projekts übernahm, die vorliegende Studie aus dem Feld der geschichtswissenschaftlichen Biografik anregte und mit aller Kraft förderte. Ohne Ihre Unterstützung, Herr Professor Zimmerer, wäre es nicht möglich gewesen, das Projekt zu komplettieren.

Hamburg, den 18. September 2024

Abkürzungen

BArch	Bundesarchiv
BBC	British Broadcasting Corporation
BNI / BNITM	Bernhard-Nocht-Institut für Tropenmedizin
CN	Zyanid
CO	Kohlenmonoxid
CV	Curriculum Vitae
DAF	Deutsche Arbeitsfront
DDP	Deutsche Demokratische Partei
Degesch	Deutsche Gesellschaft zur Schädlingsbekämpfung
Degussa	Deutsche Gold- und Silber-Scheide-Anstalt
DIPF/BBF	Bibliothek für Bildungsgeschichtliche Forschung des Leibniz-Instituts für Bildungsforschung und Bildungsinformation
DTG	Deutsche Tropenmedizinische Gesellschaft
DVP	Deutsche Volkspartei
Gestapo	Geheime Staatspolizei
HAPAG	Hamburg-Amerikanische Packetfahrt-Actien-Gesellschaft
HU	Humboldt-Universität
IG/I. G. Farben	Interessengemeinschaft Farbenindustrie AG
KPD	Kommunistische Partei Deutschlands
KZ	Konzentrationslager
LSHTM	London School of Hygiene and Tropical Medicine
NS	Nationalsozialismus/nationalsozialistisch
NSDAP	Nationalsozialistische Deutsche Arbeiterpartei
RKI	Robert-Koch-Institut
SA	Sturmabteilung
SD	Sicherheitsdienst
SMS/S. M.S.	Seiner Majestät Schiff
SPD	Sozialdemokratische Partei Deutschlands
SS	Schutzstaffel
StaHH	Staatsarchiv Hamburg
TASCH	Technischer Ausschuss für Schädlingsbekämpfung
Testa	Tesch & Stabenow
TNA	The National Archives (of the United Kingdom)
USPD	Unabhängige Sozialdemokratische Partei Deutschlands

Quellen und Literatur

Archivalien

Archiv der Bibliothek für Bildungsgeschichtliche Forschung des Leibniz-Instituts für Bildungsforschung und Bildungsinformation (DIPF/BBF-Archiv)

GUT LEHRER 147873

Archiv der Humboldt-Universität zu Berlin (HU-Archiv)

Hyg.Inst.01, Dr. Nocht
Med.Fak.01, Promotionen Dr. med., Nr. 650
Nachlass Robert Koch

Archiv des Bernhard-Nocht-Instituts für Tropenmedizin (BNI-Archiv)

1-63, Ausbildung von Sanitätshilfspersonal für die Kolonien
1-67, Bernhard Nocht: Kurzbiographie, Abschiedsbrief an den Sohn
2-1, Korrespondenz Nocht
2-2, Korrespondenz Fülleborn
2-3, Korrespondenz Mühlens
2-4, Nocht, Glückwünsche, Ehrungen
2-6, Reden, Vorträge, Manuskripte
2-8, Reiseberichte, Kongresse
2-10, Institutsjubiläum 1925
2-24, Presse bis 1950
2-29, Institutsangelegenheiten, 1935-1949
2-30, Reden DTG-Kongress 1940, Mühlens, Nocht
2-57, Bernhard-Nocht-Medaille
2-99, Personalakte Dr. phil. Fritz Zumpt
2-104, Personalakte Prof. Dr. Bernhard Nocht
2-151, 10-Jahres-Bericht der Dt. Tropenmedizinischen Gesellschaft
2-161, Nocht Rede, Fotos, Zeitungsartikel, Fotos, Ägypten-Reise, von der Iltis ca. 1896-1913
2-165, Dt. Tropenmedizinische Gesellschaft, Protokolle Mitgliederversammlungen 1908, 1910, 1913
Jahresberichtsblätter, Vorgeschichte
Jahresberichtsblätter, Vorgeschichte, Zur Geschichte des Instituts für Schiffs- und Tropenkrankheiten
Jahresberichtsblätter 1900-1940

Bundesarchiv Berlin-Lichterfelde (BArch)

R 1001/6975, Kolonialrat
R 4901/19919, Personalakte Nocht, Bernhard o. Pr. em. Tropenmed. Hamburg

Fritz Bauer Institut

Tonband-Mitschnitte des Auschwitz-Prozesses (1963-1965)

Library of Congress, Manuscript Division

MSS23143, Box 14, General Correspondence, International Hygiene Exhibit, Dresden

London School of Hygiene and Tropical Medicine, Archives (LSHTM Archives)

The Ross Collection, GB 0809

Robert-Koch-Institut, Archiv (RKI-Archiv)

Nachlass Robert Koch
Restnachlass Hedwig Koch

Staatsarchiv Hamburg (StaHH)

111-1 Cl, VII Lit Qb No. 8b, Vol. 1a, Senat
111-1_5257, Senat
111-2_A V k, Senat
111-2_U d., Senat
131-4_1942 A IV 44, Senat/Senatskanzlei
352-3_I B 16 (Band 1), Medizinalkollegium, Reorganisation der Medizinalbehörde
352-3_I B 16 (Band 2), Medizinalkollegium
352-3_I B 33, Medizinalkollegium, Militärärzte beim Institut für Schiffs- und Tropenkrankheiten
352-3_I B 34, Medizinalkollegium, Polizeioberarzt
352-3-I c18, Medizinalkollegium, Betr. Deutsche Ärzte im Auslande [u. a.]
352-3_I K 2, Medizinalkollegium, Jahresberichte des Medizinalkollegiums
352-3_II N 10, Medizinalkollegium Hamburgische Wissenschaftliche Stiftung
352-3_II N 46 (Band 1), Gesundheitsfürsorge, Medizinalkollegium
352-3_III H 7, Medizinalkollegium
352-4_16, Cholerakommission des Senats
352-7 I_76, Hafenarzt I, Cholera 1892
352-7 I_135, Hafenarzt I, Verwendung von Kohlenoxydhaltigen Gasen (Generatorengas etc.) zur Rattenvertilgung

352-7 I_141, Hafenarzt I, Korrespondenz über Schiffsentrattung und -desinfektion mit Generatorengasverfahren
352-7 I-142 (Band 2), Hafenarzt I, Verwendung von schwefeliger Säure zur Rattenvertilgung (1932-1935)
352-7 I-144, Hafenarzt I, Verordnungen und Arbeitsvorschriften für die Anwendung von Blausäure zur Rattenvertilgung
352-8/9-195, Bernhard-Nocht-Institut, Krankengeschichte Gordon James
352-8/9-210, Bernhard-Nocht-Institut, Tagung der Deutschen Tropenmedizinischen Gesellschaft vom 3. bis 5. Oktober 1940 in Hamburg
352-8/9-4409, Bernhard-Nocht-Institut, Personalien von Bernhard Nocht
352-8/9-4429, Bernhard-Nocht-Institut, Fleckfieber
352-8/9-4438, Bernhard-Nocht-Institut, Schlafkrankheit
352-10-350 (Band I), Personalakte Nocht/Gesundheitsverwaltung, Personalakten
352-10-350 (Band 2), Gesundheitsverwaltung, Personalakten, Nocht, Prof. Dr. Bernhard
361-5_2_Ai6-14, Hochschulwesen
361-5 II_W b 5, Hochschulwesen, Aufrechterhaltung des Instituts für Schiffs- und Tropenkrankheiten
361-6-I 0094, Hochschulwesen, Doz. u. Personalakten, Wissenschaftliche Beamte und Hilfsarbeiter, Nocht, Bernhard
361-6_N 0743, Hochschulwesen, Personalakten
364-5 I_A.170-006.07, Wissenschaftliche Anstalten und Institute, Universität
364-5 I_C10.01 (Band 1), Wissenschaftliche Anstalten und Institute, Universität
364-5 I_C10.07.07, Wissenschaftliche Anstalten und Institute, Universität
622-1_354_257, Nachlass Nocht/Janzen
622-1_441-6, Vereinigungen und Personen, Ross, Rudolf
731-8_A 902, Tesch & Stabenow Sonderbestände, Zeitungsausschnittsammlung
II 281, Hochschulwesen, Dozenten und Personalakten, Personalakte Nocht

The National Archives of the UK (TNA)

FO 2/890

The Wellcome Collection, London (Wellcome Collection)

WTI/RST/F/41
WTI/RST/F/62-65
Expedition to Poland to study Typhus, MS. 4806

Gedruckte Quellen

Antrag, betreffend Neubau für das Institut für Schiffs- und Tropenkrankheiten, in: Mitteilung des Senats an die Bürgerschaft (No. 72), Hamburg, den 1. April 1910.

Bekenntnis der Professoren an den deutschen Universitäten und Hochschulen zu Adolf Hitler und dem nationalsozialistischen Staat. Überreicht vom Nationalsozialistischen Lehrerbund Deutschland/Sachsen, Dresden 1934.

da Rocha Lima, Henrique: Die Schutzimpfung gegen das Fleckfieber, in: Medizinische Klinik 13 (1917), S. 1147-1150.

Das Institut für Schiffs- und Tropenkrankheiten zu Hamburg, Hamburg 1921.

Festschrift zum 200jährigen Jubiläum des Realgymnasiums zu Landeshut, hg. vom Realgymnasium zu Landeshut, Landeshut 1910.

[Gaffky, Georg u. a.:] Die Cholera in Hamburg im Herbst 1892 und Winter 1892/93, in: Arbeiten aus dem Kaiserlichen Gesundheitsamte 10 (Beihefte zu den Veröffentlichungen des Kaiserlichen Gesundheitsamtes 1896), unter: https://edoc.rki.de/handle/176904/6398 (24.7.2024).

Giemsa, Gustav: Eine Vereinfachung und Vervollkommnung meiner Methylenazur-Methylenblau-Eosin-Färbemethode zur Erzielung der Romanowsky-Nochtschen Chromatinfärbung, in: Centralblatt für Bakteriologie 37 (1904), 2, S. 308-311.

Gruber, Max von/Rüdin, Ernst: Fortpflanzung Vererbung Rassenhygiene. Illustrierter Führer durch die Gruppe Rassenhygiene der Internationalen Hygieneausstellung 1911 in Dresden, München 1911.

Haeckel, Ernst: Die Lebenswunder. Gemeinverständliche Studien über Biologische Philosophie, Vierzehntes Tausend, Stuttgart 1905.

Haeckel, Ernst: Generelle Morphologie der Organismen, Band 1: Allgemeine Anatomie der Organismen. Kritische Grundzüge der mechanischen Wissenschaft von den entwickelten Formen der Organismen, begründet durch die Descendenz-Theorie, Berlin 1866.

Heimatbuch des Kreises Landeshut i. Schl., 2 Bde., hg. von E. Kunick, Landeshut 1929.

Hirsch, August: Handbuch der Historisch-Geographischen Pathologie, Stuttgart 1881.

Hünemörder, Friedrich: Deutsche Marine- und Kolonialgeschichte im Rahmen einer Geschichte der Seefahrt und des Seekrieges. In Tabellenform kurz zusammengestellt, Kiel 1903.

Koch, Robert: Ärztliche Beobachtungen in den Tropen. Vortrag, gehalten in der Abteilung Berlin-Charlottenburg der Deutschen Kolonial-Gesellschaft am 9. Juni 1898, unter: https://edoc.rki.de/handle/176904/5196 (24.7.2024).

Koch, Robert: Die Ätiologie der Tuberkulose. Nach einem in der Physiologischen Gesellschaft zu Berlin am 24. März 1882 gehaltenen Vortrage, S. 428-445, unter: https://edoc.rki.de/handle/176904/5163 (27.7.2024).

Koch, Robert: Diskussionsbemerkung zum Vortrag von Nocht »Untersuchungen über verschiedene zu Unterkleidern verwendete Stoffe«, in: Verhandlungen der Deutschen Gesellschaft für öffentliche Gesundheitspflege zu Berlin, 1888. (Deutsche Medizinal-Zeitung), unter: https://edoc.rki.de/handle/176904/5162 (24.7.2024).

Koch, Robert: Ergebnisse der vom Deutschen Reich ausgesandten Malariaexpedition. Vortrag, gehalten in der Abteilung Berlin-Charlottenburg der Deutschen Kolonial-Gesellschaft am 5. November 1900, unter: https://edoc.rki.de/handle/176904/5207 (24.7.2024).

Koch, Robert: Zweiter Bericht über die Tätigkeit der deutschen Expedition zur Erforschung der Schlafkrankheit. Sese bei Entebbe, den 27. November 1906, in: Deutsche Medizinische Wochenschrift 33 (1907), S. 525-530, unter: https://edoc.rki.de/handle/176904/5216 (24.7.2024).

[Koch, Robert/Kohlstock, Paul:] Gutachten, in: Münchener Medicinische Wochenschrift 46 (April 1899), 15, S. 501-502.

König, Harry: Über See! S.M.S. »Elisabeth« – Weltreise – Zanzibar – Tsingtau, Berlin 1926.

Krause, Albrecht: Hamburg's Anfechtung, Bewährung, Errettung. Predigt über Jacobus 1,12 aus der Zeit des Kampfes mit der Cholera am 2. October 1892, Hamburg o.J. [um 1895].

[Medicinal-Collegium Hamburg:] Die Gesundheitsverhältnisse Hamburgs im 19. Jahrhundert. Den ärztlichen Teilnehmern der 73. Versammlung Deutscher Naturforscher und Aerzte gewidmet, Hamburg 1901.

Melle, Werner von: Dreißig Jahre Hamburger Wissenschaft 1891-1921. Rückblicke und persönliche Erinnerungen, 2 Bde., Hamburg 1923/24.

Mittheilung des Senats an die Bürgerschaft. No. 43, Antrag, betreffend Anstellung eines Hafenarztes, in: [Nocht, Bernhard:] Beilage zum Jahresberichte des Medicinal-Collegiums für das Jahr 1894. Der ärztliche Dienst im Hafen zu Hamburg und die Controlstation in Cuxhaven. 1893 und 1894, in: Jahresberichte der Verwaltungsbehörden der freien und Hansestadt Hamburg 1894, Hamburg 1895. [Abschnitt VI, o.S.], Anlage.

Nauck, Ernst Georg: 50 Jahre Hamburger Tropeninstitut, in: Zeitschrift für Tropenmedizin und Parasitologie Bd. II, 2/1950, S. 151-175.

Neudeck, Georg/Schröder, Heinrich: Das kleine Buch von der Marine. Ein Handbuch alles Wissenswerten über die deutsche Flotte nebst vergleichender Darstellung der Seestreitkräfte des Auslands, Kiel/Leipzig 1911.

Nocht, Bernhard: Das Auswandererobdach und die gesundheitspoli-

zeiliche Überwachung der Auswanderer in Hamburg, Sonderdruck, Hamburg 1901.
Nocht, Bernhard: Das Seemannskrankenhaus und Institut für Schiffs- und Tropenkrankheiten, Hamburg 1901.
[Nocht, Bernhard:] Beilage zum Jahresberichte des Medicinal-Collegiums für das Jahr 1894. Der ärztliche Dienst im Hafen zu Hamburg und die Controlstation in Cuxhaven. 1893 und 1894, in: Jahresberichte der Verwaltungsbehörden der Freien und Hansestadt Hamburg 1894, Hamburg 1895.
Nocht, Bernhard: Das neue Institut für Schiffs- und Tropenkrankheiten, in: Beihefte zum Archiv für Schiffs- und Tropenhygiene 18 (1914), Beiheft 7, S. 9-25.
[Nocht, Bernhard:] Der Dienst des Hafenarztes in Hamburg, II. Bericht 1895-1902, Hamburg 1903.
Nocht, Bernhard: Die ärztliche Mitwirkung bei der sozialen Fürsorge im Seeverkehr. Mit drei Abbildungen im Text, Jena 1904, S. 339-380.
Nocht, Bernhard: Eingeborenenhygiene, in: Koloniale Gesundheitsführung in Afrika. Verhandlungen der XI. Tagung der Deutschen Tropenmedizinischen Gesellschaft vom 3.-5. Oktober 1940 in Hamburg, Leipzig 1941, S. 17-22.
Nocht, Bernhard: Organisation des Unterrichts ueber Tropenhygiene und Tropenkrankheiten in Hamburg, in: Rapport in der 7. Section, 6. Frage, des internationalen Congresses für Hygiene und Demographie im September 1903 in Brüssel, o. O. o. D., S. 170-176.
Nocht, Bernhard: Rathschläge für Schiffsführer über das Verhalten in Cholerahäfen, Hamburg 1893.
Nocht, Bernhard: Über Chinintherapie bei Malaria, in: Verhandlungen des Deutschen Kolonialkongresses zu Berlin am 5., 6. und 7. Oktober 1905, hg. vom Redaktionsausschuss, Berlin 1906, S. 214-218.
Nocht, Bernhard: Über Schwarzwasserfieber, in: Verhandlungen des Deutschen Kolonialkongresses 1905 zu Berlin am 5., 6. und 7. Oktober 1905 (inklusive der Diskussion), hg. vom Redaktionsausschuss, Berlin 1906, S. 218-230.
Nocht, Bernhard: Ueber die Erfolge der Nervendehnung, Berlin 1882.
Nocht, Bernhard: Ueber Tropenkrankheiten im Seeverkehr (Plenarsitzung am 7. Oktober, Nachmittag), in: Verhandlungen des Deutschen Kolonialkongresses 1905 zu Berlin am 5., 6. und 7. Oktober 1905, hg. vom Redaktionsausschuss, Berlin 1906, S. 305-316.
Nocht, Bernhard: Vergleichende Untersuchungen über verschiedene, zu Unterkleidern verwendete Stoffe, in: Zeitschrift für Hygiene 5 (1889), S. 73-97.
Nocht, Bernhard: Vorlesungen für Schiffsärzte der Handelsmarine über Schiffshygiene, Schiffs- und Tropenkrankheiten, Leipzig 1906.
Nocht, Bernhard: Zur Abwehr! Der Vorstand der Deutschen Tropenme-

dizinischen Gesellschaft, in: Archiv für Schiffs- und Tropenhygiene 23 (1919), S. 101-103.

Nocht, Bernhard: Zur Färbung der Malariaparasiten, in: Centralblatt für Bakteriologie, Parasitenkunde und Infektionskrankheiten. Erste Abteilung 24 (1898), S. 839-844.

Nocht, Bernhard: Zur Färbung der Malariaparasiten, in: Centralblatt für Bakteriologie, Parasitenkunde und Infektionskrankheiten. Erste Abteilung 25 (1899), S. 764-769.

Nocht, Bernhard/Mayer, Martin: Die Malaria. Eine Einführung in ihre Klinik, Parasitologie und Bekämpfung. Mit 25 Textabbildungen und 3 lithographierten Tafeln, Berlin/Heidelberg 1918.

Otto, Moritz: Das Seemanns-Krankenhaus und Institut für Schiffs- und Tropenkrankheiten zu Hamburg, in: Archiv für Schiffs- und Tropen-Hygiene 5 (1901), 8, S. 239-244.

Pettenkofer, Max von: Ueber die Schwankungen der Typhussterblichkeit in München von 1850 bis 1867, in: Zeitschrift für Biologie 4 (1868), S. 1-39.

Pöch, Rudolf: Ergebnisse einer Reise längs der Küste von Senegambien und Ober-Guinea, in: Archiv für Schiffs- und Tropenhygiene 7 (1903), S. 125-146.

Protokoll der Wannsee-Konferenz, in: Akten zur deutschen auswärtigen Politik 1918-1945 (ADAP), Serie E, Bd. 1: 12. Dezember 1941-28. Februar 1942, Göttingen 1969, Dok. 150, undatiert [20. Januar 1942], S. 267-275.

Schickert, Otto: Die militärärztlichen Bildungsanstalten von ihrer Gründung bis zur Gegenwart. Festschrift zur Feier des hundertjährigen Bestehens des Medizinisch-Chirurgischen Friedrich-Wilhelms-Instituts, Berlin 1895.

Schmidt, Hermann: Die Kaiser-Wilhelms-Akademie für das militärärztliche Bildungswesen von 1895 bis 1910. Festschrift zur Einweihung des Neubaues der Akademie, Hildesheim u. a. 1995 [Nachdruck von 1910].

[Staudinger, P.:] Verhandlungen des Deutschen Kolonialkongresses 1902 zu Berlin am 10. und 11. Oktober 1902, Berlin 1903.

Vogt, Paul: Die Nerven-Dehnung als Operation in der chirurgischen Praxis, Leipzig 1877.

Literatur

Aly, Götz: Das Prachtboot. Wie Deutsche die Kunstschätze der Südsee raubten, Frankfurt a. M. 2021.

Aly, Götz: Hitlers Volksstaat. Raub, Rassenkrieg und nationaler Sozialismus, Frankfurt a. M. 2005.

Angermann, Erich: Die Vereinigten Staaten von Amerika, München 1966.

Arendt, Hannah: Rahel Varnhagen. Lebensgeschichte einer deutschen Jüdin aus der Romantik, Frankfurt a. M. u. a. 1974.

Arnold, David (Hg.): Imperial Medicine and Indigenous Societies. Papers, Oxford 1989.

Baader, Gerhard/Beddies, Thomas/Hulverscheidt, Marion: Chirurgie und naturwissenschaftliche Medizin (1850-1890), in: Bleker, Johanna/Hess, Volker (Hg.): Die Charité – Geschichte(n) eines Krankenhauses, Berlin 2010, S. 80-111.

Bajohr, Frank/Pohl, Dieter: Der Holocaust als offenes Geheimnis. Die Deutschen, die NS-Führung und die Alliierten, München 2006.

Bauche, Manuela: Medizin und Herrschaft. Malariabekämpfung in Kamerun, Ostafrika und Ostfriesland (1890-1919) (Globalgeschichte, Bd. 26), Frankfurt a. M./New York 2017.

Bauer, Werner: Geschichte des Marinesanitätswesens bis 1945, Berlin 1958.

Besser, Stephan: Pathographie der Tropen. Literatur, Medizin und Kolonialismus um 1900, Würzburg 2013.

Bochalli, Richard: Robert Koch. Der Schöpfer der modernen Bakteriologie, Stuttgart 1954.

Bourdieu, Pierre: Die biographische Illusion, in: Bios. Zeitschrift für Biographieforschung, Oral History und Lebensverlaufsanalysen 32 (2019), 1/2, S. 41-47.

Broszat, Martin: Die Machtergreifung. Der Aufstieg der NSDAP und die Zerstörung der Weimarer Republik, München 1987.

Browning, Christopher R.: Ganz normale Männer. Das Reserve-Polizeibataillon 101 und die »Endlösung« in Polen, Hamburg 2020.

Bruns, Claudia: Rasse und Raum: Überlegungen zu einer komplexen Relation, in: Bruns, Claudia (Hg.): »Rasse« und Raum. Topologien zwischen Kolonial-, Geo- und Biopolitik: Geschichte, Kunst, Erinnerung, Wiesbaden 2017, S. 1-44.

Bussche, Hendrick von den (Hg.): Medizinische Wissenschaft im »Dritten Reich«. Kontinuität, Anpassung und Opposition an der Hamburger Medizinischen Fakultät, Berlin/Hamburg 1989.

Celan, Paul: Bremer Rede, 1958, in: Celan, Paul: Gesammelte Werke in sieben Bänden. Dritter Band: Gedichte III, Prosa, Reden, Frankfurt a. M. 2000, S. 185-186.

Decker, Robert Julio: Citizenship and Its Duties: The Immigration Restriction League as a Progressive Movement, in: Immigrants & Minorities: Historical Studies in Ethnicity, Migration and Diaspora 32 (2014), 2, S. 162-182.

Desbois, Patrick: Holocaust by Bullets. A Priest's Journey to Uncover the Truth Behind the Murder of 1.5 Million Jews, Basingstoke 2008.

Die Verfolgung und Ermordung der europäischen Juden durch das nationalsozialistische Deutschland 1933-1945, Band 9: Polen: Generalgouvernement August 1941-1945, bearbeitet von Klaus Peter Friedrich, München 2014.

Die Verfolgung und Ermordung der europäischen Juden durch das nationalsozialistische Deutschland 1933-1945. Band 16: Das KZ Auschwitz 1942-1945 und die Zeit der Todesmärsche 1944/45, bearbeitet von Andrea Rudorff, Berlin/Boston 2018.

Diercks, Herbert: Dokumentation Stadthaus. Die Hamburger Polizei im Nationalsozialismus. Texte, Fotos und Dokumente, hg. von der KZ-Gedenkstätte Neuengamme, 2., durchges. Aufl., Hamburg 2012.

Dolinsek, Sonja: Ab nach New York! Eine Geschichte der Auswanderung im 19. Jahrhundert in Bildern, 15.12.2021, unter: https://www.deutsche-digitale-bibliothek.de/content/blog/ab-nach-new-york-eine-geschichte-der-auswanderung-im-19-jahrhundert-bildern/ (24.10.2023).

Eckart, Wolfgang U.: Geschichte, Theorie und Ethik der Medizin, 9. Aufl., Berlin 2021.

Eckart, Wolfgang U.: Imperialistische, rassenbiologische und revisionistische Aspekte in der deutschen Tropenmedizin zwischen 1884 und 1940, Typoskript 1986 [in der Hamburger Bibliothek für Universitätsgeschichte (HBfUG)].

Eckart, Wolfgang U.: Medizin und Kolonialimperialismus. Deutschland 1884-1945, Paderborn 1997.

Eckart, Wolfgang U.: Medizin und Krieg. Deutschland 1914-1924, Paderborn 2014.

Eckart, Wolfgang U.: Von der Idee eines »Reichsinstituts« zur unabhängigen Forschungsinstitution. Vorgeschichte und Gründung des Hamburger Instituts für Schiffs- und Tropenkrankheiten, 1884-1901, in: Formen außerstaatlicher Wissenschaftsförderung im 19. und 20. Jahrhundert, hg. von Rüdiger vom Bruch und Rainer A. Müller, Stuttgart 1990, S. 31-52.

Eckart, Wolfgang U./Gradmann, Christoph (Hg.): Ärzte Lexikon. Von der Antike bis zur Gegenwart, 3. Aufl., Heidelberg 2006.

Engelhardt, Dietrich von: Medizin in Romantik und Idealismus. Gesundheit und Krankheit in Leib und Seele, Natur und Kultur, 4 Bde., Stuttgart-Bad Cannstatt 2023.

Enke, Ulrike: Emil von Behring 1854-1917. Immunologe – Unternehmer – Nobelpreisträger, Göttingen 2023.

Enzensberger, Alina: Übergangsräume. Deutsche Lazarette im Ersten Weltkrieg, Göttingen 2021.

Evans, Richard J.: Tod in Hamburg. Stadt, Gesellschaft und Politik in den Cholera-Jahren 1830-1910, Reinbek bei Hamburg 1991.

Ewald, Christina: Die Revolution 1918 in Hamburg, in: Digitales Hamburg Geschichtsbuch, https://geschichtsbuch.hamburg.de/epochen/weimarer-republik/aufbruch-in-die-demokratie-utopien-werden-erprobt/ (30.5.2024).

Ewald, Christina: Revolution und Ordnung – Aushandlungsprozesse zwischen Politik, Verwaltung und Gesellschaft in Hamburg 1918/19 (Beiträge zur Geschichte Hamburgs, Bd. 70), Göttingen 2024.

Fleischer, Bernhard: Editorial: 100 years ago: Giemsa's solution for staining of plasmodia, in: Tropical Medicine and International Health 9 (2004), 7, S. 755-756.

Fraenkel, Ernst: Der Doppelstaat. Recht und Justiz im »Dritten Reich«, Frankfurt a. M. 1984.

Geißler, Gert: Schulgeschichte in Deutschland. Von den Anfängen bis in die Gegenwart, Frankfurt a. M. 2011.

Görlich, Frank: Volksdeutsche Mittelstelle (VoMi), in: Online-Lexikon zur Kultur und Geschichte der Deutschen im östlichen Europa, 2014, https://ome-lexikon.uni-oldenburg.de/begriffe/volksdeutsche-mittelstelle-vomi (23.6.2024).

Grabher, Michael: Irmfried Eberl: »Euthanasie«-Arzt und Kommandant von Treblinka, Frankfurt a. M. 2006.

Gradmann, Christoph: Krankheit im Labor. Robert Koch und die medizinische Bakteriologie, Göttingen 2005.

Gradmann, Christoph: Nur Helden in weißen Kitteln? Anmerkungen zur medizinhistorischen Biografik in Deutschland, in: Bödeker, Hans Erich (Hg.): Biographie schreiben (Göttinger Gespräche zur Geschichtswissenschaft, Bd. 18), Göttingen 2003, S. 243-284.

Grosse, Pascal: Kolonialismus, Eugenik und bürgerliche Gesellschaft in Deutschland, Frankfurt a. M./New York 2000.

Gründer, Horst: Geschichte der deutschen Kolonien, 8. Aufl., Paderborn 2022.

Hahn, Judith/Gaida, Ulrike/Hulverscheidt, Marion: 125 Jahre Hygiene-Institute an Berliner Universitäten. Eine Festschrift, Berlin 2010.

Hansen, Friedrich: Geschichte der DTG – Vom Kolonialismus zur Geomedizin, Hamburg o. J. unter: https://www.dtg.org/index.php/ueber-die-dtg/geschichte.html (2.1.2024).

Harrison, Mark: Medicine in an age of Commerce and Empire. Britain and its Tropical Colonies 1660-1830, Oxford 2010.

Headrick, Daniel: Power over Peoples. Technology, Environments, and Western Imperialism, 1400 to the Present, Princeton 2010.

Hedrich, Markus: Zwischen Spitzenforschung und kolonialem Erbe. 120 Jahre Bernhard-Nocht-Institut für Tropenmedizin, in: 100 Jahre Universität Hamburg. Studien zur Universitäts- und Wissenschaftsgeschichte in vier Bänden, Band 4: Mathematik. Informatik. Naturwissenschaften. Medizin, hg. von Eckart Krause u. a., Göttingen 2024, S. 783-828.

Heerten, Lasse: Ankerpunkte der Verflechtung. Hafenstädte in der neueren Globalgeschichtsschreibung, in: Geschichte und Gesellschaft 43 (2017), 1, S. 146-175.

Herbert, Ulrich: Best. Biographische Studien über Radikalismus, Weltanschauung und Vernunft 1903-1989, Bonn 1996.

Herbert, Ulrich: Das Dritte Reich. Geschichte einer Diktatur, München 2021.

Hering, Rainer: »... daß Sie im Gefühle eigener Schuld so reagieren möchten, wie ich es von Ihnen erhoffe«. Ein Briefwechsel über das »Dritte Reich« zwischen den Tropenmedizinern Erich Martini und Otto Hecht 1946/47, in: Zeitschrift des Vereins für Hamburgische Geschichte 84 (1998), S. 185-224.

Herwig, Holger H.: Das Elitekorps des Kaisers. Die Marineoffiziere im Wilhelminischen Deutschland, Hamburg 1977.

Herzig, Arno: Schlesien. Das Land und seine Geschichte in Bildern, Texten und Dokumenten, Hamburg 2010.

Hess, Volker: Die Alte Charité, die moderne Irrenabteilung und die Klinik (1790-1820), in: Bleker, Johanna/Hess, Volker (Hg.): Die Charité. Geschichte(n) eines Krankenhauses, Berlin 2010, S. 41-66.

Hilberg, Raul: Die Vernichtung der europäischen Juden, Bd. 2, Frankfurt a. M. 1999.

Hildebrand, Klaus: Vom Reich zum Weltreich. Hitler, NSDAP und koloniale Frage 1919-1945, München 1969.

Hobsbawm, Eric/Ranger, Terence (Hg.): The Invention of Tradition, Cambridge 1983.

Holt, Niles R.: Ernst Haeckel's Monistic Religion, in: Journal of the History of Ideas 32 (1971), 2, S. 265-280.

Hoppe, Kirk Arden: Lords of the Fly. Sleeping Sickness Control in British East Africa, 1900-1960, Westport 2003.

Howard-Jones, Norman: Origins of International Health Work, in: The British Medical Journal, 6.5.1950, S. 1032-1037.

Hulverscheidt, Marion: Die Beteiligung von Mitarbeitern des Robert-Koch-Instituts an Verbrechen gegen die Menschlichkeit – tropenmedizinische Menschenversuche im Nationalsozialismus, in: Hulverscheidt, Marion/Laukötter, Anja (Hg.): Infektion und Institution. Zur Wissenschaftsgeschichte des Robert-Koch-Instituts im Nationalsozialismus, Göttingen 2009, S. 147-168.

Hulverscheidt, Marion: Die Tropenmedizinische Abteilung des Robert Koch-Instituts im »Dritten Reich«. Forschungsfelder, Personen und Beiträge zur nationalsozialistischen Eroberungspolitik, in: Medizinhistorisches Journal 44 (2009), 1, S. 6-41.

Institut für Hygiene und Umwelt, Hamburg: [Zur Geschichte der Cholera in Hamburg], Hamburg o. J., S. 4, unter: epub.sub.uni-hamburg.de/epub/volltexte/2009/2870/pdf/grossbuch.pdf (13.10.2024).

Kalthoff, Jürgen/Werner, Martin: Die Händler des Zyklon B. Tesch & Stabenow – Eine Firmengeschichte zwischen Hamburg und Auschwitz, Hamburg 1998.

Kirchhoff, Jochen: Wissenschaftsförderung und forschungspolitische

Prioritäten der Notgemeinschaft der Deutschen Wissenschaft 1920-1932, Dissertation, Ludwig-Maximilians-Universität zu München, München 2003.

Kolnberger, Thomas/Majerus, Benoit/Ortner, M. Christian (Hg.): Krieg in der industrialisierten Welt, Luxemburg o. J.

Kowalczuk, Ilko-Sascha: Walter Ulbricht. Der deutsche Kommunist (1893-1945), München 2023.

Kreuder-Sonnen, Katharina: Wie man Mikroben auf Reisen schickt. Zirkulierendes bakteriologisches Wissen und die polnische Medizin 1885-1939, Tübingen 2018.

Krull, Stephan: Die Geschichte der Gesundheitsbehörde der Freien und Hansestadt Hamburg im 20. Jahrhundert, Dissertation an der Medizinischen Fakultät der Ludwig-Maximilians-Universität zu München, München 2013.

Leibniz Gemeinschaft. Der Senat: Stellungnahme zum Bernhard-Nocht-Institut für Tropenmedizin, Hamburg (BNITM), 9. Juli 2024.

Leniger, Markus: Nationalsozialistische »Volkstumsarbeit« und Umsiedlungspolitik 1933-1945. Von der Minderheitenbetreuung zur Siedlerauslese, Berlin 2006.

Leopoldina. Nationale Akademie der Wissenschaften: Curriculum Vitae Prof. Dr. Fritz Haber, https://www.leopoldina.org/fileadmin/redaktion/Mitglieder/CV_Haber_Fritz_D.pdf (4.4.2024).

Löscher, Thomas/Burchard, Gerd-Dieter: Tropenmedizin in Klinik und Praxis, 4., komplett überarb. u. erw. Aufl., Stuttgart 2010.

Lowes, Sara/Montero, Eduardo: The Legacy of Colonial Medicine in Central Africa, in: American Economic Review 111 (2021), 4, S. 1284-1314.

Lüthi, Barbara: Invading Bodies. Medizin und Immigration in den USA 1880-1920, Frankfurt a. M./New York 2009.

Maegraith, B[rian] G.: History of the Liverpool School of Tropical Medicine, in: Medical History 16 (1972), 4, S. 354-368.

Mannweiler, Erich: Geschichte des Instituts für Schiffs- und Tropenkrankheiten in Hamburg, 1900-1945 (Abhandlungen des Naturwissenschaftlichen Vereins in Hamburg N. F., Bd. 32), Keltern-Weiler 1998.

Martini, Erich: Bernhard Nocht. Ein Lebensbild, Hamburg o. J. [ca. 1957].

Marz, Ilona: Das Charité-Lazarett (1710-1790), in: Bleker, Johanna/Hess, Volker (Hg.): Die Charité – Geschichte(n) eines Krankenhauses, Berlin 2010, S. 18-43.

Massenerschießungen von Juden während des Holocaust, in: United States Holocaust Memorial Museum: Holocaust-Enzyklopädie, 2022, https://encyclopedia.ushmm.org/content/de/article/mass-shootings-of-jews-during-the-holocaust (3.3.2024).

Meis, Daniel: Karl Kaufmann (1900-1969) und die Ideologie des Nationalsozialismus, Baden-Baden 2023.

Meyer-Lenz, Johanna: Albert Ballin 1890-1918. Politische und unternehmerische Spielräume des leitenden Managers der Hamburg Amerika Line (HAL) im Wilhelminismus, in: Meyer-Lenz, Johanna/Kopitzsch, Franklin/Hedrich, Markus (Hg.): Hamburg in der Novemberrevolution von 1918/19. Dynamiken der politischen und gesellschaftlichen Transformation in der urbanen Metropole, Bielefeld 2022, S. 99-170.

Meyer-Lenz, Johanna: Entwicklung des Hamburger Hafens zum modernen Überseehafen, unter: https://geschichtsbuch.hamburg.de/epochen/kaiserreich/hafenentwicklung/ (16.8.2024).

Meyer-Lenz, Johanna/Kopitzsch, Franklin/Hedrich, Markus (Hg.): Hamburg in der Novemberrevolution von 1918/19. Dynamiken der politischen und gesellschaftlichen Transformation in der urbanen Metropole, Bielefeld 2022.

Neill, Deborah J.: Networks in Tropical Medicine. Internationalism, Colonialism, and the Rise of a Medical Specialty, 1890-1930, Stanford 2012.

Nicolaysen, Rainer: Wandlungsprozesse der Hamburger Universität im 20. Jahrhundert, in: Zur Geschichte der Hamburger Universität, Hamburg 2008, https://www.uni-hamburg.de/einrichtungen/zentrale-einrichtungen/arbeitsstelle-fuer-universitaetsgeschichte/geschichte.html (4.2.2024).

Niewöhner, Friedrich: Zum Begriff »Monismus« bei Haeckel und Ostwald. Ein Nachtrag zu Horst Hillermann: Zur Begriffsgeschichte von »Monismus«, in: Archiv für Begriffsgeschichte 20 (1976), S. 214-235.

Osten, Philipp: Hygieneausstellungen: Zwischen Volksbelehrung und Vergnügungspark, in: Deutsches Ärzteblatt 102 (2005) 45: A-3085 / B-2607 / C-2449, unter: https://www.aerzteblatt.de/archiv/49036/Hygieneausstellungen-Zwischen-Volksbelehrung-und-Vergnuegungspark (22.8.2024).

Osterhammel, Jürgen/Jansen, Jan C.: Kolonialismus. Geschichte, Formen, Folgen, 9., überarb. und akt. Aufl., München 2021.

Pogge von Strandmann, Hartmut: Der Kolonialrat, in: van der Heyden, Ulrich/Zeller, Joachim (Hg.): Kolonialmetropole Berlin. Eine Spurensuche, Berlin 2002, S. 32-34.

Pressler, Florian: Die erste Weltwirtschaftskrise. Eine kleine Geschichte der großen Depression, München 2013.

Preuß, Olaf: Hafen Hamburg. Geschichte – Zahlen – Menschen, Kiel/Hamburg 2016.

Promitzer, Christian: Mekka-PilgerInnen aus Bosnien und Herzegowina: Einblicke in das Verhältnis zwischen dem »Westen« und dem Islam, unter: https://drive.google.com/file/d/1qh_oxBZnp2IPR1tIunzrgZECv-FtYr4d/view (4.10.2024).

Radtke, Julia: Das Deutsche Hygiene-Museum und die frühe Popularisierung der Rassenhygiene, 4.11.2015 unter: https://lernen-aus-der-geschichte.de/Lernen-und-Lehren/content/12608 (24.8.2024).

Richter, Myriam Isabell: Der Mann und die Stadt. Hamburg, Werner von Melle und ein Jahrhundert-Lebenswerk (Mäzene für Wissenschaft, Bd. 18), Hamburg 2016.

Ring, Friedrich: Zur Geschichte der Militärmedizin in Deutschland, Berlin 1962.

Rolf, Malte/Tondera, Benedikt: Imperial Biographies Revisited, in: Jahrbücher für Geschichte Osteuropas 68 (2020), 2, S. 270-281. Doi 10.25162/jgo-2020-0010.

Sackmann, Werner: Fleckfieber und Fleckfieberforschung zur Zeit des Ersten Weltkrieges. Zum Gedenken an Henrique da Rocha Lima (1879-1956), in: Gesnerus Vierteljahrsschrift der Schweizerischen Gesellschaft für Geschichte der Medizin und Naturwissenschaften 37 (1980), 2, S. 113-132.

Sarasin, Philipp: Reizbare Maschinen. Eine Geschichte des Körpers 1765-1914, Frankfurt a. M. 2001.

Schildt, Axel: Die ungeliebte Republik: Die Erinnerung an die Novemberrevolution und die Weimarer Republik, in: Meyer-Lenz, Johanna/Kopitzsch, Franklin/Hedrich, Markus (Hg.): Hamburg in der Novemberrevolution von 1918/19. Dynamiken der politischen und gesellschaftlichen Transformation und der urbanen Metropole, Bielefeld 2022, S. 321-337.

Schilling, Elisabeth: Ethnologie und Kolonialpropaganda. Das Beispiel der Berliner Kolonialausstellung von 1896, Magisterarbeit an der Universität Hamburg (Signatur 88 T1752), Hamburg 1988.

Schumacher, Fritz: Hamburger Staatsbauten 1909-1919/21. Eine denkmalpflegerische Bestandsaufnahme, Hamburg 1995.

Sieg, Dirk: Die Ära Stosch. Die Marine im Spannungsfeld der deutschen Politik 1871 bis 1883, Bochum 2005.

Sippel, Harald: Die Kolonialabteilung des Auswärtigen Amtes und das Reichskolonialamt, in: van der Heyden, Ulrich/Zeller, Joachim (Hg.): Kolonialmetropole Berlin. Eine Spurensuche, Berlin 2002, S. 29-32.

Stadtarchiv Wiesbaden: Stadtlexikon A–Z, Amerikaner in Wiesbaden, unter: https://www.wiesbaden.de/microsite/stadtlexikon/a-z/amerikaner-in-wiesbaden.php#SP-tabs:1 (3.3.2024).

Stadtarchiv Wiesbaden: Stadtlexikon A–Z, Zweiter Weltkrieg, unter https://www.wiesbaden.de/microsite/stadtlexikon/a-z/zweiter-weltkrieg.php (25.2.2024).

Steller, Thomas: Volksbildungsinstitut und Museumskonzern. Das Deutsche Hygiene-Museum 1913-1930, Dissertation, Bielefeld 2014.

Stiftung Hamburger Gedenkstätten und Lernorte: Denk.Mal Hannoverscher Bahnhof. Geschichte, unter: https://hannoverscher-bahnhof.gedenkstaetten-hamburg.de/de/ (16.3.2024).

Szöllösi-Janze, Margit: Fritz Haber 1868-1934. Eine Biografie, München 1998.

Szöllösi-Janze, Margit: Von der Mehlmotte zum Holocaust. Fritz Haber und die chemische Schädlingsbekämpfung während und nach dem Ersten Weltkrieg, in: Kocka, Jürgen/Puhle, Hans-Jürgen/Tenfelde, Klaus (Hg.): Von der Arbeiterbewegung zum modernen Sozialstaat. Festschrift für Gerhard A. Ritter zum 65. Geburtstag, München u. a. 1994, S. 658-682.

Todzi, Kim Sebastian: Unternehmen Weltaneignung. Der Woermann-Konzern und der deutsche Kolonialismus 1837-1916, Göttingen 2023.

Todzi, Kim: Versiegelte Vergangenheit: Das koloniale Erbe des Baakenhafens in Hamburg, 29.9.2024, unter: https://geschichtedergegenwart.ch/versiegelte-vergangenheit-das-koloniale-erbe-des-baakenhafens-in-hamburg/ (4.10.2024).

Trotha, Trutz von: Koloniale Herrschaft. Zur soziologischen Theorie der Staatsentstehung am Beispiel des »Schutzgebietes Togo«, Tübingen 1994.

Tulchinsky, Theodore H.: Case Studies in Public Health, Cambridge, MA. 2018.

Wehler, Hans-Ulrich: Deutsche Gesellschaftsgeschichte, Bd. 3: Von der »Deutschen Doppelrevolution« bis zum Beginn des Ersten Weltkrieges, München 1991.

Wehler, Hans-Ulrich: Deutsche Gesellschaftsgeschichte, Bd. 4: Vom Beginn des Ersten Weltkriegs bis zur Gründung der beiden deutschen Staaten 1914-1949, Bonn 2009.

Weindling, Paul: Epidemics and Genocide in Eastern Europe, 1890-1945, Oxford 2000.

Weisser, Ursula: Die Vorgeschichte: Das Eppendorfer Krankenhaus und die Medizinische Fakultät bis zur Weltwirtschaftskrise, in: Bussche, Hendrick von den (Hg.): Medizinische Wissenschaft im »Dritten Reich«. Kontinuität, Anpassung und Opposition an der Hamburger Medizinischen Fakultät, Berlin/Hamburg 1989, S. 5-31.

Wildt, Michael: Die zerborstene Zeit. Deutsche Geschichte 1918-1945, München 2022.

Worboys, Michael: Manson, Ross and colonial policy. Tropical medicine in London and Liverpool, 1899-1914, in: McLeod, Roy/Lewis, Milton (Hg.): Disease, Medicine, and Empire. Perspectives on Western Medicine and the Experience of European Expansion, London 1988, S. 21-37.

Wulf, Stefan: Nocht, Bernhard, in: Neue Deutsche Biographie 19 (1999), S. 305-307, https://www.deutsche-biographie.de/pnd117586226.html#ndbcontent (4.3.2024).

Wulf, Stefan: Das Hamburger Tropeninstitut 1919 bis 1945. Auswärtige Kulturpolitik und Kolonialrevisionismus nach Versailles (Hamburger Beiträge zur Wissenschaftsgeschichte, Bd. 9), Berlin/Hamburg 1994.

Yad Vashem (Hg.): Lexikon des Holocaust, https://www.yadvashem.org/de/holocaust/lexicon.html (1.9.2024).

Zeller, Joachim/Zimmerer, Jürgen: Das Oberkommando der Schutztruppen – Die Zentrale der deutschen Kolonialmilitärs, in: van der Heyden, Ulrich/Zeller, Joachim (Hg.): Kolonialmetropole Berlin. Eine Spurensuche, Berlin 2002, S. 35-41.

Zimmerer, Jürgen: Deutsche Herrschaft über Afrikaner. Staatlicher Machtanspruch und Wirklichkeit im kolonialen Namibia, Münster u. a. 2001.

Zimmerer, Jürgen: Die Geburt des »Ostlandes« aus dem Geiste des Kolonialismus. Die nationalsozialistische Eroberungs- und Beherrschungspolitik in (post-)kolonialer Perspektive, in: Zimmerer, Jürgen: Von Windhuk nach Auschwitz? Beiträge zum Verhältnis von Kolonialismus und Holocaust (Periplus-Studien, Bd. 15), Münster 2011, S. 254-289.

Zimmerer, Jürgen: Erinnerungskämpfe. Neues deutsches Geschichtsbewusstsein, Ditzingen 2023.

Zimmerer, Jürgen: Expansion und Herrschaft. Geschichte des europäischen und deutschen Kolonialismus, in: Aus Politik und Zeitgeschichte 44-45/2012, https://www.bpb.de/shop/zeitschriften/apuz/146973/expansion-und-herrschaft-geschichte-des-europaeischen-und-deutschen-kolonialismus/ (23.8.2023).

Zimmerer, Jürgen: Hamburg (post-)Kolonial. Interview, in: hlz – Zeitschrift der GEW Hamburg 1-2/2024, S. 69-73.

Zimmerer, Jürgen: In eigener Sache!, Blogeintrag, unter: https://kolonialismus.blogs.uni-hamburg.de/2022/12/09/ (29.9.2024).

Zimmerer, Jürgen: Interview zum Thema Raubkunst, rbb24, 22.1.2023, unter: https://www.rbb24.de/kultur/beitrag/2023/01/zimmerer-berlin-nofretete-rueckfuehrung-exponate-kolonialismus.html (6.10.2024).

Zimmerer, Jürgen: Koloniales Erbe, gefrorene Gedächtnislandschaften und kollektive Identität. Eine Überlegung, in: Mancheno, Tania (Hg.): Dekoloniale Perspektiven. Widerständige nicht-weiße Erinnerungskultur, S. 159-166.

Zimmerer, Jürgen/Todzi, Kim Sebastian (Hg.): Hamburg: Tor zur kolonialen Welt. Erinnerungsorte der (post-)kolonialen Globalisierung, Göttingen 2021.

Abbildungsverzeichnis und -nachweis

Abb. 1: Der Markt von Landeshut, 1820; Heimatbuch des Kreises Landeshut i. Schl., hg. von E. Kunick, Landeshut 1929, Bd. 1, S. 209.

Abb. 2: Das Lehrgebäude der Alten Kaiser-Wilhelms-Akademie, ehemals Königliches medizinisch-chirurgisches Friedrich-Wilhelms-Institut; Dr. Wätzold [Bearb.] – Stammliste der Kaiser-Wilhelms-Akademie für das militärärztliche Bildungswesen. Berlin, 1910, nach: https://de.wikipedia.org/wiki/P%C3%A9pini%C3%A8re#/media/Datei:Kaiser_Wilhelm_Akademie_1.jpg (CC0).

Abb. 3: Bernhard Nocht, Examen rigorosum, 16. Juli 1880; HU-Archiv, Med.Fak.01, Examina rigorosa (1879-1880), Nr. 477, Bernhard Nocht [u. a].

Abb. 4: Karte der deutschen Kolonien, Stand 1914; Map_of_the_German_Empire_-_1914 (CC BY-SA 3.0), unter: https://de.wikipedia.org/wiki/Deutsche_Kolonien#/media/Datei:Map_of_the_German_Empire_-_1914.PNG (12.10.2024).

Abb. 5: Das Kanonenboot SMS Iltis; Mielke, Otto: Kanonenboot »Iltis« I (Schiffe, Menschen, Schicksale, Nr. 74), Berlin 1993, S. 9.

Abb. 6: Bernhard Nocht als Offizier auf der Iltis; BNI-Archiv, 2-161.

Abb. 7: Bernhard Nocht, Robert Koch und Emil von Behring im Hygiene-Institut Berlin; HU-Archiv, Fo 81.

Abb. 8: Das Panzerschiff SMS Preußen; https://de.wikipedia.org/wiki/Preu%C3%9Fen_(Schiff,_1876)#/media/Datei:S.M.S._Preu%C3%9Fen_1873.jpg (12.10.2024).

Abb. 9: Der Cholera-Erreger, *Vibrio cholerae*; Public Health Image Library (PHIL), #5324, Centers for Disease Control and Prevention CDC, gemeinfrei.

Abb. 10: Schiffe im Hamburger Hafen (zwischen 1890 und 1900); Library of Congress Prints and Photographs Division Washington, D.C. 20540 USA LC-DIG-ppmsca-00420 (digital file from original) (Public Domain).

Abb. 11: Das Hamburger Institut für Schiffs- und Tropenkrankheiten, um 1900; Institut für Schiffs- und Tropenkrankheiten zu Hamburg. Hamburg, 1907, S. 1.

Abb. 12: Skizze des Schlafkranken-Konzentrationslagers für Usumbura; StaHH, 352-8-9_4438.

Abb. 13: Übersichtskarte über die Ausbreitung der Schlafkrankheit in Ost-Afrika, 1907; StaHH, 352-8-9_4438.

Abb. 14: Schlafkrankenlager Udjiji, 1908/09; Koloniales Bildarchiv, A i b 10 / Gesundheitswesen / Schlafkrankheit / Schlafkrankenlager Udjidji / 1908/09 / Ost / D.O.A.

Abb. 15: Bernhard Nocht auf Expeditionsreise in Ägypten, 1913; BNI-Archiv, 2-161.
Abb. 16: Bernhard Nocht im Reservelazarett V Hamburg-Altona, um 1915; BNI-Archiv, 2-161.
Abb. 17: Bernhard Nocht, 1915. Mit freundlicher Genehmigung des Hafen- und Flughafenärztlichen Dienstes und mit besonderem Dank an Lena Ehlers, MBA, Leiterin des Hafen- und Flughafenärztlichen Dienstes.
Abb. 18: Mitgliedskarte Nochts für den Nationalliberalen Verein, 1912; StaHH 352-10-350 (Band I), Gesundheitsbehörde, Personalakte Nocht.
Abb. 19: Bernhard Nocht und Gustav Stresemann, wohl 1925; BNI-Archiv, 2-161.
Abb. 20: Werbeprospekt der Firma Tesch & Stabenow (Testa); StaHH 352-7_I_144.
Abb. 21: Brief von Dr. Bruno Tesch (Testa) an Hafenarzt Dr. Karl Sannemann, 11. Juni 1927; StaHH, 352-7_I_144.
Abb. 22: Nocht als Rektor der Hamburgischen Universität, um 1927; BNI-Archiv, 2-161.
Abb. 23: Bernhard Nocht, um 1928; BNI-Archiv, 2-161.
Abb. 24: Nocht-Giemsa-Apparat im Hamburger Hafen; Das Institut für Schiffs- und Tropenkrankheiten zu Hamburg, Hamburg 1907, S. 27.
Abb. 25: Festgesellschaft, wohl zu Nochts 80. Geburtstag, 1937; BNI-Archiv, 2-161.
Abb. 26: Telegramm von Adolf Hitler an das Hamburger Tropeninstitut, Oktober 1940; StaHH 352-8-9_210.
Abb. 27: Postkarte: »Die Polizei im Fronteinsatz«, Winter 1941/42; BNI-Archiv, 2-3.
Abb. 28: Bescheinigung des Sonderbeauftragten für Schädlingsbekämpfung der SS; BNI-Archiv, 2-99.